Bernd Schuster

Bambus
in der Praxis

Homöopathische Arzneimittelprüfung
und Praxisanwendung von
Bambusa arundinacea

Verlag für Homöopathie
Weilburg

Umschlagbild: Bambus („On the way to Malapoa" (1993), Port Vila, Vanuatu)
© Claudia Holler, Kantstr. 5, D-12169 Berlin

Claudia Holler lebte einige Jahre auf der Insel Efate, mitten im Südpazifik. Sie malte den Bambus und andere Pflanzen in Öl. Poster (60x70 cm) sind von ihr zu bekommen.

Erschienen November 1999

© Bernd Schuster
Verlag für Homöopathie
Zum Steinbühl 7
D-35781 Weilburg
Fax: 0049-6432-5444
email: BSchuster@compuserve.com

ISBN 3-9805958-3-8

Alle Rechte vorbehalten.
Nachdruck oder Kopie, Speicherung auf elektronischen Datenträgern nur mit der schriftlichen Genehmigung des Verlages.

Satz, Grafik und Formatierung: Bernd Schuster
Geschrieben mit MacWrite Pro auf Macintosh PPC
Font: Comic Sans MS
Druck und Bindung: Druckerei Steinmeier, Nördlingen

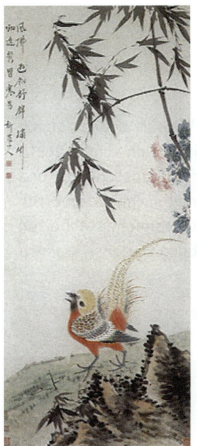

Ich danke allen Prüferinnen und Prüfern, Kolleginnen und Kollegen für Ihre freundliche Mitarbeit.

Mitautoren:
Ingrid Eiband
Renée Herrnkind
Monika Kreutzer
Karl-Josef Müller
Brigitte Perius
Graziella Sanzo

Ich danke Claudia Holler für das Titelbild und Max Wetterwald und Lydia Bartels für die Fotos.

Dank gilt Duscha und Renée für die Lektoratsarbeit.

Seidenmalerei: Ein Vogel singt und tanzt unter einem Bambus

„Soviel warne ich im Voraus, daß Indolenz, Gemächlichkeit und Starrsinn vom Dienste am Altare der Wahrheit ausschließt, und nur Unbefangenheit und unermüdeter Eifer zur heiligsten aller menschlichen Arbeiten fähigt, zur Ausübung der wahren Heilkunde."

Vorwort der 1. Auflage des „Organon der rationellen Heilkunde"
von Samuel Hahnemann (1810)

Vorwort des Autors

Mein erstes Buch „Bambus" ist 1996 erschienen. Eine unveränderte zweite Auflage erschien mir nicht vorteilhaft, da mittlerweile eine große Fülle neuer Erkenntnisse, geheilter Fälle und Informationen zu diesem Mittel gesammelt werden konnten.
„**Bambus in der Praxis**" nutzt die Chance, Bambus in seiner Bedeutung für die Heilung kranker Menschen aktuell darzustellen. Das vorliegende Buch bietet neben der kurzgefassten Beschreibung des Bambus die neu geordnete Arzneimittelprüfung und die Auswertung, wobei auf Statistik, im Gegensatz zum ersten Buch, verzichtet wurde.
Die Betonung liegt auf der Praxis, auf der Darstellung der mittlerweile bewährten und bestätigten Symptome und Repertoriumsrubriken. Das Buch bringt eine Fülle neuer Kasuistiken mit Repertorisationsgrafiken und einige bearbeitete, im Verlauf weitergeführte Kasuistiken aus dem Buch „Bambus". Dazu kommen verläßliche Anwendungen, Beschreibungen von Lebenssituationen und Differenzierungen gegenüber ähnlichen Mitteln.
Diese Arbeit zeigt die Weiterentwicklung einer Arznei, die sich für meine homöopathische Praxis als äußerst nützlich, als unersetzbar, gezeigt hat. Viele dankbare Patienten hat dieses Mittel gesund gemacht, die jahrelang, trotz homöopathischer Behandlung, vergeblich auf Heilung und Besserung gewartet haben. Kein anderes neu geprüftes Mittel hat diese Verordnungshäufigkeit, Tiefe der Heilwirkung, Verbesserung der Lebenskraft und Universalität in der Anwendung wie Bambus. Ich bin der Hand, die mich zu diesem Mittel geführt hat, sehr dankbar für diese Entdeckung. Bambus ist ein großes Mittel, leicht zu verschreiben und sehr effektiv in der Wirkung. Natürlich konnte diese Erfahrung nur von HomöopathInnen gemacht werden, die sich die Mühe gemacht hatten, das neue Mittel zu studieren und Nachträge im Repertorium vorzunehmen. Teilweise habe ich leider die Erfahrung machen müssen, daß Vorurteile und Beharrung auf den einmal gelernten, bekannten Mitteln eine korrekte Bewertung neuer Arzneimittel auszuschließen scheinen.
Bambus sollte nach dem Studium dieses Buches leicht im Patienten zu erkennen sein und „nach deutlich einzusehenden Gründen" verordnet werden können, ganz im Sinne Hahnemanns und zum Wohl kranker Menschen.

Bernd Schuster, Diez, im August 1999

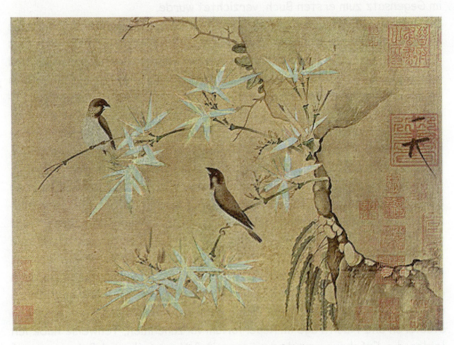

Seidenmalerei: Spatzen im Bambus

Inhaltsverzeichnis

1. Teil Die homöopathische Arzneimittelprüfung

1.1.0	Die Bambus-Pflanze	9
1.1.1	Literaturauszüge zu Bambus	13
1.1.2	Andere Studien zu Bambus	19
1.1.3	Gebrauch in der Medizin	21
1.1.4	Zusammenfassung	23
1.2.0	**Die homöopathische Arzneimittelprüfung**	
1.2.1	Das homöopathische Mittel Bambusa arundinacea	27
1.2.2	Prüfungsmethoden	29
1.2.3	Der Prüfungstext	33
1.2.4	Beziehungen und Antidote	132
1.2.5	Auswertung der Arzneimittelprüfung	134
1.2.6	Index der Prüfsymptome	146

2. Teil Die homöopathische Praxis   151

2.1	Zusammenfassung der bestätigten Symptome		153
2.2	Wesen und Signatur der Bambus-Krankheit		163
2.3	Kasuistiken, nach Themen geordnet		
2.3.1	Erschöpfungssyndrom und Depression	Kasus 01 - 08	175
2.3.2	Hormonelle Probleme	Kasus 09 - 16	219
2.3.3	Rückenschmerzen, Rheuma, Bechterew	Kasus 17 - 23	251
2.3.4	Verschiedene Bambus-Kasuistiken	Kasus 24 - 28	289
2.4	Bambus bei Tieren	Kasus 29 - 32	324
2.5	Differenzierung zu anderen Mitteln		327
2.6	Nachträge zum Kent Repertorium (bestätigte Rubriken sind hervorgehoben)		340
3.0	Literatur		388

Inhaltsverzeichnis

1. Teil Die homöopathische Arzneimittelprüfung

1.1.0	Die Bambus-Pflanze	9
1.1.1	Literaturauszüge zu Bambus	13
1.1.2	Andere Studien zu Bambus	19
1.1.3	Gebrauch in der Medizin	21
1.1.4	Zusammenfassung	23
1.2.0	Die homöopathische Arzneimittelprüfung	
1.2.1	Das homöopathische Mittel Bambus arundinacea	27
1.2.2	Prüfungsmethoden	29
1.2.3	Der Prüfungstext	33
1.2.4	Beziehungen und Antidote	132
1.2.5	Auswertung der Arzneimittelprüfung	134
1.2.6	Index der Prüfsymptome	145

2. Teil Die homöopathische Praxis 151

2.1	Zusammenfassung der bestätigten Symptome		153
2.2	Wesen und Signatur der Bambus-Krankheit		163
2.3	Kasuistiken, nach Themen geordnet		
2.3.1	Erschöpfungssyndrom und Depression	Kasus 01 - 08	175
2.3.2	Hormonelle Probleme	Kasus 09 - 16	219
2.3.3	Rückenschmerzen, Rheuma, Bechterew	Kasus 17 - 23	251
2.3.4	Verschiedene Bambus-Kasuistiken	Kasus 24 - 29	289
2.4	Bambus bei Tieren	Kasus 29 - 32	324
2.5	Differenzierung zu anderen Mitteln		327
2.6	Nachträge zum Kent Repertorium (bestätigte Rubriken sind hervorgehoben)		340
3.0	Literatur		368

Teil 1

Die homöopathische Arzneimittelprüfung von Bambusa arundinacea

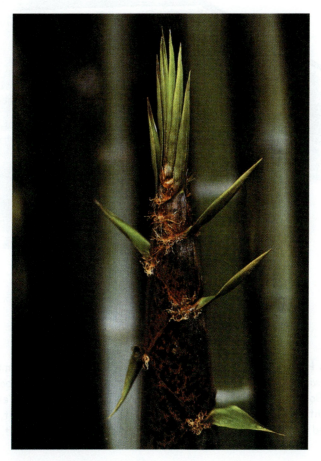

© Max. F. Wetterwald

Das Prüfmittel: Die Bambus-Sprosse

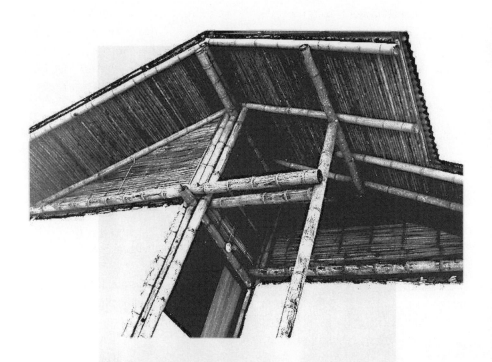

Ein ganzes Haus aus Bambus. Das „Haus" und das „Heim" ist für Bambuspatienten enorm wichtig, fast so wichtig wie für Menschen, die Calcium carbonicum brauchen. Bodenständigkeit (Bambus ist ein Gras, das aber die Größe eines Baumes erreicht), Heimatliebe, Ordnung und die Bewältigung von Haushalt, Kindererziehung sind wichtig, ebenso wie das Erreichen finanzieller Sicherheit.

1.1.0 Die Bambus-Pflanze

Der Bambus gehört in den asiatischen Ländern zum täglichen Leben. Er wird in vielfältiger Weise genutzt: als Baumaterial (Bild Seite 8 und Seite 152), als Wasserleitung zum Bewässern der Felder, als Grundstoff für Papier, als Material für den Hausgebrauch wie Fallen, Käfige, Gitter, Stöcke, Leitern, Becher, Musikinstrumente (z. B. Panflöte), zur Herstellung nicht zerreißbarer Seile und Schmuck. Die Bambussprosse dient als Nahrung. Man verwendet das Rohr sogar zur Herstellung von Baugerüsten, die für uns zwar abenteuerlich aussehen, aber in Indien selbst für den Bau von Hochhäusern verwendet werden. Glück für das ganze Leben soll kommen, wenn einem neugeborenen Kind die Nabelschnur mit einem Messer aus Bambus durchtrennt wird.

Bambus ist der „Freund des Menschen".
„Der Bambus ist mein Bruder" sagt ein vietnamesisches Sprichwort.

Bambus hat auch seinen Platz in der Schöpfungsgeschichte. Eine philippinische Sage erzählt, daß der erste Mann und die erste Frau friedlich in einem dicken Bambusstamm zusammenlebten. Als sie wuchsen, wurde es zu eng im Stamm, er spaltete sich und sie kamen auf die Welt.

Bambus (in seiner Heimat **Bam-bu** gesprochen) ist eine Wortschöpfung großer Einfachheit wie Ma-ma, Pa-pa, O-ma, O-pa, Pi-pi, A-a, Wau-wau, Au-a, Au-to (?), Co-co, Ban-na-na u.s.w. Im Deutschen sind diese Worte oft einsilbig wie Kopf, Haar, Herz, Arm, Hand, Bein, Fuß, Brust, Bauch, Ohr oder Brot, Fluß, Berg, Welt, Mann, Frau, Bett, Kind, Haus, Hof, Tod, Geist, Gott. Diese einfachen Worte haben immer Grundsätzliches zum Inhalt, weil sie vermutlich zu den ersten einfachen Lautäußerungen gehören.[1]

---

[1] Hom-ö-o-path-ie ist fünfsilbig, aber dennoch grundsätzlich.

„Im alten China identifizierten sich die Menschen mit dem Bambus, der als Symbol der chinesischen Wesensart überhaupt galt.
Bambus steht für Elastizität, Ausdauer und Hartnäckigkeit.
Der Stamm biegt sich im Wind, aber er bricht nicht.
Die Blätter werden von Wind bewegt, aber sie fallen nicht.
Bambus gibt nach und bleibt gerade deshalb Überlebender, ja Sieger.
In Japan nennt man diese Eigenschaft noch heute „Bambusmentalität": Kompromisse schließen, nachgeben, und schließlich doch ungebrochen aus allen Anfechtungen hervorgehen.
Bambus verkörpert in Asien die Idee des Taoismus, der vor allem von Laotse verkündet wurde. Diese Idee beschreibt die Kunst des Überlebens so: Nachgeben und dann wieder zurückkommen.

In der asiatischen, vor allem in der chinesischen Symbolsprache ist der Bambus von großer Bedeutung. Er läßt seine Blätter hängen, weil sein Inneres, also sein Herz, leer ist. Ein leeres Herz bedeutet in China Bescheidenheit, darum ist der Bambus ein Symbol für diese Tugend. Bambus ist immergrün, er verändert sein Aussehen im Laufe der Jahreszeiten nicht, darum gilt er auch als Symbol für das Alter. Das chinesische Schriftzeichen für Bambus ähnelt dem für Lachen, denn, so meinen die Chinesen, der Bambus biegt sich vor Lachen." (Recht, Wetterwald, Simon: Bambus, Ulmer 1994)

„Wie keine andere Pflanze, wie kein anderer Baum, ist der Bambus Teil der japanischen Kultur.[2] Bambus liefert das Material für den Haus- und Tempelbau und unzählige Gegenstände des täglichen Gebrauchs. Bambus ist biegsam, nimmt den Wind auf, andere Bäume werden vom Sturm aus dem Boden gerissen, brechen. Der Bambus bietet keine Angriffsflächen.
Es ist nicht nötig, sagt man in Japan, mit dem Kopf durch die Wand zu gehen, den eigenen Willen trotzig zu behaupten. Biegsamkeit, Zähigkeit, Anpassungsfähigkeit sind stärker, dauerhafter als sturer Wille, als pure Durchsetzungskraft." Der japanische Fotograf Takama betreibt ein winziges Fotogeschäft und fährt immer wieder hinaus, um den Bambus aufzunehmen. Seit Jahrzehnten gilt sein Interesse beinahe ausschließlich dem Bambus. Seine Fotos sind, wie er selbst sagt, ein hohes Lied auf den Bambus. Er ist in einem kleinen, von Bambus umringten Dorf aufgewachsen

---

[2] Zitate aus dem Film : Kyoto und die Kultur des Buddismus. Film von Walter Flemmer, gesendet im Bayrischen Rundfunk 1998

und nie dieses einen Motivs überdrüssig geworden. Er hat den Lebenszyklus des Bambus in allen Jahreszeiten fotografiert.

Über sein Verhältnis zum Bambus sagt er: „Meine Liebe zum Bambus kommt zum einen wohl daher, daß ich in meiner Kindheit viel im Bambuswald und mit verschiedenen Spielzeugen aus Bambus gespielt habe. Der Bambus lebte immer in meinem Herzen. Als ich nach meiner Kriegsgefangenschaft wieder nach Japan zurückkehren konnte und erstmals den Bambuswald meiner Heimat wiedersah, erschien mir der Wald so herrlich, daß ich ein tiefes Gefühl der Wiedersehensfreude empfand. Da keimte in mir der Wunsch, mich als Fotograf mit dem Bambus zu befassen. Wenn Sie mich fragen, was der Reiz des Bambus ist, so kann ich nur sagen, der Bambus ist einfach schön. Er bleibt das ganze Jahr über schön. Sein Grün ist schön und erfrischend. Der Bambus ist ein Baum, der mal männlich und mal weiblich wirkt, eine Pflanze also, der die Charaktere beider Geschlechter innewohnen. In der japanischen Sprache gibt es folgende Redewendung: Er hat einen Charakter, der dem Spalten des Bambus ähnelt. Der Bambus läßt sich mit einem Hieb von oben bis unten ganz sauber spalten. Das erinnert Japaner an männliche Tugenden wie Entschlossenheit, Kühnheit und Furchtlosigkeit. Er wirkt aber wiederum weiblich, wenn er sich im Wind biegt und schaukelnd bewegt. Diese Bewegung empfinden wir wie weibliche Zärtlichkeit."

Der Bambus symbolisiert, wie Herr Takama sagt, für den Japaner auch die Großfamilie, denn sein Wurzelstock vereint die Generationen vom Großvater, Vater bis hin zum jüngsten Sprößling. Ein Abbild vom familiären Zusammenhalt. Er hätte als Mensch viel vom Bambus zu lernen und fühle sich ein Leben lang zu ihm hingezogen.

Japan hat eine eigene Bambus-Kultur entwickelt. Bambus findet sich in der Fechtkunst und in der Kunst des Bogenschießens, es ist ein Material, das durch kein anderes ersetzt werden kann.

Auch in der japanische Kunst kommt dem Bambus eine besondere Bedeutung zu. Neben der Kiefer ist er der immer wieder gezeichnete, der am meisten gemalte Baum. Auf Schiebetüren, auf papierbespannten Schiebewänden, auf Wandschirmen und Hängerollbildern erscheint der Bambus in tausend Variationen. Man hat das Zeichnen des Bambus mit der rhythmischen Bewegung des Geistes verglichen, einer Bewegung, die im Bambus selbst und im Künstler ist. „Werde ein Bambus und vergiß, während Du zeichnest, daß du einer bist", heißt es.

Die Verehrung, die man dem Bambus entgegenbringt, illustriert eine kleine Geschichte: „Eines Tages wuchs durch den Boden der Hütte, in der ein Zen-Mönch lebte, ein Bambussprößling. Weil dieser immer mehr Raum beanspruchte, beschloß der Mönch, das Dach der Hütte zu beseitigen. Er wollte der jungen Pflanze möglichst viel Lebensraum geben und stellte seine Bedürfnisse hinten an."
Bambusrohr ist so fest wie Stahl, aber biegsamer. Es behält seine Form, wenn es unter Hitze gebogen wird, ohne seine guten Eigenschaften - wie Elastizität - zu verlieren.
Bambus ist eine ungemein widerstandsfähige Pflanze, die sich auch nach totaler Zerstörung wieder erholen kann. So ist bekannt, daß nach dem Atombombenangriff der Amerikaner auf Hiroshima der Bambus zu den ersten Pflanzen zählte, die wieder grün wurden und aus der Erde wuchsen.
Bambus ist fest verwurzelt und wird in Kolumbien zur Befestigung von Uferböschungen und zum Bau erdbebensicherer Brücken und Häuser verwendet.
Besonders interessant sind für diese Studie die Eigenschaften der Bambussprosse (Bild auf Seite 7), da aus dieser das homöopathische Mittel zubereitet wird.
Ganz ungewöhnlich im Vergleich zu anderen Pflanzen ist die Tatsache, daß der junge Trieb kein Dickenwachstum kennt. Er ist bereits als Sproß so umfangreich wie das spätere Bambusrohr. Auch die Anzahl der Glieder (Internodien) ist bereits im Sproß bestimmt, es ist kein späteres Wachstum in Höhe oder Breite möglich. Ist der spätere Stamm also 30 cm dick, ist auch der Sproß, wenn er aus er Erde bricht, 30 cm dick. Diese Sprosse bilden sich bereits im Herbst unter der Erde und treiben im Frühling aus.

Die Bambuspflanze besteht aus dem unterirdischen Rhizom (Wurzel), dem Halm und den Zweigen. Halm, Stamm oder Rohr besteht aus Internodien, den „Gliedern", und den Nodien, den Knoten, an denen die Zweige entspringen.
Beim sehr schnellen Wachstum der Sprosse (20-50 cm am Tage!) schieben sich die Internodien auseinander wie eine Autoantenne, die ausgezogen wird, mit dem Unterschied, daß beim Bambus nicht kleine Glieder auf größere folgen. Die Internodien sind beim Wachstum von einer Halmscheide umgeben, die Wachstumshormone enthält. Diese Halmscheiden werden bei den meisten Arten später abgestoßen, sie verfärben sich bei Bambusa

vulgaris vorher gelb-bräunlich.
Unter den Bambusarten soll es Arten mit Rohrhöhen bis zu 30 Metern geben. Bambusa arundinacea oder vulgaris werden ca. acht Meter hoch. Bambus ist die größte Grasart.
Interessant ist auch, daß es keine Zweigtriebe gibt, bis das Rohr seine volle Höhe erreicht hat. Zweige kommen erst dann, teilweise aber auch erst im folgenden Jahr.
Das Bambusholz hat noch eine Besonderheit: es besteht aus Fasern von einem Zentimeter Länge, während unser normales Baumholz nur eine Faserlänge von einem Millimeter hat. Diese langen Cellulosefasern sind mit Lignin und Siliciumdioxid oder Kieselsäure versetzt, was bei herkömmlichem Holz nicht der Fall ist. Der Kieselsäureanteil der Bambus-Asche beträgt ca. 5%.

Die Zweige bilden sich an den Nodien, nachdem das Rohr sein Höhenwachstum beendet hat. In jeder Vegetationsperiode bilden sich neue Zweige.
Die Bambusblätter sind lanzettenförmig und haben im Gegensatz zu allen anderen Gräsern einen Stiel. Dies soll mit dem immergrünen Blattzustand in Beziehung stehen und diesen durch die Beweglichkeit der Blätter erst ermöglichen.
Die Bambusblüte ist noch voller Rätsel. 1912 blühte eine Bambusart in ganz Japan, was sich bis heute nicht wiederholt hat.
In der Blütezeit braucht die Pflanze extrem viel Dünger, was in der Regel an natürlichen Standorten zu einem Nahrungsmangel führt. Diese Blütezeit erschöpft auch alle Reserven, die in den Rhizomen gespeichert sind.
Die Pflanzen werden kümmerlich, die Blätter gelb.
Da bei manchen Arten diese Blüte über mehrere Jahre anhält, blüht sich die Pflanze zu Tode.

Bambus vermehrt sich in der Regel durch Wachstum der Rhizome oder durch deren Teilung. Es entstehen dann erbgutgleiche Klone.
Bambus ist sehr durstig und sehr hungrig.
Die Pflanze braucht viel Wasser, weil ihre Blätter viel Feuchtigkeit verdunsten. Bambus braucht viel Dünger, etwa dreimal soviel wie Mais; besonders Stickstoffdünger ist nötig.

Die in dieser Untersuchung verwendete Bambusa arundinacea oder vulgaris erzeugt dicke, hohe Halme. Die Scheide des Sprosses ist auffallend dunkelbraun und behaart.
Bambusa vulgaris gehört zu den ausgesprochen frostempfindlichen Arten, bereits bei +5 Grad Celsius wird es der Pflanze zu kalt.

1.1.1 Literaturauszüge zu Bambus

<u>Bambusa bambos</u> (B. arundinacea Willd.)
Wächst wild überall im größten Teil Indiens, besonders in den hügeligen Wäldern West- und Süd-Indiens bis zu einer Höhe von 3.000 Ft.
Die Blätter werden für nützlich bei Blutkrankheiten, Leukoderma und Entzündungen gehalten. „Tabashir", das im Bambus als Verhärtung innen gefunden wird, wird eingesetzt gegen Blutkrankheiten, Tuberkulose, Asthma und Lepra. Es wurde bisher keine systematische Arbeit vorgelegt, die den rechten therapeutischen Nutzen bestimmt. (Chopra, A Review of Works on Indian Medical Plants, New Delhi 1955)

<u>Bambuseae</u>
Tropische, oberirdisch ausdauernde Gräser.
B. arundinacea Willd.: Samen, Mark und Knospen sind eßbar.
Ein Decot der Zweigspitzen wird in Indien bei Uterusleiden angewendet.
Häufig in der Medizin gebraucht sind die Kieselsäurekörper an den Knoten des Halms, die gewöhnlich als „Tabashir" bezeichnet werden. Sie werden besonders bei Schwindsucht, Asthma, Husten und Gallenkrankheiten verordnet. Das Blatt soll blutstillend wirken und Wochen -und Monatsfluß befördern. Die Sprosse dient als Gemüse, der Halm liefert Tabashir. (Dragendorff, Heilpflanzen der verschiedenen Völker und Zeiten, Enke Stuttgart 1898)

<u>Bambusa arundinacea</u> Familie: Gramineae (Süßgräser)
Alle Teile des Bambus sind in medizinischem Gebrauch, besonders die Verdickungen (Nodien) des Stammes und die siliköse Substanz Tabashir, die im Innern des Stamms der weiblichen Pflanze[3] gefunden wird.
Der Saft der Blätter ist bei Bluterbrechen beschrieben, die Blätter werden für nützlich gehalten zur Stimulierung der Menstruation; sie werden

---
[3] Bei Dastur findet sich der einzige Hinweis auf weibliche oder männliche Pflanzen.

als Decot gegeben. Sie werden zur Anregung der Lochien und der Menstruation nach Geburten eingesetzt. Als Wurmmittel sind sie teilweise nützlich bei Kindern, die unter Fadenwürmern leiden, allerdings werden die Blattknospen als Wurmmittel vorgezogen. Diese werden auch Kühen, vermischt mit schwarzem Pfeffer und Salz, bei Durchfall verabreicht.
Die jungen Sprossen enthalten Hydrocyan-Säuren und Benzoesäuren. Sie sind aromatisch und anregend, nützlich bei respiratorischen Krankheiten.
Die zarten Sprossen, als Curry oder als Pickles zubereitet, werden als Appetitlocker und zur Unterstützung der Verdauung genommen.
Die zerstoßenen jungen Sprossen sind ein ausgezeichneter Umschlag zur Wundreinigung auch bei Wunden mit Madenbefall.

Das Decot der Verdickungen des Bambusstammes wirkt auf den Uterus; es wird wirksam zur Förderung des Wochenflusses nach Geburten eingesetzt und zur Regulierung spärlicher und unregelmäßiger Menstruation. Man kann es auch als Abtreibungsmittel benutzen. Äußerlich angewendet ist das Decot nützlich als Mittel für entzündete Gelenke; für dieselbe Indikation wird eine Salbe aus den Bambusnodien (joints) verwendet. Die Wurzel soll kreisrunde Flechte (ringworm) und andere Hautausschläge heilen. Tabashir, eine silikathaltige, kristalline Substanz, die im Innern des hohlen weiblichen Stamms zu finden ist - auch „vansa rochana" genannt -, wird als Fiebermittel, Auswurfförderer, Kühlmittel, Aphrodisiakum und „Brustmittel" eingesetzt. Anwendungen bei hektischem Fieber mit Husten, Auszehrung, Asthma, Beschwerden mit Lähmungen, Flatulenz u.s.w. sind beschrieben. Tabashir ist ein Bestandteil von zahllosen Medizinen gegen Lungenaffektionen. Zusammen mit adstringierenden Mittel wird es gegeben bei chronischer Dysenterie mit inneren Blutungen. Der Saft der Blüten wird benutzt bei Ohrenschmerzen und Taubheit. Die Rinde, der Samen und Manna werden oft bei Schlangenbissen verwendet.
(Dastur, Medical Plants of India und Pakistan, Taraporevala, Bombay)

Bambusa

„Geiger, um 1830, berichtet über Bambus: Aus den jungen Stämmen quillt an den Knoten ein süßer Saft hervor, der erhärtet als Bambuszucker (Tabashir) gesammelt wird. Er ist von sehr hohem Wert und wird dem Golde gleich geschätzt. Die Wurzelsprossen werden eingemacht und als kostbares Konfekt (Achiar) zur Magenstärkung genossen."

Nach Tschirch-Handbuch gibt es 2 Sorten Tabashir. Die erste findet sich an der Oberfläche der Halme, besonders bei Bambus stricta Roxb., die andere im Innern der Halme. Die erste Sorte besteht vor allem aus Rohrzucker, die zweite aus Kieselsäure.
(Schneider: Pflanzliche Drogen, Govi-Verlag Frankfurt 1974)

Bambusa
Von größtem Interesse ist das Tabashir oder der Bambuszucker, eine äußerst kieselreiche, bis zu 92 % Kieselsäure enthaltende Konkretion, welche sich in den unteren Internodien verschiedener Arten (sowohl alt- als auch neuweltlicher, nie aber bei Rohrbambussen) findet und durch Verbrennung des Rohres gewonnen wird."
Der Name Tabashir wird aus dem Sanskritwort „Twak-kshira" hergeleitet, wo es soviel wie „Rindenmilch" bedeuten soll. Das Tabashir wird seit alten Zeiten in China und Indien als Volksheilmittel gegen epileptische Krämpfe verwandt.
In den Stockholmer Papyros, 3. Jahrhundert n. Chr., wird ein Stoff Tabasios oder Tabasis genannt, von dem man annimmt, daß das Tabashir damit gemeint ist. Die Orientalen sahen in ihm ein begehrtes Heilmittel und Aphrodisiakum. Diese Konkremente stellen sich als schmutziggraue, mehr oder weniger rundliche Klumpen von 3-15 g Gewicht dar. Warburg führt an, daß sie durch Kalzinierung in eine „milchweiße, undurchsichtige oder bläulich-opalisierende, chalzedonartige, aus konkavkonvexen Stücken bestehende Masse verwandelt" werden. Als Untersuchungsergebnis der chemischen Analyse bringt Wehmer über Bambusa arundinacea Willb.:
Rohr enthält im Saft: Pentosen, Hexosen, N-Verbindungen, u.a. Cholin und Betain, CHN-abspaltendes Glykosid.
Schößlinge im Saft: Nuclease, proteolytische, Salicin spaltende Enzyme und linksdrehender, reduzierter Zucker.
Tabashir: organische Substanz, enthält bis 1% Wasser, 99% Siliziumdioxyd, Spuren von Eisen, Calcium, Aluminium und Alkalien.
(Simonis: Die einkeimblättrigen Heilpflanzen, Haug Verlag)

Der Bambus

Mit dem Namen Bambus bezeichnet man eine besondere Unterfamilie von Gräsern, die sich unter anderem durch ihre Größe auszeichnen.

Man spricht sogar von Bambusbäumen, was bei der Höhe der Pflanzen, die bei einigen Arten sogar 30 m überschreitet, ohne weiteres berechtigt ist. In seinem Habitus und der Art seiner Verzweigung ähnelt er jedoch so stark den Gräsern, daß wir ihn als Bambusgras bezeichnen müssen. Auch von dieser Pflanze gibt es verschiedene Arten.

Sie haben eine besondere Geschichte. Wenn wir das indische Pfahlrohr, die Arundo indica des Plinius, als Bambus interpretieren können, müssen wir daraus schließen, daß Bambus den Griechen und Römern wenigstens aus Berichten bekannt war, wie sie auch vage den Reis, die Baumwolle und den Zucker kannten.

Anfang des 19. Jahrhunderts wurden verschiedene Arten beschrieben, und nach weiteren Jahrzehnten gelangten einige Bambusarten nach Europa. Der schwarze Bambus (Phyllostachys nigra) ist erst für das Jahr 1823 belegt; ungefähr zur gleichen Zeit erschien auch der Rohr-Bambus (Bambusa arundinacea).

Solange nur wenige Arten bekannt waren, ordnete man sie alle in die Gattung Bambusa ein, später jedoch, als die Kenntnis von diesen Pflanzen weiter fortschritt, wurden die Gattungen wiederholt unterteilt und einige Arten mal dieser, dann jener Gattung zugeschrieben. Heute kennen wir 33 Gattungen und nicht weniger als 500 Arten.

Die kräftigsten Formen finden wir in der Nähe des Äquators. Sie bilden teils Büsche, teils Waldbäume, oder sie wachsen aus einem dichten Gewirr kriechender, kräftiger Rhizome (Wurzelstöcke), wo sich in der Regenzeit, wie beim Spargel, die Triebe bilden, die von einer membranartigen Scheide, die in einen Blattfortsatz ausläuft, umschlossen werden. Die Merkmale dieser Scheide, also Konsistenz, Farbe, Form und Behaarung, sind sehr wichtig für die Unterscheidung der verschiedenen Arten. Die Triebe wachsen sehr schnell, oft bis zu 50 cm an einem Tag. Die Stengel, die aus den Trieben wachsen, sind gegliederte, meist hohle, röhrenförmige Halme, von deren Knoten ein oder mehrere Zweige ausgehen.

Die Wände dieser glatten, glänzenden Röhren sind verholzt und haben einen hohen Gehalt an Silizium, so daß man sie nur schwer durchschneiden kann.

In den Höhlungen dieser Halme können große Kieselansammlungen auftreten, „Tabashir" genannt, denen die Orientalen besondere Heilwirkungen zuschreiben.
Wenn der Halm eine gewisse Höhe erreicht hat, neigt er sich leicht. Die großen und mittelgroßen Blätter sind meist länglich und zeigen, wenn man sie gegen das Licht hält, eine netzförmige Nervatur. Die Blütenstände sind breite Rispen. Jedes Ährchen hat zwei oder mehrere Blüten, jede Blüte drei oder sechs Staubblätter. Die Frucht ist fast immer eine beerenförmige Karypose (Schließfrucht); bei dem Dendrocalamus ist sie weich.
Das Phänomen der Bambusblüte ist immer noch voller Geheimnisse.
Verschiedene Bambusarten blühen regelmäßig, andere nur selten. Wieder andere Arten blühen unregelmäßig in Zwischenräumen von mehreren Jahrzehnten bis zu einem Jahrhundert, und wenn, dann auf der ganzen Erde alle gleichzeitig. Die Gründe dieser Verhaltensweise sind nicht klar und konnten trotz verschiedener Theorien bisher nicht geklärt werden.
Wenn man liest, daß der Bambus nach der Blüte abstürbe, so hat das nicht in allen Fällen Gültigkeit.
Im Jahre 1932 z.B. schien der Bambus in ganz Italien zu verkümmern. Die Blätter wurden gelb, und schließlich überzogen sich die Rispen mit Schuppen, die die Gärtner für eine Krankheit ansahen. Es handelte sich aber nur um die Blüte des Bambus, die sich über einige Jahre hinzog und die Pflanzen nicht absterben ließ.
(Baumeister und Klettenbrunn: Das große illustrierte Pflanzenbuch, Bertelsmann 1970)

In der homöopathischen Literatur wird Bambus eigentlich nicht genannt, mit der Ausnahme einer Erwähnung bei Schüssler, der einen Dr. J.J. Garth Wilkinson[4] anführt, welcher das homöopathische Mittel Silicea offensichtlich aus dem Tabashir, der Siliziumknolle des Bambus, herstellen ließ und damit bessere Erfahrungen in Akutfällen machte. Er zog es den aus Bergkristall oder Feuerstein hergestellen Siliceapräparaten vor.

---

[4] Schüssler: The 12 Tissue Remedies: Silicea. General symptomes, ReferenceWorks CD

1.1.2 Andere Studien zu Bambus

1966 legten Sugayama et al. eine Studie zur Antikrebs-Wirkung aktiver Polysacharide vor, die aus Bambusgras gewonnen wurden.

1968 publizierten Suzuki et al. eine Studie über die antitumoröse Wirkung von Polysachariden aus Bambusgras gegen das Sarkom 180.

1969 legten Suzuki et al. eine Arbeit über verminderte Wachstumseffekte (Zellteilungsrate) bei transplantierten Mäuse-Tumoren durch Polysacharide, einer wäßrigen Lösung aus Bambus, vor.

1975 veröffentlichten Shibata et al. eine Arbeit über den entzündungswidrigen und antiulzerativen Effekt von wässrigem Bambusgras-Extrakt (Folin) bei Mäusen vor. Magengeschwüre bei Ratten durch Aspirin oder Coffein konnten durch Folin vermindert werden.

1976 brachten Shibata et al. eine Studie heraus, die zeigt, daß Bambusgras-Extrakt (Folin) eine durch Coffein ausgelöste Hyperaktivität bei Mäusen reduziert. Ein antitussiver Effekt war nur mit hohen Dosen zu erreichen. Die Wirkung auf Streß-Ulzera des Magens bei Ratten wurde bestätigt, ebenfalls eine Reduzierung der Magensäuresekretion.

1980 führten Gidoh et al. eine Untersuchung zu vielversprechenden Effekten von Bambusgras auf Lepra durch.

1981 machten Kuboyama et al. eine Untersuchung zur antitumorösen Wirkung von Bambusgras. Es wurde festgestellt, daß der einprozentige Extrakt aus Bambusgras den besten Effekt gegen durch Benzypren indizierte Tumoren bei Ratten und Mäusen hatte.

1988 haben Vanithakumari, Manonayagi, Padma und Malini in Indien eine Untersuchung zu Unfruchtbarkeitseffekten an männlichen Ratten durch die Eingabe eines alkoholischen Auszugs aus zarten Sprossen des Bambusa arundinacea veröffentlicht.

Bereits 1983 hatten Menachery und Chandran in einer Untersuchung nachgewiesen, daß der alkoholische Auszug aus Bambus-Sprossen ein östrogenes Wirkprinzip hat, das bei weiblichen Ratten eine ständige Brunst und einen Wachstumseffekt auf den Uterus auslöst. Es ist bekannt, daß natürliches und synthetisches Östrogen Unfruchtbarkeit bei Rattenmännchen bewirkt, durch Hemmung der gonadotropen und testikulären Sekretionen. Auf diesem Weg kann die Spermatogenese unterdrückt werden, wie Vermeulen 1982 nachwies. Bisher wurde aber der Tatsache keine Beachtung geschenkt, daß Bambusa arundinacea auch einen Unfruchtbarkeits-Effekt bei Rattenmännchen haben kann.

Der alkoholische Auszug wurde in der vorliegenden Studie aus im Schatten getrockneten, gepulverten Bambussprossen hergestellt (sechs Stunden in 100% Alkohol), die in der Gegend vom Madras gesammelt wurden.

Die Injektionen wurden den Ratten intraperitonal verabreicht.

Als Ergebnis wurde keine toxische Beeinträchtigung von Leber oder Nieren der Versuchstiere festgestellt.

Es wurde ein signifikanter Anstieg der Unfruchtbarkeit nachgewiesen, der sich auch noch acht Tage nach Absetzen der Medizin nicht änderte. Die Zahl der Kohabitationen sank, die Beweglichkeit der Spermien sank und deren Anzahl, ein Effekt, der auch nach Ende der Untersuchung bestehen blieb. Das Gewicht der Hoden, Nebenhoden und Prostata verringerte sich.

(J.of Ethnopharmacology, 25 (1989) 173-180, Elsevier Scientific Publishers, Ireland)

1990 legten Otani et al. eine Untersuchung zu einem Heißwasserauszug (Folin) von Bambusgras vor. Es wurde eine signifikante Reduzierung von Streß-Ulzera und solchen durch chemische Einwirkungen verursachten Ulzera bei Ratten festgestellt.

Die histologische Nachforschung zeigte bei der mit Folin behandelten Gruppe in der Magenschleimhaut winzige Blutklümpchen, welche die Magenschleimhaut offenbar vor Streß-Geschwüren schützten.

Folin unterdrückte die Absonderung von Histamin aus den Mastzellen, stabilisierte die Erythrozyten und verstärkte ihre Verklumpung in saurem Milieu.

1.1.3 Gebrauch in der Medizin
Bambusstab-Wirbelsäule (bamboo-spine), Bambus-Rippen

Der Stamm oder Stengel des Bambus ähnelt der Wirbelsäule, besonders der pathologisch veränderten, im Sinne einer Versteifung und/oder Verknöcherung durch eine chronische Entzündung der Wirbelkörper. Diese ankylosierende Spondylitis (Morbus Bechterew) wird in der englischsprachigen Literatur übereinstimmend als Bamboo-spine bezeichnet.

Auch der Pschyrembel benutzt den Ausdruck der *Bambusstabwirbelsäule*. Uncharakteristische Frühsymptome sind unter anderem: Neuralgien oder Ischialgien, Kreuzschmerzen, Brachialgien und Intercostalneuralgien und besonders interessant: die Iridozyklitis. Keine andere Krankheit wie Bechterew führt so oft zu Iridozyklitis.
Dies sind bedeutende Krankheiten, die in der Praxis eine wichtige Rolle spielen und deren Heilung von Interesse wäre.
Die Idee zur Studie mit Bambusa wurde ganz einfach durch den intuitiven Gedanken an die Ähnlichkeit von Bambus zur Wirbelsäule und von der Ähnlichkeit der kleinen, getrockneten, hohlen Halme zu den Röhrenknochen bestimmt, die übrigens genauso hell und hohl klingen, wenn man sie aneinander schlägt.
Tomita berichtet 1984 von drei Kindern mit bösartigen Tumoren, zweimal ein Tumor des Kleinhirns, einmal ein Neuroblastom der Nebenniere.
In allen drei Fällen wurden bei der Autopsie schwerwiegende Metastasen der Tumorzellen in subarachnodeale Zwischenräume der Wirbelsäule festgestellt, die der Wirbelsäule das Aussehen eines Bambusstabes gaben.

Maroteaux et al. berichten 1984 über tödlich verlaufende Fälle von Osteogenesis imperfecta (Glasknochen-Krankheit).
Dabei wurden zahllose Knochenbrüche der Rippen festgestellt, die als „Bamboo-rips" oder Bambus-Rippen beschrieben wurden. Diese Veränderung wurde in allen Fällen dieser Untersuchung gefunden.
Allerdings weisen die Autoren darauf hin, daß auch tödliche Fälle bekannt sind, bei denen dünne Rippen ohne Knochenbrüche gefunden wurden.

1988 untersuchten Mahowald et al. bei Mäusen progressive Ankylose, die eine spontane Gelenkkrankheit bei diesen Tieren darstellt. Die Krankheit schritt von distal zu proximal weiter. Die Vorderbeine wurden vor den Hinterbeinen befallen.
Beim Befall der Wirbelsäule entstand die typische "bamboo-spine" (Bambus-Wirbelsäule). Es wurden ausgedehnte Verkalkungen festgestellt.
Befiel die Krankheit nicht die Gelenke, zeigten sich Balanitis (Entzündung der Eichel und Vorhaut) und krustige Hautverletzungen.
In Belgien legten Mielants et al. 1991 eine interessante Untersuchung vor, die sich mit den Zusammenhängen von Darmentzündungen und Spondylarthropathien befaßt.
Von 354 untersuchten Patienten mit krankhafter Wirbelsäulenveränderung hatten 145 eine normale Darmschleimhaut, 88 eine akute Entzündung der Darmschleimhaut und 121 Patienten eine chronische Schleimhautentzündung. Es wurde herausgefunden, daß chronische Darmentzündungen mit Familienanamnesen verbunden waren, bei denen sich ankylosierende Spondylitis, Morbus Crohn, mehrere Perioden mit Durchfällen, eine gesteigerte Stuhlhäufigkeit, Erhöhung der Entzündungsparameter, geringere axiale Beweglichkeit, Entzündungen des Sacralteils der Wirbelsäule, Bambusstabwirbelsäule sowie zerstörerische Gelenkläsionen zeigten.
Bei ankylosierender Spondylitis war HLA-BW 62 positiv, dieser Faktor war ebenfalls bei Morbus Crohn in der Häufigkeit erhöht, was eine Verbindung beider Krankheiten nahelegt. Bei Urogenitalentzündung und bei durch diese hervorgerufene reaktive Arthritis war die Darmschleimhaut normal.

1993 folgte eine Untersuchung, ebenfalls durch Mielants et al., von 357 Patienten mit Spondylarthropathie.
Bei 196 von diesen war HLA-B 27 positiv, bei 161 nicht nachweisbar.
Die Patienten mit HLA-B 27+ waren hauptsächlich Männer, in deren Familien signifikant häufiger Spondylarthropathie vorkam. Es wurden gehäuft Sehnenentzündungen und Uveitis (Entzündung der Augengefäßhaut) festgestellt. Darüberhinaus wurden in dieser Gruppe verstärkt Beteiligung der Sacralgelenke der Wirbelsäule, Knochenverbackungen, Bambusstabwirbelsäule und Gelenkerosionen festgestellt.

In der Gruppe HLA-B 27- zeigte sich ein stärkerer Bezug zu Urogenitalentzündung und unspezifischer Spondylarthropathie (nicht ankylosierend) und mehr Durchfallepisoden, Morbus-Crohn-ähnlichen Darmentzündungen, teilweise noch subklinische Formen von Morbus Crohn.

1991 berichteten Swezey et al. von ankylosierender Spondylitis bei Primaten. Es wird berichtet von Gorillas, Gibbons und Rhesusaffen, die ebenfalls an ankylosierender Spondylitis mit Bambusstabwirbelsäule leiden (Röntgenuntersuchung).

1992 publizierte die Kobe Universität, Japan, die Geschichte eines 43-jährigen Mannes, der anläßlich einer Wirtshausschlägerei einen Schlag unter das Kinn bekam, rückwärts auf die Straße fiel und starb.
Todesursache war eine Durchtrennung der Wirbelsäule zwischen dem 5. und 6. Halswirbel. Dieser Mann hatte eine ankylosierende Wirbelentzündung mit Bambusstabwirbelsäule. Sein Genick war völlig unbeweglich. („His neck had no mobility.")

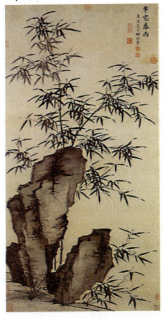

Wandvorhang aus Papier mit Bambusmalerei

1.1.4 Zusammenfassung

Folgende Eigenschaften, Heilanzeigen, volksmedizinische Anwendungen, methodische Untersuchungen und medizinische Bezüge sind von Bambus bekannt:

<u>Eigenschaften</u>
▷ Bambus ist eine außerordentlich nützliche Pflanze.
   Alle Teile lassen sich für den Menschen nutzbringend anwenden.
▷ Elastizität, Ausdauer und Hartnäckigkeit im Überleben kennzeichnen Bambus.
▷ Der Stamm bricht nie im Sturm, die Blätter sind immergrün.
▷ Bambus ist Symbol für die Kunst des Überlebens, für Bescheidenheit, für das Alter, für das Lachen.
▷ Bambus wächst ungewöhnlich schnell, ist durch seine spezielle Faserstruktur extrem elastisch, aber schwer durchzuschneiden.
▷ Bambus blüht sehr selten, dann aber jahrelang und geht oft durch Nahrungsmangel während der Blüte ein (burn out).
▷ Bambus vulgaris ist extrem kälteempfindlich.

Teile der Bambuspflanze werden in der Volksmedizin bei folgenden <u>Heilanzeigen</u> benutzt:

▷ *Blätter:* Blutkrankheiten, Leukoderma, Blutstillung, Menses- und Lochienförderung, Bluterbrechen, Wurmmittel.
Zweigspitzen: Uterusleiden.
▷ *Sprossen:* Respiratorische Krankheiten, Unterstützung der Verdauung, Wundreinigung, Magenstärkung.
Typisch ist die nicht medizinische Anwendung als Gemüse.
▷ *Nodien:* Uteruswirkung, Förderung der Lochien, Regulierung spärlicher oder unregelmäßiger Menses, Abtreibungsmittel, als Salbe für entzündete Gelenke.
▷ *Wurzel:* Bei „ringworm", einer kreisrunden Flechte.
▷ *Blütensaft:* Ohrenkrankheiten und Taubheit.
▷ *Rinde und Samen:* Schlangenbisse.

▷ *Tabashir:* Blutkrankheiten, Tuberkulose[5], Asthma, Lepra, Husten, Gallenerkrankungen, Fiebermittel, Aphrodisiakum, Lähmungen, Auszehrung oder Schwindsucht, Flatulenz, chronische Dysenterie, innere Blutungen, Epilepsie.

Medizinisch - experimentelle Untersuchungen belegen folgende Wirkungen:
▷ Gegen Tumore, Sarkom 180, entzündungswidriger und antiulzerativer Effekt bei Magengeschwüren, Reduzierung der Magensäuresekretion, antitussiver Effekt. Effekt gegen Lepra.
▷ Östrogenes Wirkprinzip: Unfruchtbarkeit bei Rattenmännchen.

Die optische Ähnlichkeit führt zu folgenden medizinischen Begriffen:

▷ Bambusstab-Wirbelsäule (bamboo-spine), bei Verknöcherung der Wirbelsäule bei Morbus Bechterew, chronischer Spondylarthritis, bestimmten Krebsformen.
▷ Bambus-Rippen bei Glasknochenkrankheit wegen der lokalen Verdickungen der Rippen an den Bruchstellen.
▷ Ein Bezug besteht von Morbus Bechterew zu folgenden anderen Krankheiten: Morbus Crohn, Neuralgien, Iridozyklitis, Uveitis.

---

[5] Auch in der deutschen Volksheilkunde ist die Anwendung kieselsäurehaltiger Heilpflanzen wie Schachtelhalm und Hohlzahnkraut bekannt.

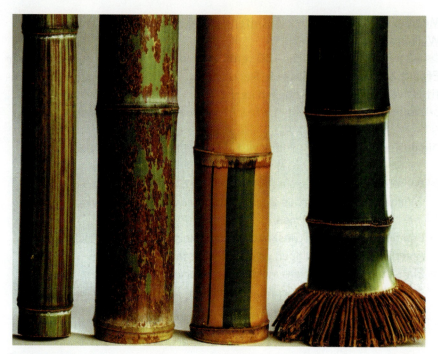
© Max F. Wetterwald

Bambus-Rohr

Bambus ist ein Symbol für Elastizität, Überlebensfähigkeit und Ausdauer. Der Bambus biegt sich im Sturm, aber er bricht nicht. Die Blätter werden vom Wind bewegt, aber sie fallen nicht. Bambus wird zur Rekultivierung von erodierten Flußläufen verwendet, da sein **dichtes Wurzelwerk** die Erde zusammenhält. Der Bambus-Patient ist ebenfalls verwurzelt und bodenständig. Er versucht, seine Dinge zusammenzuhalten. Siehe auch den Repertoriumsnachtrag: Gemüt; Bodenständig und Heimweh.

1.2.0 Die homöopathische Arzneimittelprüfung von Bambus

1.2.1 Das homöopathische Mittel Bambusa arundinacea

Bambusa et summitatibus ist als homöopathisches Mittel registriert[6] und wird von der DHU[7] Karlsruhe aus den frischen Triebspitzen (Bambussprossen) von Bambusa arundinacea oder Bambusa vulgaris hergestellt. Die Kommission für besondere Therapierichtungen B hat im Bundesanzeiger vom 07.06.1990 die Anwendungsgebiete des Mittels als „nicht ausreichend belegt" eingestuft.

Vor dieser Arzneimittelprüfung besteht der folgende Status:

- Es ist keine Indikation oder ein Anwendungsgebiet des Mittels bisher ausreichend belegt oder dokumentiert.
- Es sind keine Berichte über Heilungen mit Bambus oder erfolgreiche Anwendungen des Mittels in der Fachpresse bekannt.
- Es gibt in der internationalen homöopathischen Literatur keinen Beleg für eine Wirksamkeit des Mittels, bisher keine Kasuistik zu Bambus.
- Es gibt keine homöopathische Arzneimittelprüfung oder Symptomenliste, nach der das Mittel anzuwenden wäre.
- Es existiert keine offizielle Abkürzung für Bambus im internationalen Verzeichnis der homöopathischen Arzneimittel, keine Abkürzung im homöopathischen Symptomenverzeichnis bzw. Repertorium.

Das Mittel ist deshalb bisher homöopathisch nicht existent. Es ist nicht nach „deutlich einzusehenden Gründen"[8] zu verordnen.
In einer Literatursuche mit DIMDI und im Internet kann unter dem Stich-

---

[6] Die Registrierung bedeutet keinen Wirkungsnachweis, sondern lediglich die Voraussetzung für das „in Verkehr bringen" des Mittels. Bei der Eintragung müssen keine Unterlagen über Wirkungen, Anwendungsgebiete, pharmakologisch-toxische Prüfung und klinische Prüfung vorgelegt werden. Es handelt sich also um die Legalisierung einer kaufmännischen Absicht.

[7] Bezugsjahr: 1994. 1999 ist Bambus in das Lieferprogramm weiterer Firman aufgenommen worden.

[8] § 2 Organon

wort Bambus oder Bambusa, inklusive aller Wortzusammenhänge, keine wissenschaftlich dokumentierte medizinisch-therapeutische Anwendung der Bambussprosse oder des hieraus hergestellten homöopathischen Mittels am Menschen gefunden werden, weder in der deutschen noch in der internationalen Literatur.

Es ist demnach festzustellen, daß es sich hier - <u>nach dem Wissenstand vor der Arzneimittelprüfung</u> - nicht um eine Arznei handeln kann, sondern um ein homöopathisch bearbeitetes Pflanzenteil, das oft als Lebensmittel genutzt wird. Bambussprossen sind als Ausgangsprodukt für ein Arzneimittel zunächst in Frage zu stellen, da sie bisher keinerlei arzneiliche Eigenschaften gezeigt haben. Hieraus muß folgen, daß Bambus weder giftig ist noch sonstige schädliche oder positive Wirkungen nach dem Essen entwickelt.

Hahnemann schreibt im „Organon der Heilkunst" § 269: „Die homöopathische Heilkunst entwickelt zu ihrem besondern Behufe die innern, geistartigen Arzneikräfte der rohen Substanzen, mittels einer ihr eigenthümlichen, bis zu meiner Zeit unversuchten Behandlung, zu einem, früher unerhörten Grade, wodurch sie sämtlich erst recht sehr, ja unermeßlich — "durchdringend wirksam und hülfreich werden, selbst diejenigen unter ihnen, welche im rohen Zustande nicht die geringste Arzneikraft im menschlichen Körpern äußern. Diese merkwürdige Veränderung in den Eigenschaften der Natur-Körper, durch mechanische Einwirkung auf ihre kleinsten Theile, durch Reiben und Schütteln (während sie mittels Zwischentritts einer indifferenten Substanz, trockner oder flüssiger Art, von einander getrennt sind) entwickelt die latenten, vorher unmerklich, wie schlafend in ihnen verborgen gewesenen, dynamischen Kräfte, welche vorzugsweise auf das Lebensprinzip, auf das Befinden des thierischen Lebens Einfluß haben. Man nennt daher diese Bearbeitung derselben Dynamisiren, Potenziren (Arzneikraft-Entwickelung) und die Produkte davon, Dynamisationen, oder Potenzen in verschiednen Graden."

Wenn diese Behauptung zu Recht besteht, müßte sich in unserer Studie eine Wirkung und Veränderung im Befinden der Testpersonen zeigen, und zwar auf eine Art, wie diese nur durch Bambus hervorgerufen werden kann, und es müßten sich Übereinstimmungen in der Art der Veränderung zeigen.

Des weiteren schreibt Hahnemann im § 138: „Alle Beschwerden, Zufälle und Veränderungen des Befindens der Versuchsperson während der Wirkungsdauer einer Arznei (...) rühren bloß von dieser her und müssen, als deren eigenthümlich zugehörig, als ihre Symptome angesehen und aufgezeichnet werden; (...)."

Die Einstufung eines Arzneimittels als solches muß voraussetzen, daß entsprechende Eigenschaften nachgewiesen sind, wie dies auf bewährte und durch Heilung von Kranken bestätigte homöopathische Arzneien wie Arsenicum album, Belladonna oder Nux-vomica zutrifft.
Vor der Einstufung als Arzneimittel muß bei einem homöopathischen Mittel die vorgeschriebene homöopathische Arzneimittelprüfung stehen, da sich erst hier zeigt, welche Wirkungen zu sehen sind. Erst nach einer solchen Studie sollte dann die Anwendung am Kranken stehen, um die Symptome, die die Prüfung ergeben hat, klinisch zu verifizieren. Dies entspricht dem Vorgehen, das Hahnemann im Organon für alle Mittel fordert. Ein Mittel ohne genaue Prüfung seiner Eigenschaften am Menschen zu verwenden, war für ihn ein Verbrechen wider die Menschheit.

Die homöopathische Verarbeitung[9] der Bambussprossenspitzen geschieht nach den Vorschriften des § 2 a des Homöopathischen Arzneimittelbuches (HAB).[10]

1.2.2 Prüfungsmethoden

20 Kolleginnen, Kollegen (Heilpraktiker und Ärzte) und Schüler der Homöopathie (keine Patienten) nahmen im *Selbstversuch* nach genauen Regeln Globuli des von der DHU hergestellten Mittels in C 6 und C 30 und eine Dilution der Q 3, die von der Enzian-Apotheke, München, angefertigt wurde, ein. Sie schrieben täglich ihre Beobachtungen bezüglich Veränderungen ihres Befindens in Körper und Seele nieder. Diese Beobachtungen wurden hinsichtlich ihrer Zuverlässigkeit geprüft und durch Placebo-Gabe kontrolliert. Es kann davon ausgegangen werden, daß die Teilnehmer

---

[9] Siehe Organon der Heilkunst § 267ff.
[10] Mitteilung der DHU (Dr. Annegret Wehmeyer) an den Autor vom 25. 8.1994.

in der Beobachtung von Symptomen geschult sind.

Jeder Teilnehmer hat schriftlich seine Einwilligung zur Teilnahme und eine Haftungsfreistellung für den Versuchsleiter erteilt.
Bei zu starken Beschwerden konnte der Teilnehmer die Beobachtung abbrechen.
Ein Gesundheitsrisiko für die Teilnehmer bestand zu keinem Zeitpunkt.

Die meisten Studienteilnehmer sind mir seit Jahren bekannt, so daß ihre Zuverlässigkeit gut beurteilt werden konnte. Das Durchschnittsalter betrug 38 Jahre (Varianz 29-50 Jahre).
Es nahmen 12 Frauen und 8 Männer teil.

Ich begann erst nach dem Anfang der Beobachtungsphase mit dem Literaturstudium zu Bambus, um nicht selbst Wunscheffekten zu unterliegen und nicht ungewollt Informationen über den Prüfstoff weiterzugeben.

Der Studie wurde eine einwöchige Washout-Phase vorangestellt, um Medikamentenwirkungen oder Effekte von Genußgiften wie Kaffee auszuschalten. Eine Woche vor und während der Studie bestand Verbot von Kaffee, Kamillentee, Kampfer, Mikrowelle und ätherischen Ölen. Diese Stoffe oder Einwirkungen sind während einer therapeutischen Anwendung der Homöopathie ebenfalls verboten.
Das "Verum" in C 6 und C 30 und das Placebo unterschieden sich weder optisch noch sensorisch. Alle drei Arten Globuli wurden in gleicher Verpackung vorgelegt.

In der **1. Phase** (29. Oktober 1994, Sensibilitätsprüfung) erhielten die Teilnehmer fünf Globuli trocken auf die Zunge, die Teilnehmer, die Q 3 prüften, eine Gabe der Dil 1. In der **zweiten** (5.-6.-7. November 1994) und **dritten Phase** (19.-20.-21. November 1994) erhielten die Teilnehmer dreimal täglich fünf Globuli trocken auf die Zunge während drei Tagen.
Beim Auftreten von Symptomen sollte die Einnahme der C-Potenzen abgebrochen und beobachtet werden. Die Globuli waren in Tütchen verpackt. Placebo- und "Verum"-Globuli waren in der Anzahl identisch. Den Teilnehmern wurde mitgeteilt, daß in der zweiten oder dritten Phase entweder ein "Verum" oder ein Placebo geprüft wird, allerdings nicht bei welchem

Teilnehmer. Es war nicht bekannt, welche Potenz geprüft wird.
Die Teilnehmer wußten nicht, welches Mittel sie einnahmen. Der Prüfungsleiter wußte nichts über das Mittel, nur den Namen.

Von der Q 3 wurden einmal täglich ein bis zwei Tropfen in 100 ml Wasser gegeben und davon ein oder zwei Teelöffel eingenommen. Beim Auftreten von Symptomen wurde das Mittel nicht abgesetzt, sondern – wie dies im therapeutischen Einsatz Usus ist – in verminderter Dosis (alle 2-3 Tage Dil. 1 oder Dil. 2) weitergenommen.
Bambusa Q 3 befindet sich derzeit nicht im Handel, obwohl die Q 3 generell eine häufig verordnete Potenz ist. Deshalb hat der Autor die Bambusa Q 3 Dilution von der Enzian-Apotheke, München, herstellen lassen. Als Ausgangsmaterial diente Bambusa C 3 von der DHU. Die Testflasche trug im Versuch keine Aufschrift.

Experimentalplan

Teilnehmer Nr.	Phase 1	Phase 2	Phase 3
	29.10.1994	5-6-7 Nov.1994	19-20-21 Nov.1994
01	C6 (1x5 Glob.)	C30 (3x5 Glob., 3 Tage)	C30 (3x5, 3 Tage)
02	C6	C30	P (3x5, 3 Tage)
03	Q3 (1x Dil. 1)	Q3 (1x Dil.1, tägl.)	Q3 (1x Dil.1, tägl.)
04	C6	C6 (3x5 Glob. 3 Tage)	C30
05	Q3	Q3	Q3
06	Q3	Q3	Q3
07	C6	C30	C30
08	C30 (1x5 Glob.)	C30	P
09	C6	C30	C30
10	C30	C30	P
11	C6	C6	C30
12	C6	C30	P
13	C6	C6	C30
14	C30	C30	P
15	Q3	Q3	Q3
16	Q3	Q3	Q3
17	Q3	Q3	Q3
18	C30	C30	P
19	C30	C30	P
20	C6	Q3	Q3

Die Teilnehmer wurden mittels der abgegebenen Einverständniserklärungen nach dem Zufallsprinzip den Teilnehmernummern des Experimentalplans zugeordnet. Es handelt sich um einen doppelt blinden, placebokontrollierten Versuch.

Die Studie begann im Oktober 1994 und dauerte teilweise bis Februar 1995. Die geplante Beobachtungszeit betrug zwei Monate, sollte aber grundsätzlich so lange fortgeführt werden, wie Symptome zu beobachten waren. Der Autor führte die Supervision der Prüfung durch.

Die Teilnehmer hatten jedes Symptom in ein spezielles Tagebuch einzutragen und zu kennzeichnen, ob es sich um ein dauerhaftes (DS), neues (NS), altes (AS), verändertes (VS) oder ungewöhnliches (US) Symptom handelte. Vor der Studie wurde mit allen Teilnehmern persönlich oder per Fragebogen eine Anamnese durchgeführt, um später Krankheitszeichen, die bereits vorher bestanden, auszusondern oder korrekt beurteilen zu können.

Es wurde das Körperschema nach Harald Walach[11] benutzt, um Mißverständnisse in der Bezeichnung von Körperregionen zu unterbinden. Dieses Schema, das den Körper in 89 Regionen aufteilt, war in jedem Tagebuch als Referenz vorhanden.

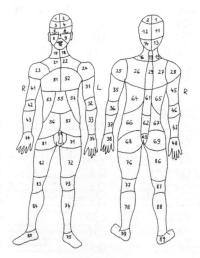

Körperschema

---

[11] Walach, H.: Die wissenschaftliche homöopathische Arzneimittelprüfung, Haug Verlag, 1992

1.2.3 Der Prüfungstext

Wortlaut der Tagebucheinträge der Prüferinnen und Prüfer, geordnet nach Kapiteln des Kent-Repertoriums.
2, C 6, 03 bedeutet: Teilnehmer Nr. 2, Mittel in C 6, dritter Beobachtungstag. Wurden C 6 und C 30 nacheinander gegeben (siehe Experimentalplan auf Seite 29), bezeichnet die Angabe des Beobachtungstages die Zahl der Tage nach Einnahme der jeweiligen Potenz.

Prüfungssymptome, geordnet nach Themen

Gemüt
• Schwermut und Erschöpfung, Antriebsschwäche, Apathie
   2, C 30, 05
Leichte Depressionen mit „Verarmungsangst" beim Gehen im Freien.
   10, C 30, 08
Mache mir Gedanken über unsere finanzielle Zukunft. Es bedrückt mich, daß wir immer so knapp bei Kasse sind.
   8, C 30, 39
Mache mir Sorgen, möchte am liebsten weglaufen.
   2, C 30, 06
Um 16.00 Uhr wieder Depressionen mit Müßiggang.
Ich frage mich, wie alles weitergehen soll.
   3, Q 3, 02
Um 14.00 Uhr völlig fertig und müde. Bekomme nichts mehr auf die Reihe. Kann mir nicht mehr ausdenken, was ich machen soll.
Um 16.00 Uhr totale Angst, ich könnte die Dinge nicht bewältigen, die in den nächsten Jahren auf mich zukommen. Es ist einfach ein Riesenberg an zu bewältigenden Dingen. Alles erscheint mir unsicher.
Das Gefühl, daß es nicht zu schaffen ist, macht mich unfähig, irgendetwas zu tun.
   11, C 30, 03
Seit 2-3 Stunden (13.30 Uhr) ziemliche Traurigkeit, ohne einen näheren Grund zu kennen. Will mit niemand etwas zu tun haben. Mürrisch.

11, C 30, 08
Traurig 16.00 Uhr.
17, Q 3, 09
Depressiv, Gefühl, nicht mehr gesund zu werden.
Möchte alles perfekt machen, möchte keinen verletzen.
17, Q 3, 23
Depressive Gedanken.
13, C 6, 09
Falle zurück in Verstrickungen des Gefühls. Fühle mich allein gelassen und betrogen. Das hat mich in den letzten Wochen nicht gestört.
20, Q 3, 08
Psychisch sehr empfindlich, fühle mich irgendwie minderwertig, muß weinen über Geringfügiges. Selbstmitleid. Keiner fragt, ob er mir helfen kann. Fühle mich allein gelassen. Gegen Abend wieder besser.
10, C 30, 01
Sehr traurig mit intensivem Weinen nachts. Ich fühle mich verlassen.
Habe nie das Gefühl, mich ganz auf meine Frau verlassen zu können.
Sie hat sich nie ganz auf mich eingelassen.
Zu große Enge in der Beziehung schneidet mir die Luft ab.
Diese Erkenntnis verursacht tiefen Schmerz in mir.
10, C 30, 02
Weiterhin sehr traurig, jedoch hoffnungsvoller als gestern.
10, C 30, 06
Fühle mich so, als würde mir der „emotionale Unterbau" fehlen. Ich erzähle etwas und habe das Gefühl, daß meine Erzählung nicht ganz treffend ist, weil ich in diesem Moment nicht bei meinen Gefühlen bin, sondern mehr an der Oberfläche. Es ist wie eine Trennung von Gefühl und Intellekt.
10, C 30, 07
Wieder die Empfindung, zu bestimmten Dingen keinen gefühlsmäßigen Bezug zu haben. Es ist so, als würde irgendetwas fehlen. Habe keinen Bezug zu einem Vortrag, den ich vorbereite.
13, C 30, 14
Fühle mich gekränkt von einem harmlosen Satz vom vorigen Abend.
Denke an beginnende Midlife-Crisis. Den ganzen Tag sehr empfindlich und angreifbar. Sinnlosigkeitsgefühl.

13, C 6, 02
Lustlos, kann mich zu nichts aufraffen (morgens).
13, C 30, 18
Fühle mich gereizt, matt und schwach. Besser durch Ruhe und frische Luft. Neige zum Stöhnen. Tagsüber besser, abends schlimmer.
19, C 30, 05
Depressiv, wenn keine Arbeit da ist.
Depressiv, bei einem lustlosen Dasein.
19, C 30, 09 (einen Tag nach 2. Gabe)
Etwas depressiv und traurig. Verlangen nach Ruhe und Wärme. Wieder ein Durchhänger. Liege bis 10.00 Uhr im Bett, muß um 12.00 Uhr zur Arbeit. Lustlos, spreche nur das Nötigste.
Suche keinen Streit, bin mit allem einverstanden.
8, C 30, 03
Keine Lust auszugehen. Will meine Ruhe haben.
8, C 30, 35
Verlangen nach Ruhe.
1, Q 3, 01-02
Bei Migräneanfall: Ein Zustand zum Sterben, will nur meine Ruhe. Will nichts hören und sehen.
1, C 30, 21
Gehe abends nicht an das Telefon, will nur meine Ruhe haben.
15, Q 3, 08
Teilnahmslos gegen fast alles.
13, C 30, 19
Aufschrecken bei Berührung. Hilfloses Gefühl.
13, C 30, 22
Zu Tränen geneigt aus Erschöpfung. Hilflos.
8, C 30, 36
Gereizt, könnte heulen. Fühle Übelkeit, Ekel.
Gefühl, alles geht schief.
20, Q 3, Dil 2, 02
Habe mir den ganzen Tag wegen der Schmerzen unheimlich leid getan. Nervlich nicht belastbar. Habe ein paar mal geweint.
13, C 6 , 16
Werde dauernd rot mit Hitzegefühl im Gesicht, könnte heulen deshalb.

8, C 30, 56
Depressiv, Weltuntergangsstimmung abends. Konnte die Tränen nicht zurückhalten.

10, C 30, 25
Vormittags habe ich meditiert. Dabei ausgeprägte Traurigkeit mit starkem Weinen. Gefühl, daß mein Wille höheren Gesetzen unterworfen ist. Ich empfinde Verzweiflung darüber, daß ich mich nur dem Strom der Zeit und des Geschehens hingeben kann, daß alles Schicksals Wille ist.
Ich muß weinen, weil ich nichts weiß und bedeutungslos bin, weil mein Wollen nicht ausschlaggebend ist. Ich hatte dieses Gefühl schon früher mal, aber nicht so klar und schmerzhaft wie heute.
Tagsüber das Gefühl, es lastet etwas auf meiner Seele.

10, C 30, 37
In der Nacht Verzweiflung, daß der Tod mich von meinen Kindern trennt. Trauer und Ablehnung bei dem Gedanken an die Vergänglichkeit des Lebens.

8, C 30, 54
Hatte nach einem Streit ein Gefühl der Abneigung gegen meinen Mann.

7, C 30, 26
Fühle mich unwohl. Verhalten meines Mannes bringt mich auf die Palme.

17, Q 3, 09
Stelle die eigenen Dinge zurück, um anderen beizustehen. Demütigendes Gefühl, andere um Hilfe zu bitten, aber auch Zorn, es immer wieder nicht zu schaffen.

6, Q 3, 15
Leichte Selbstzweifel und Frustration, was die Reaktion auf das Mittel angeht. Mir scheint, ich finde zu dem Mittel keine Beziehung. Muß mich zwingen, etwas niederzuschreiben.

13, C 6 ,16
Bin absolut nicht in der Lage, vor mehreren Menschen zu sprechen, obwohl ich möchte. Allein der Gedanke zu sprechen treibt mir Angstschweiß auf Hände und Achseln. Die Möglichkeit, daß mich Leute dabei anschauen, ist das Problem. Schlimmer bei Männern. (Prüferin)

8, C 30, 22
Stimmung nicht so gut, gedrückt.

1, C 30, 02
Grübele über eine Patientin nach, die ich am Telefon zurechtgewiesen

habe, zweifle an der Angemessenheit meines Verhaltens.
>13, C 6, 11

Ich war (in der 1. Prüfungsphase) merklich gelassener trotz Selbstzweifeln, Verlassenheitsgefühl, Unsicherheit und Eifersucht. Das Grübeln hatte nachgelassen. Heute überfällt es mich wieder heftig.
>8, C 30, 07

Zweifle abends, ob ich meine Pläne überhaupt schaffen kann.
>19, C 30, 02

Keine Lust aufzustehen. Lustlos, antriebsarm. Möchte am liebsten den ganzen Tag im Bett liegen. Kann kaum lachen.
>15, Q 3, 07

Tagsüber lustlos und träge bei körperlicher oder geistiger Arbeit. Müde, schlapp, muß alles gegen einen inneren Widerstand machen, kann mich zu nichts aufraffen.
>19, C 30, 03

Lustlos, ohne Antrieb.
Bekomme meinen Tagesablauf nicht geregelt. Unpünktlich bei der Arbeit. Es ist mir alles zuviel, obwohl ich sonst alles problemlos schaffe.
>19, C 30, 14

Lustlos und abgeschlagen.
>15, Q 3, 31

Habe keine Lust mich zu etwas aufzuraffen. Sogar der Schwindel ist mir egal.
>1, C 30, 04

Empfinde eine erhöhte Gleichgültigkeit, ein Leck-mich-am-Arsch-Gefühl. Abends im Sitzen eingeschlafen (passiert sonst nie), total faul und müde.
>9, C 6, 06

Trotz viel Arbeit ein „Wurschtigkeitsgefühl".
>13, C 6, 20

Lustlos, kein Antrieb. Grübeln.
>17, Q 3,   Dil 2, 16

Keine Lust auf körperliche Arbeit. Empfindlich gegen Geräusche, Schritte und Vogelgeschrei. Ärgere mich über Mieter über mir, die Krach machen, bringe es aber nicht fertig, dies verbal zu äußern.
>17, Q 3,   Dil 2, 17

Keine Lust, im Haushalt gründliche Arbeit zu leisten. Schiebe alles vor mir her.

17, Q 3, Dil 1, 20
Faulenzer-Tag!

17, Q 3, Dil 1, 24
Gar keine Lust, körperlich zu arbeiten, kann nur lesen.

3, Q 3, 06
Mag nicht aufstehen. Könnte den ganzen Tag nur schlafen, essen und trinken. Nachmittags wird mir heiß und kalt. Muß weinen. Hatte mir vorgenommen, das Tagebuch fertig zu machen. Es geht einfach nicht.

17, Q 3, Dil 1, 29
Erwache mit verspanntem Kiefer. Müßte jetzt turnen, lockern, bin aber zu bequem. Konnte nur faul im Bett liegen. Gleichgültiges Gefühl.

17, Q 3, 32
Viel geschlafen, zu schlapp um aufzuschreiben.

1, C 30, 06
Vertrödele den ganzen Vormittag, keinerlei Lust etwas zu tun.

15, Q 3, 08
Große Trägheit und Faulheit.

15, Q 3, 09
Bei Gesichtsschmerz zu faul, nach Modalitäten zu forschen. Will nur schlafen. Müde und Schlapp.

15, Q 3, 10
Trägheit, Faulheit, Lustlosigkeit, Teilnahmslosigkeit.

13, C 30, 01
Sehr müde.

13, C 30, 11
Ingesamt sehr faul. Mag nicht aufstehen morgens. Will im Bett bleiben und lesen.

13, C 30, 12
Den ganzen Tag müde.

16, Q 3, 15
Gehe nicht zum Elternabend, bin zu erschöpft.

• Reizbarkeit, Unruhe, unzufrieden mit dem Leben
    19, C 30, 01
Den ganzen Tag schlecht gelaunt. Streite mich ständig über Kleinigkeiten.
    19, C 30, 02
Streitsüchtig, schlecht gelaunt.
    19, C 30, 03
Streitsüchtig. Verlangen nach Alleinsein.
    1, C 6, 05
Neigung zum Streiten.
    1, C 30, 13
Reizbarkeit nach dem Mittagessen. Nichts ist mir recht.
    3, Q 3, 04
Gereizt, fühle mich wie ein Vulkan.
    3, Q 3, 03
Träge, mag nichts anfangen. Es ist mir alles zu laut.
Ich bin total gereizt und muß mir Mühe geben, nicht ungerecht zu sein.
    12, C 30, 02
Gefühl von innerer Unruhe, leicht reizbar.
    4, C 6, 09
Reizbarkeit im Sozialkontakt. Fühle mich gestreßt.
Neige zur Ungeduld.
    4, C 30, 05
Reizbarkeit und genervtes Gefühl.
    5, Q 3, 01
Stimmung gereizt, ungeduldig, aggressiv, besser gegen 18.00 Uhr.
    13, C 6, 06
Reizbar.
    20, C 6, 04
Das Ganze macht mich nervös, bin leichter reizbar als sonst.
    9, C 6, 07
Mein Mann behauptet, ich sei heute aggressiv gewesen. (Vor den Menses)
    13, C 30, 22
Ärgerlich, gereizt, morgens Wutanfall. Habe mit Fäusten auf den Tisch geschlagen aus nichtigem Anlaß. Ungewöhnlich.
    8, C 30, 07
Sehr gereizt und empfindlich, besonders auf Tadel.

Hart gegen andere.
> 10, C 30, 27

Reizbarkeit gegenüber den Kindern, wollte meine Ruhe haben.
Wollte nicht angesprochen werden.
> 20, Q 3, Dil 2, 23-24

Bin reizbarer als sonst, keine Geduld mit den Kindern.
Ich entwickele eine Abneigung gegen das Mittel.
> 20, Q 3, Dil 2, 26

Reizbar. Meine Kinder sagen: „Mamma, sei nicht so schlecht gelaunt!"
> 20, Q 3, Dil 2, 27

Bin sehr reizbar! Alles geht mir auf den Geist!
> 20, Q 3, Dil 2, 29

Reizbarkeit hält an.
> 8, C 30, 30

Abends Reizbarkeit gegenüber meinem Mann.
> 16, Q 3, 05

Schlecht gelaunt morgens beim Erwachen, reizbar, ungeduldig.
Möchte meine Ruhe haben. Fühle mich, als ob die Menses kommen würden.
> 6, Q 3, 11

Habe überhaupt keine Lust mehr, das Mittel zu nehmen.
Bin schlecht gelaunt und gereizt.
> 1, C 6, 01

Verlangen, Musik zu hören.
Unruhe des Beckens im Bett um 23.00 Uhr, mache einen Bauchtanz im Liegen zum Rhythmus der Musik.
> 20, C 6, 04

Habe das Gefühl, eine Ladung Energie im Bauch gestaut zu haben, die nicht raus kann. Möchte mich gerne bewegen, tanzen, hüpfen u.s.w. Gefühl: „Tiger im Käfig".
> 10, C 30, 01

Innere Unruhe mit dem Verlangen, irgendetwas zu tun, verbunden mit Unentschlossenheit, was ich tun soll. Mache nichts.
> 8, C 30, 09

Morgens innerlich sehr unruhig.
> 10, C 30, 37

Seelische Unruhe großer Intensität.

1, C 30, 09
Abends im Bett plötzlich Unruhe, kann mich drehen wie ich will, kann in keiner Lage länger als wenige Sekunden zubringen. Bin verzweifelt. Würde so gerne schlafen, war ganz müde, als ich ins Bett bin. Jetzt völlig überdreht.

· Angespannt
8, C 30, 13
Sehr angespannt.
16, Q 3, 15 (abgesetzt)
Bin den ganzen Tag über gereizt, lustlos und angespannt.

· Konzentrationsmangel, Vergeßlichkeit
17, Q 3, Dil 1, 22
In der Praxis völliges Abschalten.
Kann nur schwierig eigene Symptome beobachten.
1, C 6, 01
Benommener Kopf morgens. Gedankenschwere.
1, C 6, 02
Gedanken sind sehr träge, Kopf ist nicht klar.
1, C 6, 12
Seit Tagen anhaltende Benommenheit mit Schwierigkeiten, klar zu denken.
1, C 30, 01
Habe meine Tasche mit allen Papieren liegengelassen. Total vergeßlich.
1, C 30, 03
Schlechte Konzentration bei der Arbeit. Kann auf dem Bildschirm nur mühsam Zeilen und Stichworte erkennen.
1, C 30, 04
Bei der Monatsabrechnung große Konzentrationsprobleme.
Weiß gar nicht, in welcher Spalte ich bin. Fällt sehr schwer, mit den Gedanken bei der Sache zu bleiben.
Habe schon wieder meine Tasche im Auto liegenlassen. Total vergeßlich.
11, C 6 und C 30 xx
Kann mich an die Namen von Freunden gar nicht erinnern. Kann mir gar nicht erklären, wieso ich nicht weiß, wie dieser und jener heißt.
17, Q 3, 09
Denken fällt schwer.

1, C 30, 05
Habe meinen Einkaufszettel vergessen, weiß auch gar nicht, was ich einkaufen wollte! Bin ständig in Gedanken, weiß aber gar nicht, an was ich denke. Völlige Unfähigkeit zur Konzentration. Wie im Traum.
Muß nachdenken, was ich tun will und was zu tun ist.

10, C 30, 43
Es kommen mir ständig Dinge in den Kopf, von denen ich nicht weiß, ob ich sie geträumt oder erlebt habe. Obwohl ich in den letzten Nächten nicht geträumt habe, habe ich das Gefühl, daß Erinnerungen aus Träumen in mein Bewußtsein treten. Ich habe den Eindruck, es gibt keine Trennung zwischen Traumwelt und Realwelt.

1, C 30, 06
Sitze herum, tief nachdenklich, ohne konkrete Gedanken.

1, C 30, 04
Viele dumpfe Gedanken im Kopf. Wenig Lust zur Arbeit.
Gegen 13.00 Uhr beim Spaziergang mit dem Hund sitze ich auf einer Bank (auf die ich mich sonst wegen der mir eigenen Eile nicht gesetzt hätte), ganz gedankenverloren, dumpf, sehe Löcher in die Luft.

13, C 30, 02
Leicht durcheinander.

13, C 30, 09
Versalze seit drei Wochen jedes Essen, ohne Verlangen nach Salz zu haben. Muß dauernd mit Tricks arbeiten, um das Essen zu retten.

8, C 30, 07
Konnte mich nicht beim Lernen konzentrieren.

8, C 30, 40
Konzentration ist schwierig. Vergeßlich.

16, Q 3, 07
Unkonzentriert bei der Arbeit. Fühle mich unwohl.

8, C 30, 42
Lernen fällt mir schwer. Finde keinen Anfang und kann mich nicht konzentrieren.

20, Q 3, 16
Kann mir Namen und Worte nicht mehr gut merken. Muß lange überlegen, bis mir das Gewünschte einfällt.

15, Q 3, 20
Fühle mich heute sehr verwirrt. Ich vergesse ständig die naheliegendsten

Tätigkeiten. Habe vergessen, Bücher zurückzugeben, meinen Schlüssel, habe sogar vergessen, mit dem Auto zur Pension zu fahren.
Habe mein Tagebuch ständig überall liegengelassen.
> 16, Q 3, 04

Habe gestern das Mittel vergessen.
> 8, C 30, 04

Vergessen, was ich machen wollte. Muß zum Ausgangspunkt meines Verhaltens zurück, dann fällt es mir wieder ein.
> 8, C 30, 05

Vergesse immer noch, was ich will!
> 8, C 30, 06

Mittags bei der Arbeit den Überblick verloren, besonders für die Zeit. Hatte plötzlich den ganzen Schreibtisch voll liegen, mußte eine Stunde länger arbeiten, um aufzuräumen. Gedächtnis hat Lücken. Vergesse die Zeit.
> 8, C 30, 07

Vergeßlich!
> 10, C 30, 06

Es fehlen mir heute oft die richtigen Worte, um mich auszudrücken.
Mir fiel einfach nicht das passende Wort, um etwas auszudrücken, ein, so daß ich dies umschreiben mußte. Kam vier- bis fünfmal vor.
> 10, C 30, 52

Mir fiel die Bezeichnung für „Geländer" nicht ein, Konnte niemand im Baumarkt fragen, weil ich das Wort nicht wußte. Später war ich unsicher, was das Wort bedeutet.
> 15, Q 3, 15

Ich habe die Studie völlig vergessen.
> 15, Q 3, 29-30

Einträge vergessen.
> 15, Q 3, 31

Allgemein wieder vergeßlicher.
> 15, Q 3, 37

Die Studie war mir in den letzten Tagen egal (fünf Tage kein Eintrag). Ich habe sie vergessen.
> 17, Q 3, 26

Vergessen, abends das Mittel zu nehmen.

20, Q 3, 26
Gefühl wie benebelt.
Vergeßlich.
8, C 30, 16
Mache mehr Schreibfehler. Vergesse Buchstaben.
3, Q 3, 03
Schreibt einen falschen Wochentag auf. (Anmerkung des Prüfungsleiters)

• <u>Unzufrieden mit dem Verlangen nach Veränderung des Lebens, Suche nach neuen Wegen, Überlastung, „Endlich ICH"</u>
1, C 6, 05
Gegen 21.00 Uhr total unzufrieden mit allem. Unzufrieden mit meinem Hobby, der Verteilung der Aufgaben, habe nie Freizeit. Ich habe das Gefühl, meine eigene Stellung in Zukunft mehr behaupten zu müssen. Unzufrieden mit meinen ganzen Leben, obwohl dazu kein Grund besteht. Möchte alles neu machen, wieder die Dinge tun, die ich so lange vernachlässigt habe. Wünsche mir mehr Standfestigkeit, meine eigenen Interessen zu verfolgen, ohne ein schlechtes Gewissen haben zu müssen.
Fühle mich abgeschnitten vom richtigen Leben. Habe nur Pflichten, Arbeit, Geld verdienen. Alles schön und gut, aber auf der Strecke bleibt die Befriedigung von Bedürfnissen, das Fliegen der Seele, das Freisein von und für. Fühle mich eingeschränkt, zu kurz gehalten.
16, Q 3, 19
Habe ein starkes Bedürfnis, mich zu verändern.
Habe den Entschluß gefaßt, ab Montag abzunehmen!
1, C 30, x
Habe meinen Vollbart, den ich seit fast 30 Jahren habe, abrasiert.
Habe mir die Achselhaare abrasiert. Gefiel mir nicht mehr.
19, C 30, 02
Bin mit meinem Zustand nicht zufrieden, vollkommen unzufrieden mit mir. Verlangen zum Nichtstun, nichts denken, am besten nur „rumgammeln".
8, C 30, 46
Sehr unzufrieden mir mir selbst. Unglücklich.
14, C 30, 18
Tendenz, in Gedanken alte Muster und Eingespieltes im Alltag zu überprüfen und einer Reorganisation zu unterziehen. Das bezieht sich auf berufliche und private Angelegenheiten. Gedanken an die Integration von „Mut-

terschaft" in meinen übermäßig eingepressten Berufsalltag.
14, C 30, 15
Introvertierter, energetisch schlechter, müde.
Habe das Bedürfnis, rundherum zu ordnen und zu organisieren.
1, C 30, 17
Gefühl, als ob ich ausruhen müßte.
8, C 30, 35
Verlangen nach Ruhe.
17, Q 3, 09
Panik, daß mir alles über den Kopf wächst, keine Ordnung rein zu bekommen.
10, C 30, 10
Fühle mich überfordert. Habe mir zuviel aufgeladen, will noch alles mögliche machen, weiß aber nicht, wie ich das schaffen soll.
Sehr reizbar. Ablenkung und Beschäftigung bessert.
Schneller Wechsel der Stimmung.
20, Q 3, 29
Möchte nicht für alles und jedes dauernd verantwortlich sein.
Es ist mir zuviel. Ich möchte Ballast abschmeißen!
1, C 30, 21
Abends nach der Praxis völlig von der Rolle, Gehirn völlig leer und hohl.
8, C 30, 32
Nachts nach Erwachen habe ich Panik. Ich glaube am Tag vorher eine falsche Entscheidung getroffen zu haben, was folgenschwer gewesen wäre.
8, C 30, 35
Nach der Arbeit völlig erschöpft.
1, C 30, 12
Fühle mich völlig gestreßt und genervt. Habe eben auf einer Kreuzung ein Auto einfach übersehen und hätte fast mein Auto zu Schrott gefahren. Danach ein komisches Ziehen am Herzen, das sich bis in die Halsseiten erstreckt.
10, C 30, 13
Meine Tochter ist zu anhänglich. Ihre Umklammerung ist mir fast unerträglich. Neigung reizbar zu sein.
15, Q 3, 11
Fast jeder fragt mich nach meinem gesundheitlichen Befinden.

Sehe krank aus. Ich wundere mich, daß man mir das ansieht, da ich es wegen der Praxis zu verbergen suche. Fühle mich überfordert, muß mich zum Geringsten zwingen.
    15, Q 3, 38
Ich habe keine Lust mehr, mich abends an dieses Heft zu setzen.
(Ende der Aufzeichnungen)

• Hypochondrische Sorgen
    11, C 6 , 17
Beim Einschlafen dachte ich, ich zucke. Ich bildete mir das ein. In Panik aufgefahren. Panik, einen epileptischen Anfall zu bekommen (hatte als Kind Epilepsie). Gebannt beobachte ich, ob irgendwo eine unwillkürliche Bewegung ist, ein Anzeichen, daß ein Anfall droht.
    11, C 6, 18
Nachts um 1.50 Uhr hat es „Klick" gemacht und die Panik war da. Konnte nicht mehr einschlafen.
    15, Q 3, 18,
Mache mir viele Gedanken wegen des „Schwindels" gestern, denke an Conium und Krebs. Mit der Hoffnung eingeschlafen, daß es von dem Testmittel kommt. So etwas habe ich noch nie erlebt, solch ein „federndes Gefühl", als ob der Boden wellenartig hoch und runter schwanken würde. Hatte mittags 16.00 Uhr wieder so eine „Wellenempfindung"! Das Gefühl geht von der Fersen bis in den Hinterkopf, als ob ein Fahrstuhl nachfedert. (Siehe Kapitel „Schwindel, Seite 53f)
    15, Q 3, 19
Heute nehme ich nichts, weil mir der „Schwindel" unheimlich ist.
Muß den ganzen Tag an den Schwindel denken. Bin nicht mit dem Fahrstuhl gefahren, da ich Angst vor diesem Gefühl habe.
    15, Q 3, 20
Beobachte mich ständig, ob das „Schwindelgefühl" kommt.
    15, Q 3, 21
Habe mich entschlossen, auf jeden Fall die Mitteleinnahme zu beenden, da ich zuviel Angst vor dem nächsten „Schwindelanfall" habe. Bin wie besessen von dem Gedanken, daß beim Vorbeugen der Schwindel wiederkommt.
    15, Q 3, 22
Furcht vor dem Schwindel. Müde und schlapp.

15, Q 3, 24
Das Gefühl, als ob das rechte Bein ständig in ein Loch treten würde.
Mußte alle Konzentration zusammennehmen, um halbwegs normal zu gehen.
Gefühl wie betrunken, schwanken nach rechts, wie schlaftrunken.
Viel Angst, daß in meinem Kopf etwas nicht stimmt.
Gedanken an Krebs, Hirndruck u.s.w.
15, Q 3, 25-27
Furcht vor dem Schwindel, denke ständig daran. So etwas habe ich noch nie erlebt, bin verwirrt über meinen Gesundheitszustand.

• <u>Positive, heilende Wirkung, Energieplus, Heiterkeit und Zuversicht</u>
15, Q 3, 28
Weniger Furcht, nur noch abends Gedanken daran.
10, C 30, xx (Anmerkung nach der Prüfung)
Ich fühle auf das Mittel eine anhaltende positive Veränderung. Ich nehme meine Gefühle mehr wahr, bin aber unabhängiger von ihnen. Ich fühle mehr Gelassenheit und eine intensivere Beziehung zu mir selbst. Das Mittel hat mir viel Nutzen gebracht, es hat eine große Unterstützung in meiner Entwicklung bedeutet.
6, Q 3, 22
Fühle mich seit einiger Zeit etwas streßfreier und belastbarer.
1, C 30, 17
Bin gesprächiger bis zur Übertreibung. Erzähle Patienten Dinge, die nicht zur Behandlung gehören, wie ein Waschweib.
8, C 30, 10
Vom Gefühl her fühle ich mich sehr gut. Gutgelaunt, entspannt.
Lache mehr als sonst. Albern.
8, C 30, 16
Kann lockerer sprechen. Habe viel mehr gequatscht als sonst.
3, Q 3, 01
Ich werde etwas albern, muß mich zusammennehmen, nicht ständig alberne Bemerkungen zu machen und zu kichern.
7, C 6, 05-06
Mental fühle ich mich unheimlich gut. Bin in Hochstimmung.
7, C 6, 07
Fühle mich sehr gut, sehr ausgeglichen. Reagiere bei Problemlösungen überlegt. Kann sehr gut meine Meinung vertreten.

7, C 30, 05
Fühle mich unwahrscheinlich wohl.

5, Q 3, 10
Könnte Bäume ausreißen!

5, Q 3, 11
Fühle mich top!

9, C 30, 05
Dem Verunsicherungsgefühl der letzten Zeit folgt ein Gefühl von Unternehmungslust und „Anpacken wollen". Selbst das trübe Novemberwetter beeinflußt meine Stimmung kaum. Das Gefühl von Existenzangst, das ich sonst habe, empfinde ich nicht mehr.

9, C 30, 30
Mann und Kinder krank, acht Stunden Praxis, trotzdem bester Laune!

9, C 30, 41
Ich kann auch unangenehme Dinge besser auf mich zukommen lassen.

9, C 30, 02
Gemütlicher Sonntagabend. Der kommende Montag störte mich nicht.

9, C 30, 03
Den Tag locker angegangen.

1, C 6, 08
Habe meinen Kopf durchgesetzt, nicht auf Bedenken anderer Rücksicht genommen. Ich habe das Gefühl, daß ich plötzlich mehr Mut dazu hatte.

10, C 30, 12
Muß weniger denken und kann entschlossener handeln.
Ich tue die Dinge, die ich tun möchte, ohne den Zweifel, ob sie richtig oder falsch sind.

16, Q 3, 18,
Verwende viel Energie auf die Arbeit, bin sehr präsent und engagiert.

17, Q 3, 25
Geputzt und gebügelt. Gutes Gefühl, viel Kraft.

17, Q 3, 26
Viel geschafft, viel Energie am Vormittag. Gerne mittags gekocht. Spaß an Planungen. Mit Freundin abends zum Essen, vor einer Woche hätte ich noch abgesagt.

17, Q 3, 27
Probleme bleiben „außen vor", dringen nicht mehr so beängstigend nach innen. Keine Panikangst vor der Zukunft mehr (Geheiltes Symptom).

13, C 6, 21
Nicht mehr lustlos.
13, C 30, 29
Nicht mehr so faul.
20, Q 3, 03
Gefühl, als ob ich einen Energieschub bekommen hätte.
Muß in der Wohnung räumen und alte Dinge wegschmeißen.
19, C 30, 10
Gott-sei-Dank bin ich psychisch wieder in Ordnung. Dieser „Durchhängerzustand" ist Streß für mich. Bin um 8. 00 Uhr aufgestanden, habe das ganze Haus saubergemacht. Motiviert, gut gelaunt.
8, C 30, 36
Verlangen, das Haus aufzuräumen.
3, Q 3, 05
Mußte viel umräumen. Weniger erschöpft als sonst.
19, C 30, 12
Trotz Erkältungsgefühl kann ich arbeiten, kein Krankheitsgefühl, muß mich nicht hinlegen.
19, C 30, 22-28
Geht sehr gut. Bin vom Wesen her stärker geworden. Selbstbewußter. Kann privat und beruflich meine Meinung durchsetzen ohne großen Streit.
19, C 30, 29
Bin dominanter geworden. Versuche meinen Charakter und meine Einstellung anderen Menschen aufzuzwingen. Kann aber Fehler einsehen. Die Studie hat mein Gemüt positiv und meinen Lebensstil negativ beeinflußt.
9, C 6, 04
Sehr viel gearbeitet in Haus und Praxis, alles mit ziemlicher Gelassenheit gemacht.
1, C 30, 14
Fühle mich heute wieder gelassener. Nicht aufgeregt, als eine Patientin ihren Termin versäumt. Nehme unter dem Mittel alles leichter. Easy.
17, Q 3, 15
Innerlich ausgeruht. Gefühl, die Gedanken sind besser gesammelt. Insgesamt mehr Energie.
17, Q 3, 17
Keine Panikgedanken mehr. Gefühl: ich schaffe es. Innerlich gelassen bei

Arbeit mit Kindern.
> 1, C 30, 09

Am Tage größere Gelassenheit, empfinde ich positiv.
> 17, Q 3, 23

Abends innerlich ruhig. Kann sachlich argumentieren. Schwierigkeit, Dinge zu vergessen. Angst, nicht mehr zu wissen, was man genau formuliert hat vor wenigen Minuten. Ist aber nicht mehr so wichtig wie früher.
> 10, C 30, 31-36

Trotz Streß und viel Arbeit ruhig und gelassen.
> 7, C 30, 21

Fühle mich mental sehr gut.
> 8, C 30, 16

Mein Mann sagt, ich sei selbständiger und selbstbewußter geworden. Ich kann Vorgesetzte leichter etwas fragen. Bei der Arbeit geht es mir gut, Unruhe überfällt mich in Ruhepausen.
> 8, C 30, 19

Heute geht es mir gut, auch die Konzentration ist gebessert, kann endlich wieder lernen.
> 8, C 30, 21

Enorm entscheidungsfreudig! Kann besser lernen.
> 8, C 30, 77,

Es geht mir sehr gut, seelisch, körperlich und geistig. So könnte es bleiben.
> 5, Q 3, 08,

Fühle mich ausgesprochen wohl und selbstbewußt.
> 5, Q 3, 09

Fühle mich aktiv und sehr zufrieden.
> 14, C 30, 01

Ausgeglichen und kommunikativ.
> 14, C 30, 17

Zentriert und introvertiert. Beim Einsetzen der Menses keine melancholische Verstimmung, kein Kopfschmerz oder Kopfdruck, keine LWS-Schmerzen.
> 9, C 6, 03

Ausgeglichen trotz Brief vom Finanzamt.

20, Q 3, Epilog
Mein gesundheitliches Befinden hat sich enorm gesteigert.
Meine starken Rückenschmerzen sind weg.
Ich bin wesentlich offener meiner Umwelt und vor allem mir gegenüber geworden. Ich habe rechtzeitig ein Gespür entwickelt, wann meine Belastungsgrenze erreicht ist. Jetzt kann ich mir ohne schlechtes Gewissen Ruhepausen und kleine Annehmlichkeiten gönnen.
Ich habe auch gelernt, um Hilfe zu bitten und nicht bis zum Umfallen alles selbst zu machen. Ich kann mich auch in Streßsituationen entspannen.

8, C 30, 02
Stimmung besser als in den zwei Wochen vorher.

8, C 30, 27
In den letzten Tagen geht es mir gut, bin ausgeglichen, locker.

20, Q 3, 07
Ich habe das Gefühl der Entspannung, es geht mir alles nicht mehr so nahe, ich rege mich nicht mehr auf über Dinge, die mich sonst wütend machen.

20, Q 3, 10
Immer noch sehr empfindsam. Fühle mich weicher, kann aber damit umgehen.

20, Q 3, 11
Fühle mich seelisch im Gleichgewicht, was schon lange nicht der Fall war.

15, Q 3, 12
Es geht mir langsam wieder besser.
Die Arbeit geht gut, ich denke auch wieder nach, was noch im Haushalt zu tun ist.

8, C 30, 47
Bin leistungsfähiger geworden. Habe mir das Rauchen abgewöhnt, trinke keinen Kaffee, habe gute Selbstdisziplin. Empfinde nichts als Zwang, auch nicht das Lernen. Bin ruhig und ausgeglichen.

8, C 30, 50
Fühle mich sicher bei Entscheidungen.
Bin fordernder als früher.

8, C 30, 57
Stimmung wieder besser. (Starker Wechsel der Stimmung.)

• Nachlassende Mittelwirkung, Hochgefühl läßt nach

    8, C 30, 59

Es geht mir immer noch besser als vor Einnahme des Mittels. Bin ausgeglichener, selbstbewußter, besser gelaunt.

    19, C 30, 04

Die Motivation, etwas zu arbeiten, kommt langsam wieder. Suche nicht mehr ständig die Konfrontation. Sage, was ich denke, ob es meinen Mitmenschen paßt oder nicht. Bin nicht mehr so unzufrieden. Selbstbewußter.

    19, C 30, 05

Habe wieder Lust zum Arbeiten, mache mir wieder selbst Streß, fühle mich wohl dabei. Wieder pünktlich, gut gelaunt und freundlich.

    13, C 6 , 09

Vermisse die schönen Träume.

    8, C 30, 36

Habe das Gefühl, das Spontane, das neue Selbstbewußtsein geht wieder verloren.

    8, C 30, 38

Ich vermisse das Alberne, Lockere der letzten Zeit.

    8, C 30, 41

Muß für alles wieder mehr Disziplin aufwenden, das Lockere und Spontane oder Alberne ist leider weg.

    7, C 30, 04

Das Hochgefühl scheint abzuflachen.

• Andere Symptome

    10, C 30, 08

Verlangen, nackt zu schlafen.
Laufe nackt herum, weil es mir zu warm ist.
Abneigung gegen das Anziehen.

    15, Q 3, 01

Hatte Verlangen, das Mittel wieder einzunehmen.

    16, Q 3, 14

Habe einen Ekel, einen inneren Widerstand gegen das Mittel. Ich will es nicht mehr nehmen.

1, C 6, 04
Heute morgen (wie eigentlich auch schon gestern) das Gefühl, die Zeit vergeht zu schnell.

1, C 30, 06
Denke weniger an Sex als sonst.

1, C 30, 15
Weniger Gedanken an Sex. Interessiert mich zur Zeit nicht sonderlich. Denke nicht beim Ansehen von Frauen mit Sexappeal an Sex.

11, C 6, 06
Schreie auf durch heftigen Schmerz in der Mitte der rechten Fußsohle.

10, C 30, 01
Völlegefühl in der Herzgegend. Habe das Gefühl, die Symptome sind von außen veranlaßt, es sind nicht meine Symptome.

3, Q 3, 02
Ich empfinde die rechte und linke Seite als total verschieden.

3, Q 3, 08
Schreibe spontan mit der linken Hand, merke es erst, als es nicht so funktioniert.

13, C 30, 17
Habe mir alle Nägel abgebissen! Mache ich nie!

Schwindel

2, C 6, 04
Schwindel um 11.00 Uhr, beim Spazierengehen.

2, C 6, 06
Beim Spazierengehen Schwindel vom Hinterkopf ausgehend. Gefühl, als ob der Schwindel aus der Halswirbelsäule kommt.

15, Q 3, 01
Leichtes Schwindelgefühl, wie nach einer Karussellfahrt. Lokalisiert im Hinterkopf. Dabei leichte Übelkeit, wie beim Lesen im fahrenden Auto.

2, C 30, 02
Morgens leichter Schwindel, schlimmer beim Bücken.

1, C 6, 10
Schwindel und Unsicherheit beim Sehen nach unten im Stehen. Gesichtsfeld bewegt sich, Sitzen bessert.

13, C 30, 22
Im Kopf ein Gefühl wie betrunken.

1, C 30, 01
Starker Schwindel wie betrunken beim Bücken nach vorne, beim Senken des Kopfes nach unten. Gegen 17.00 Uhr.

15, Q 3, 17
Beim Beugen nach vorne ein sehr beängstigendes Gefühl, daß die Füße und Beine zusammen mit dem Boden wippen, wie ein Aufzug, der zum Stehen kommt. Diese Wellenbewegung geht die Beine hoch bis in den halben Rücken etwa zwei Sekunden lang. Uhrzeit: 17.00 Uhr.

7, C 30, 06
Wellenförmiger Schwindel von links nach rechts quer über die Stirn.

15, Q 3, 24
Nachts 3.00 Uhr beim Gang zu Toilette Schwindel.
Bin getorkelt nach rechts, bin fast hingefallen. Wie benommen.

7, C 6, 03
Schwindel nach einer Autofahrt, wie betrunken.
Schwindel hält über Stunden an, erst abends besser.

17, Q 3, 09
Mittags Schwindel beim Kopfdrehen.

3, Q 3, 01
Leichter Schwindel, der Kopf dreht sich immer nach rechts.
Gefühl, der obere Teil des Kopfes breitet sich aus, mit Druck auf die Nasenwurzel.

17, Q 3, 30
Schwindel beim Bewegen und Aufstehen (bei Fieber).

13, C 30, 18
Schwindel an frischer Luft.

1, C 30, 01
Große Unsicherheit beim Autofahren bergab.
Muß mich konzentrieren, nicht anzuecken.

15, Q 3, 02
Schwindel mit Völle im Hinterkopf. Flaues Gefühl im Bauch dabei. 16.00 Uhr.

3, Q 3, 08
Besserer Gleichgewichts- und Orientierungssinn beim Tanzen.

Kopf

1, C 6, 01
Benommener Kopf morgens.

1, C 6, 02
Dumpfes Gefühl im Kopf. Leeregefühl.

9, C 6, 02
„Brummschädel" mit starkem Verlangen nach frischer Luft.

8, C 30, 18
Dumpfes Gefühl im Kopf, wie von schlechtem Kreislauf, besser an der frischen Luft.

8, C 30, 30
Leeregefühl im Kopf abends beim Autofahren.

14, C 30, 01
Kopfdruck bei Tiefdruckwetter.

15, Q 3, 02
Benommenes Gefühl im Hinterkopf mit leichtem Schwindelgefühl.

17, Q 3, 09
Gefühl einer zähen Schleimbildung im Hinterkopf, der Schleim löst sich und fließt durch den Hals ab.

17, Q 3, 23
Gefühl einer Masse hinter der Stirn, die auf die Augen drückt.

13, C 30, 20
Schweiß gegen Morgen. Haare naß, Oberkörper naß.

6, Q 3, 09-10
Spannen und Jucken der Kopfhaut.

3, Q 3, 01
Kribbeln am Hinterkopf.
Schweregefühl im Kopf, erst oberer Teil.

4, C 6, 09
Gefühl, als ob ich eine Beule auf dem Kopf hätte.

7, C 30, 22
Abends ein leichtes Spannungsgefühl im gesamten Kopf.

3, Q 3, 01
Der Kopf entwickelt sich langsam zu einem Fesselballon.
Der obere Kopfteil (Stirn ab Augenbrauen) breitete sich aus und hob ab, und der untere Teil (Kinn) war mit dem Körper verbunden.
Der Oberkopf war der Fesselballon, das Kinn der Korb. Gefühl dabei, als

ob der Hals durch den Zug nach oben lang und dünn wird und Angst, daß der Hals am Ansatz abreißt. Druck oben auf den Kopf bessert.
    20, Q 3, 20
Kopfhaut ist berührungsempfindlich, während der Menses.
    8, C 30, 02
Beim Kämmen war die ganze linke Kopfhälfte, vor allem Hinterkopf, empfindlich, wie unter Strom.
    8, C 30, 04
Morgens wieder Überempfindlichkeit der linken Kopfseite.
    17, Q 3, abgesetzt, 32
Gefühl, als ob sich im Kopf etwas bewegt.
    8, C 30, 02
Wieder Gefühl wie von Bewegung in der Stirn vor dem Aufstehen morgens.
    8, C 30, 01
Habe das Gefühl, es bewegt sich etwas in der Stirn, Richtung linkes Auge (von oben nach unten).
    8, C 30, 08
Pulsieren im Kopf.
    8, C 30, 17
Kein Leeregefühl im Kopf und Müdigkeit nach der Periode, wie sonst (Geheiltes Symptom).
    9, C 6, 04
Der Kopf ist völlig klar.
    17, Q 3, 28
Kopf klar beim Erwachen morgens.

Kopfschmerzen
    1, C 6, 02
Drückender Kopfschmerz in der linken Stirnseite beim Lesen. Verschlimmert sich beim Kopfbeugen nach vorne.
    17, Q 3, 04
Drückender Kopfschmerz, drückt auf die Augen.
    17, Q 3, 17
Kopfschmerz in der Stirn, drückt in die Augen. Müde (20.30 Uhr).
    16, Q 3, 08
Abends drückende Kopfschmerzen über dem rechten Auge, zur Nasen-

wurzel ziehend, am ersten Tag der Menses.

    20, Q 3, 43

Stirnkopfschmerz, drückend. Gefühl, als ob eine Erkältung kommt. Schlimmer nach dem Einkaufen in vollem Markt, besser durch Liegen im Dunkeln.

    8, C 30, 08

Drückender Kopfschmerz, links, von der Schläfe in den Nacken ziehend.

    20, Q 3, 22

Leichte Kopfschmerzen während der Menses, vom Nacken zur Schläfe rechts ziehend, schlimmer durch Gehen an frischer Luft, abends besser.

    20, C 6, 01

Drückender Kopfschmerz über dem rechten Auge, zieht von der Halswirbelsäule hoch. Abends schlimmer, hämmernd, pulsierend. Verkrampfung der HWS. Muß im Dunkeln liegen.

    17, Q 3, 02

Um 4.00 Uhr nachts: Schmerz wie ein Stock im Hinterkopf, besonders in der linken Kopfhälfte.[12]

    15, Q 3, 07

In Verbindung mit Glieder- und Rückenschmerzen, besonders im Nacken: Drückende Kopfschmerzen im gesamten Kopf, schlimmer in den Schläfen und Hinterkopf. Drücken im Kopf von innen nach außen. Schlechter durch körperliche Anstrengung und kalten Wind. Dabei Augenschmerzen wie zerschlagen, die schlimmer sind beim Bewegen der Augen. Schlimmer links.

    16, Q 3, 12

Kopfschmerz erstreckt sich vom Nacken zur Stirn bis über das linke Auge, nach dem Mittagsschlaf.

    7, C 30, 15

Abends drückender Kopfschmerz im Hinterkopf. Besser durch Wärme.

    8, C 30, 11

Druck in der Stirn, zwischen den Augen, bei Schnupfen.

    8, C 30, 13

Kopfschmerz über dem rechten Auge, stechend, abends besser.

    8, C 30, 16

Kopfschmerz über dem linken Auge, als ob etwas von außen in den Kopf

---

[12] Konnte diesen Zustand nicht aushalten und nahm eine Dosis Hypericum D 200, das innerhalb von 30 Minuten besserte. Die Bambus-Symptome setzten sich trotz dieser Einnahme hartnäckig fort.

drückt.

8, C 30, 56

Spannungs-Kopfschmerz in der Stirn, wie zu eng.

7, C 30, 12

Kopfschmerzen (bei den Menses) wie ein Band über der Stirn.

1, C 30, 08

Drückendes Kopfweh gegen 13.30 Uhr, von innen nach außen drückend.

13, C 30, 17

Nachmittags Stirnkopfschmerz, drückend, schlimmer bei Bewegung.

10, C 30, 40

Nachmittags ab 15.00 Uhr drückende Kopfschmerzen in Stirn und Schädeldach.
Besser durch Druck mit der Hand auf die Augen und nach unten Hängenlassen des Kopfes. Besserung gegen 20.30 Uhr.

1, C 30, 06

Nachts 3.30 Uhr starke, pulsierende Kopfschmerzen in der Stirn mit Blutandrang.
Schlimmer bei jeder Bewegung, hält etwa 30 Minuten an. Dabei Herzklopfen mit Pochen und Pauken in den Ohren.

3, Q 3, 01

Kopfschmerz hinter dem linken Ohr. Reiben bessert.

17, Q 3, 08

Erwachen nachts um 3.00 Uhr mit rasenden, pochenden Kopfschmerzen, vom Nacken bis zur Stirn gehend. Taubes Gefühl Hände und Finger.

11, C 6, 17

Schläfenschmerzen rechts nach Mitternacht.

11, C 6, 15

Schmerzen in der rechten Schläfe, viermal (plötzlich kommend) abends und nachts 1.30 Uhr.
Die Schmerzen steigern sich schnell, sind dann plötzlich weg.

1, C 6, 07

Kurzer, stechender Kopfschmerz morgens beim Frühstück in der linken Stirnseite.

1, Q 3, 01-02

Ich hatte zum erstenmal im Leben einen Migräneanfall.
Mußte mittags in der Praxis alle Termine absagen, weil ich zu nichts fähig war.

Bereits vormittags ein leichter Druck in der Stirn, der sich um 12.00 Uhr nach dem Essen eines Salates, unermeßlich steigert.
Kann nicht liegen. Im Liegen ein unerträglich schmerzhaftes Pochen und Pauken, Hämmern im ganzen Kopf mit starkem Berstgefühl. Habe Verlangen den Kopf zu drücken mit der Hand. Kann kaum sprechen, muß die Augen schließen.
Dabei Herzrasen bis 140 Puls, mit paukenden Herzschlägen, die sich bis in die Ohren erstrecken. Danach jedesmal ein Zischen im Ohr.
Die Augen sind rot unterlaufen, starkes Schwitzen am Kopf, Haare sind schweißnaß. Es folgt schaumiger, gußartiger Durchfall ohne Erleichterung.
Ein Zustand zum Sterben, will nur meine Ruhe. Will nichts hören und sehen.

 17, Q 3, 09
Kopfweh, schlimmer beim Bewegen, Augenschließen oder Augenöffnen, Wärme bessert. Schüttelfrost, Übelkeit, Durchfall, Schwindel.

 7, C 30, 02
Nach dem Mittagessen Kopfschmerzen im linken Hinterkopf, schlimmer durch Autofahren, mit Übelkeit.

 11, C 6, 16
Schläfenschmerzen rechts, mehrfach am Tage. Immer wieder kommend und gehend. Am schlimmsten um 17.00 Uhr.

 11, C 30, 01
Schmerz im Hinterhauptshöcker rechts und in der rechten Kopfseite um 17.00 Uhr.

 11, C 30, 03
Morgens 9.00 Uhr ein wellenartiger Kopfschmerz auf der rechten Kopfseite. Der Schmerz kommt, geht etwas zurück, kommt wieder u.s.w.

 11, C 30, 06
Schmerz linker Hinterkopf gegen 11.00 Uhr.

 17, Q 3, 30
Dröhnendes Kopfweh, kalter Waschlappen bessert (bei Fieber).

 17, Q 3, abgesetzt, 33
Husten tut im Kopf weh.

 20, Q 3, 27
Kopfschmerzen beim Husten.

 4, C 6, 08
Kopfschmerzen beim Pressen zum Stuhlgang.

Kopfschmerz ist überall, aber nicht im Hinterkopf.
   13, C 30, 02
Kopfschmerzen auf dem Scheitel, im Liegen besser.
   9, C 30, 03
Erwacht mit Kopfschmerzen im Scheitel links.
Im Laufe des Morgens besser.
Verlangen nach frischer Luft.
   4, C 6, 09
Vormittags plötzlich kommende und gehende Schmerzen im Kopfscheitel.
   6, Q 3, 09
Leichter Stirnkopfschmerz vormittags.
   20, Q 3, 23
Dumpfer Stirnkopfschmerz beidseitig, morgens 6.45 Uhr.
   6, Q 3, 02
Ziehender Stirnkopfschmerz beim Schreiben, 16.00 Uhr.
   7, C 30, 39
Nach Saunabesuch starke Stirnkopfschmerzen. Bin ins Bett.
   19, C 30, 03
Leichte dumpfe Kopfschmerzen in beiden Schläfen.
   7, C 6, 01
Leichte Kopfschmerzen rechte Schläfe.
   20, Q 3, 20
Habe das Gefühl, Kopfschmerzen zu haben, ohne Schmerz.
   20, Q 3, 24
Immer noch Kopfschmerzen, stärker im Laufe des Tages.
   9, C 6, 09
Keine Kopfschmerzen, keine Migräne beim Einsetzen der Menses, was ich seit 20 Jahren gewöhnt bin!
   9, C 30, 31
Wieder keine Migräne beim Einsetzen der Periode.
   7, C 6, 02
Beim Erwachen leichte Kopfschmerzen, im Verlauf des Vormittags besser.
   7, C 30, 09
Anstelle der erwarteten schweren Migräne nur leichte Kopfschmerzen, die nach zwei Stunden völlig verschwunden waren. (Einsetzen der Menses).

7, C 30, 10
Mit Migräne erwacht, die jedoch, wie sonst üblich, nicht im Laufe des Tages stärker wird. Die Schmerzen waren so leicht, wie ich sie noch nicht erlebt habe.

7, C 30, 13
Mit Migräne aufgewacht, verging aber vormittags total!

3, Q 3, 01
Kopfschmerzen werden besser.

Auge

2, C 30, 02
Abends starkes Jucken der Augen, muß reiben, bis sie rot sind.

5, Q 3, 09
Juckreiz der Oberlider beidseits mit Rötung zwischen 12.00-16.00 Uhr.

14, C 30, 01
Augenbrennen, Conjunktivitis, Augentränen. Bedürfnis, die Augen zu schließen.

8, C 30, 16
Feuchtigkeit beider Augen.

7, C 6, 01
Augenbrennen abends.

7, C 30, 16
Augenbrennen mit extremer Müdigkeit.

5, Q 3, 11
Gefühl von Trockenheit in den Augen um 11.30 Uhr. Muß viel blinzeln. Muß die Augen schließen, was bessert.

4, C 6, 11
Plötzlich kommende und gehende, schießende Schmerzen im linken Auge.

13, C 30, 19
Augentränen wäßrig, klar, schlimmer in der Zimmerwärme.

20, Q 3, 27
Augäpfel schmerzen bei Berührung.

8, C 30, 34
Müdigkeit der Augen. Weniger Energie.

13, C 30, 01
Augenschwere, schlimmer im warmen Zimmer.

7, Q 3, 23
Gefühl, die Augen werden nach innen und unten gedrückt, in Verbindung mit Kopf- und Nackenschmerzen.

8, C 30, 29
Um 20.00 Uhr ein Gefühl, als ob die Augen in den Kopf gezogen würden.

5, Q 3, 13
Gefühl, als ob das linke Auge nach außen drückt.

7, Q 3, 32
Augen verklebt morgens.

8, C 30, 04
Morgens gelbliche Absonderung innere Canthi.

8, C 30, 16
Gefühl eines Schleiers vor den Augen.

15, Q 3, 08
Morgens sind die Unterlider ödematös geschwollen. Blasse Schwellung.

Sehen

1, C 6, 04
Deutliche Besserung des Sehens, kann wie ein Adler sehen, bei der Fahrt morgens zur Arbeit.

1, C 30, 17
Schlechtes Sehen, war schon gestern auffällig.

1, C 30, 21
Auffallend unklares Sehen. Kann kaum die Nummernschilder vorausfahrender Autos lesen.

1, C 30, 23
Schlechtes Sehen mit Augentränen.

8, C 30, 16
Verschwommenes Sehen, 17.00 Uhr.

8, C 30, 56
Doppeltsehen abends um 22.00 Uhr.

Ohr

1, C 30, 15
Entzündung des Gehörgangs links. Der Ohrknorpel (Tragus) schmerzt bei Berührung.

1, C 30, 16
Schmerzen im ganzen linken Ohr bei Berührung.

1, C 6, 11
Schmerz im rechten Ohr.

1, C 30, 07
Intensiver Schmerz im rechten Ohrläppchen. Wellenartiger Schmerz rechtes Ohr gegen 19.00 Uhr.

2, C 30, 09
Linkes Ohr, am Ohreingang ein schmerzhaftes Spannungsgefühl.

4, C 6, 09
Schmerzen im rechten Ohr. 17.00 Uhr. Ausstrahlender, schießender Schmerz in alle Richtungen. Um 20.00 Uhr ein leichtes Druckgefühl auf dem Ohr.

5, Q 3, 14 (abgesetzt)
Ziehender Schmerz im linken und rechten Ohr, plötzlich kommend und gehend.

7, Q 3, 20
Jucken im Ohr.

3, Q 3, 01
Schlimmes Jucken im Ohrgang. Kratzen verschlimmert.

13, C 30, 21
Gefühl wie „Zufallen" der Ohren beim Naseschneuzen.

6, Q 3, 05
Ziehender Schmerz linkes Ohr um 7.30 Uhr.

Nase

2, C 6, 01
Kribbeln in der Nase und auf der Nase. Gefühl, wie von einer Feder berührt.

13, C 30, 19
Kitzelgefühl wie von Haar oder Fussel an den Nasenlöchern und hier und dort im Gesicht.

6, Q 3, 09
Jucken der Nase, den ganzen Vormittag anhaltend.

1, C 6, 01
Morgens im Bett muß ich niesen.

1, C 30, 13
Niesanfall morgens 6.45 Uhr.

8, C 30, 06
Morgens Niesen mit Naselaufen, klare und dünne Absonderung.

1, C 6, 03
Muß niesen, sobald ich nur ein wenig kalt werde.
Vermehrte Absonderung aus der Nase. Muß oft schneuzen.

7, Q 3, 03
Viel Absonderung. Schleimig, grün-gelb.
Niesen häufig, dabei unwillkürliches Harnlassen.

6, Q 3, 08
Niesen, mehrfach, nachts 23.30 Uhr.

6, Q 3, 28
Fließschnupfen, häufiges Niesen, Jucken der Nase.

6, Q 3, 37
In den letzten Tagen viele Probleme mit der Nase, viel Fließschnupfen, Kitzeln und Niesreiz. Tagelang Halsschmerzen dabei.

13, C 30, 18
Verstopfung der Nase im Liegen, immer abwechselnde Seiten.

1, C 6, 12
Nase ist verstopft bei Liegen rechts, morgens im Bett.

1, C 30, 06
Verstopfung des rechten Nasenlochs morgens. Ab und zu Niesen.

1, C 30, 07
Verstopfte Nase nachts beim Erwachen. Nicht besser durch Schneuzen. Schwierigkeiten zu atmen, Aufsitzen bessert.

1, C 30, 08
Verstopfte Nase nur nachts, es ist nicht möglich, Schleim auszuschnauben. Im Liegen keine Luft, am schlimmsten in Bauchlage. Aufsitzen bessert.

19, C 30, 12
Nase verstopft. Kein Ausfluß.

19, C 30, 13
Nase verstopft ohne Schnupfen.

8, C 30, 11
Schnupfen ist schlimmer, linkes Nasenloch verstopft.

8, C 30, 10
Nase abwechselnd rechts und links verstopft.

Links klare, wässerige Absonderung.
Brennen beider Nasenlöcher.
   16, Q 3, 23
Wache mit stark verstopfter Nase auf.
Links starker, dicker Schleim. Nase frei nach Schneuzen.
   16, Q 3, 24
Verstopfte Nase mit Kopfschmerzen.
   16, Q 3, 25
Morgens verstopfte Nase. Schmerzhafte Trockenheit innen.
Gelber Schleim beim Naseputzen.
   16, Q 3, 26
Verstopfte Nase.
Schleim wird rötlich. Schmerzen in der linken Nasennebenhöhle beim Schneuzen. Beschwerden nur links.
Abends brennt die Nase beim Naseputzen. Rotbrauner Schleim.
   16, Q 3, 27
Dicker dunkelbrauner Schleim, der beim Schneuzen brennt.
Habe noch nie so einen Schnupfen gehabt.
   16, Q 3, 28
Dicker, rotbrauner Schleim aus dem linken Nasenloch.
Nasenloch ist trocken und brennt.
   8, C 30, 09
Brennen des rechten Nasenlochs.
   13, C 6, 07
Nasensekret beim Schneuzen leicht blutig.
   8, C 30, 56
Nasenbluten beim Naseschneuzen.
   8, C 30, 61
Trockenheit der Nase innen, Nasenbluten beim Schneuzen, rechts.
   8, C 30, 47
Nase innen extrem trocken. Es bilden sich harte Borken, die schmerzen.
   3, Q 3, 02
Nase wird innen taub. Trockenheit in der Nase.
   13, C 30, 18
Erwacht mit heftigem Schnupfen.
Absonderung beißt in der Nase, wässrig, glasklar.
Muß alle zwei Minuten schneuzen.

Hitze zum Kopf und in der Nase.
Abends brennende Absonderung mit benommenem Kopf.
    13, C 30, 19
Nase rot und wund. Brennendes Nasensekret.
Abends halte ich es fast nicht mehr aus. Nase völlig verstopft. Heiße, glasige Absonderung, dabei völlig dicht benommener Kopf, ich muß stöhnen.
    5, Q 3, 12
Schnupfen retronasal links mit dickem, weißlichen Sekret.
    5, Q 3, 13
Schnupfen schlimmer, rote Augenlider mit Schwellung.
    13, C 30, 20
Gelbe, zähe Absonderung.
    19, C 30, 14
Wässrige Absonderung.
    8, C 30, 01
Vor dem Aufstehen läuft mir eine Feuchtigkeit retronasal den Hals herunter.
    1, C 6, 01
Nach dem Naseschneuzen ein intensiver Lavendelgeruch.
    1, C 30, 18
Der Wurst-Aufschnitt riecht für mich nach Chemie, kann ihn nicht essen.
    1, C 30, 19
Die Wurst riecht nach ekelhafter Chemie. Meine Frau sagt, daß es nicht stimmt.
Esse zwei Scheiben, Geschmack ist normal. Bin geruchsempfindlich wie eine schwangere Frau.

Gesicht
    1, C 30, 06
Leichtes Schwitzen im Gesicht, verbunden mit Hitzewallungen.
    7, Q 3, 20
Abends plötzliche Hitzewallung zum Gesicht.
    7, Q 3, 28
Wärme-Flush mittags.
Geringer Alkoholgenuß (Schorle) macht Röte.

8, C 30, 11
Hitze und Gefühl von Vibrieren in den Wangenknochen (Jochbein).

15, Q 3, 18
Es fällt auf, daß ich einen hochroten Kopf habe, wie von Bluthochdruck. Ich selbst habe keine Hitzeempfindung.

15, Q 3, 19
Dreimal heute hochroter Kopf. Um 11.00 Uhr, 14.00 Uhr und 18.00 Uhr.

1, C 30, 10
Gestern Eiterpickel über rechtem Auge, heute auf der Nase. Sie kommen über Nacht, sind abends noch nicht da.

1, Q 3, xx (Anmerkung nach Prüfungsende)
Seit der Studienteilnahme immer wieder sehr schmerzhafte Pickel in der Nasenwand, die nach einiger Zeit Eiter nach außen entleeren. Hatte es zweimal in der rechten Nasenseite, jetzt links.

13, C 6, 13
Dicker Eiterpickel am Kinn, sticht beim Berühren.

13, C 30, 06
Stelle Eiterpickel an der gleichen Stelle wie am 13. Tag fest.

13, C 30, 08
Der Pickel hat sich ohne Eiterung und ohne dicker zu werden zurückgebildet.

20, C 6, 02
Dicker Eiterpickel rechte Augenbraue, schmerzhaft beim Bewegen der Augenbraue.

8, C 30, 46
Pickel über dem rechten Auge und am Haarrand.

2, C 30, 09
Roter Pickel auf der Nase.

8, C 30, 13
Kleines Geschwür, Unterlippe, links.

1, C 6, 10
Stechender Schmerz im Kinn, links der Mitte.

1, C 30, 01
Schmerz linke Gesichtshälfte und Kopfhälfte.

5, Q 3, 13
Schmerzen wie Zahnschmerzen, den linken Oberkiefer entlang ziehend. Gefühl von Ausdehnung der Kieferhöhle.

Drückender, ziehender Schmerz der linken Gesichtshälfte.
>16, Q 3, 27

Druckschmerz des Jochbeinknochens links.
>16, Q 3, 28

Den ganzen Tag Schmerzen im linken Wangenknochen, als ob er aufgefressen würde.
>15, Q 3, 07

Erwache um 4.00 Uhr mit Gesichtsschmerzen linke Seite, Jochbein, Kieferhöhle, stechend, ca. eine Stunde anhaltend.
>15, Q 3, 09

Wieder Gesichtsschmerzen, aber heftiger, zwei Stunden anhaltend. Auftreten 30 Minuten nach Mitteleinnahme.
Schmerz von 22.30 Uhr bis 0.30 Uhr.
>15, Q 3, 12

Pochender Gesichtsschmerz abends. Schmerz geht später in ein rhythmisches Stechen über.
>20, Q 3, 20

Schmerz im Nervus trigeminus rechts, wie entzündet.
Die Schmerzen treten während den Menses auf.
Verschlimmerung bei Berührung.
>7, Q 3, 19

Gesichtsmuskeln sind verspannt. Ober- und Unterkiefer sind fest zusammengedrückt.
>3, Q 3, 02

Ein seltsames Gefühl, wie nach einer Narkose, zieht sich vom Mund bis in die Brust.
>7, Q 3, 23

Ringe unter den Augen.
>8, C 30, 29

Starke Ränder unter den Augen.
>15, Q 3, 11

Dunkle Ränder unter den Augen.
>7, C 30, 01

Wurde von Kollegin angesprochen, ob es mir nicht gut gehe.
War ganz blaß und hatte tiefe Ränder unter den Augen und rote Flecken im Gesicht.

14, C 30, 02
Morgens beim Aufstehen Ringe um die Augen und Ödem der Oberlider.

14, C 30, 06
Aufgewacht mit Ödem der Oberlider.

9, C 6, 03
Erwache mit dicken Augenlidern oben, wie nach Alkoholabusus.

9, C 30, 03
Wieder mit total dicken Augenlidern aufgewacht. Bedürfnis, über das Gesicht kaltes Wasser laufen zu lassen.

13, C 30, 13
Trockenheit der Haut an Nasenwinkel und Mundfalten. Rauh, schuppig.

13, C 30, 19
Trockenheit der Gesichtshaut mit Spannungsgefühl. Trockene Lippen.

8, C 30, 43
Rote, brennende Flecken auf der Stirn.

3, Q 3, 08,
Haut fühlt sich insgesamt wund an, besonders um den Mund und an Hautfalten. Gefühl, als ob die Haut ganz dünn wäre.

5, Q 3, 06
Rötung der Nasolabialfalte links mit leichtem Juckreiz.

5, Q 3, 07-08
Starker Juckreiz Nasolabialfalte links. Trockene Hautstelle, mit Abschuppung.

8, C 30, 12
Gesichtshaut sehr glatt, als wäre sie fettig.

Mund

1, C 6, 06
Saurer Geschmack im Mund morgens.

1, C 30, 18
Schlechter Atem, trotz Zähneputzen.

7, Q 3, 19
Eitriger Mundgeschmack.

6, Q 3, 01
Fauliger Mundgeschmack, direkt nach der Einnahme.

16, Q 3, 25
Schlechter Geschmack nach dem Naseschneuzen.

7, Q 3, 31
Metallischer Mundgeschmack. Kloßige Sprache während Halsentzündung.

20, C 6, 45
Trockenes, klebriges Gefühl im Mund.

13, C 6, 13
Wundheit der Mundschleimhaut beim Salatessen durch Zitronensaft.

13, C 6, 14
Wundheit im Mund bei jedem Essen.

13, C 30, 09
Wundheit Mundschleimhaut und Zunge. Gefühl wie verbrannt. Essen verschlimmert.

8, C 30, 10
Brennen der vorderen Zungenhälfte, wie verbrannt, nur tagsüber.

8, C 30, 12
Mund trocken, viel Durst, Lippen trocken.

8, C 30, 21
Beim Reden das Gefühl, als ob der Mund voller Wasser wäre. Speichelfluß beim Reden.

8, C 30, 23
Immer noch vermehrt Wasser im Mund.

8, C 30, 29
Vermehrt Speichel im Mund. Habe das Gefühl, als ob mir Speichel beim Sprechen aus dem Mund läuft.

3, Q 3, 02
Zunge pelzig. Kribbeln, auch an der Unterseite der Zunge.

11, C 6, 12
Mein übler Mundgeruch morgens nach dem Aufstehen ist weg.

Zähne

1, C 30, 03
Abends um 21.00 Uhr ein ziehender Backenzahn-Schmerz im rechten Oberkiefer.

1, C 30, xx
Zahnschmerzen nachts rechter Oberkiefer, Backenzähne.

7, Q 3, 28
Gefühl, die Zähne haben über Nacht die Stellung geändert (durch starkes Zusammenpressen nachts?). Eine leichte, sonst bestehende Zahnlücke

kommt mir geschlossen vor. Zähne schmerzhaft beim Beißen von Schokolade.
    13, C 30, 19
Gefühl, als ob die „Zähne jucken" (bei Schnupfen).
    10, C 30, 04
Entzündung des Zahnfleisches um den rechten oberen Eckzahn, schlimmer bei Kauen und Druck. Druck und Spannungsgefühl beim Bewegen des Kiefers.

Hals innen
    2, C 30, 03
Rauhes Gefühl im Hals. Muß ständig räuspern.
    3, Q 3, 03
Rauhes Gefühl im Hals.
Schmerz links, erstreckt sich zum Ohr.
    1, C 6, 05
Rauhheit im Hals, besonders am Gaumen. Gefühl wie erkältet.
Trockenheit im Mund mit zähem Schleim.
    1, C 30, 16
Rauhheit im Rachen, Erkältungsgefühl wie bei Grippe nach langem Sprechen.
    5, Q 3, 14
Schluckbeschwerden mit Kratzen und Trockenheit im Hals.
    1, C 6, 09
Neigung zum räuspern.
Empfindung, als wäre das Schlucken behindert.
    1, C 30, 07
Schon seit Tagen häufiges Räuspern.
    20, C 6, 04
Rauhes Gefühl im Hals, muß dauernd räuspern.
    20, Q 3, 13
Muß ständig Räuspern wegen Schleimgefühl im Kehlkopf.
    7, Q 3, 18
Drückender Halsschmerz morgens im Bett.
Über Tag viel Räuspern beim Sprechen.
    1, C 6, 10
Wundes Gefühl im Hals.

1, C 30, 05
Halsschmerzen schlimmer durch Schlucken, Schmerz auch schon beim Leerschlucken, gegen 21.00 Uhr.

7, Q 3, 02
Nachts 1.30 Uhr erwacht. Brennendes Gefühl in den Schleimhäuten des Halses, in Pleura und Herz (unter dem Brustbein). Morgens 7.00 Uhr Schlinggefühl im wunden Hals.

7, Q 3, 03
Brennender Halsschmerz, besser durch kleine Schlucke kaltes Wasser. Grippiges Gefühl.

1, C 6, 02
Erkältungsgefühl im rechten Seitenstrang (Hals) nach Sitzen im Freien.

7, Q 3, 30
Erwache um 4.00 Uhr mit starken Halsschmerzen. Trockenes, wundes Gefühl, erstreckt sich zu den Ohren. Schleimfließen aus den Choanen. Schweißgebadet, danach Frieren.

13, C 30, 16
Erwache mit Kratzen im Hals, Husten mit Auswurf. Dazu kommt Benommenheit, Niesen, stechender Schmerz im rechten Nasenloch. Nachmittags: Schmerzen im Hals beim Husten, wie von einer offenen Wunde.

7, Q 3, 03
Juckendes Gefühl im Hals. Trockenheit, schlimmer durch Schlucken. Muß dauernd schlucken.

7, Q 3, 17
Morgens läuft Schleim aus den Choanen in den Hals, rechte Seite. Neigung zum Räuspern.

8, C 30, 08
Vermehrt Schleim im Hals, weiß-gelb. Leicht löslich, kann ihn aber nicht runterschlucken.

8, C 30, 09
Viel Schleim im Hals.

8, C 30, 12
Viel Schleim im Hals.

7, Q 3, 22
Schleimiges Kloßgefühl im Hals (6.00 Uhr).

> 7, Q 3, 28

Gefühl eines Schleimkloßes, steigt immer wieder hoch nach dem Schlucken. Häufiges Räuspern, manchmal wird lockerer Schleim heraufgehustet. Drückender Schmerz im Hals, erstreckt sich zu den Ohren. Hustenreiz im Hals. Schmerz beim Schlucken mehr rechts.

> 10, C 30, 27

Abends 22.00 Uhr plötzlich Schleim im Hals, was zu häufigem Schlucken führt.

> 10, C 30, 28

Erwache mit ziehenden Halsschmerzen, beidseitig.
Nicht schlimmer durch Schlucken. Vergeht nach zwei Stunden.
Den ganzen Tag Schleim im Hals, den man nicht ausspucken kann.

> 10, C 30, 29

Völlegefühl in Rachen und der Nase. Gefühl, als ob alles geschwollen sei, nicht schmerzhaft. Morgens am schlimmsten.

> 10, C 30, 30

Ziehende Halsschmerzen, leicht besser durch warmes Trinken. Verlangen nach warmem Einhüllen des Halses. Mittags Kratzen im Hals. Weiter Schleim im Hals.

> 10, C 30, 31-36

Halsschmerz verging, es folgte ein Hüsteln. Schleim im Hals zwingt zum Schlucken alle 15 Minuten, da er gar nicht herauskommt.

> 6, Q 3, 37

Tagelang Halsschmerzen, rechtsseitig, alle Schleimhäute entzündet.
Niesen und Schnupfen.
Nehme das Mittel nicht mehr. (Beschwerden verschwinden nach 3 Tagen.)

> 7, Q 3, 31

Weiße Eiterstippchen auf den Tonsillen. Schlucken erschwert.

> 19, C 30, 12

Halsschmerzen beim Schlucken, besser durch warmes Trinken.
Gaumen gerötet. Stimme heiser.

Hals außen

> 1, C 6, 11

Drückender Schmerz rechte Halsseite.

> 19, C 30, 12

Lymphknotenschwellung beide Halsseiten.

8, C 30, 12
Schwellung der rechten Halsseite, wie von Vergrößerung des rechten Schilddrüsenlappens. Kann am Hals nichts leiden.

8, C 30, 11
Rollkragen ist mir unangenehm eng.

8, C 30, 17
Schwellung ist wieder weg. Noch empfindlich gegen Druck.

9, C 6, 06
Roter, etwas juckender Ausschlag am Hals, wie durch Brennesseln.

Magen

1, C 30, 20
Sodbrennen und Reflux nach Weintrinken, nachts.

1, C 30, 25
Sodbrennen auf Bier.

20, Q 3, 19
Sodbrennen nach Süßigkeiten verschlimmert, Kuchen verschlimmert. Denken an Süßes verschlimmert.

20, Q 3, 30
Sodbrennen nach Aufregung, gebessert durch kalte Milch.

20, Q 3, 31
Sodbrennen, schlimmer, wenn ich längere Zeit nichts getrunken habe.

4, C 30, 10
Brennende Magenschmerzen nachmittags.

1, C 30, 25
Um 14.00 Uhr plötzliche Übelkeit mit Brechreiz, Schwindel, Herzklopfen.

16, Q 3, 07
Morgens beim Gang zur Arbeit überkommt mich eine derartige Welle von Übelkeit, daß ich stehenbleiben und mich festhalten muß. Es ist das Gefühl, als ob ich mich übergeben müßte.
Schweißausbruch und Druckschmerz im Darm dabei. Muß den Hosenbund öffnen und tief durchatmen. Hilfloses Gefühl, weiß nicht, ob ich weiter - oder zurückgehen soll. Nach ein bis zwei Minuten ist die Übelkeit vorbei, hinterläßt aber eine körperliche Schwäche. Ekel vor Essen, außer vor frischen Sachen. Den ganzen Tag drückender Magenschmerz. (Ein Tag vor Einsetzen der Menses.)

1, C 30, 23
Magenbeschwerden nach einem kalten Bier, das ich sonst immer vertrage.
8, C 30, 19
Bier bekommt mir nicht mehr. Völlegefühl, kurzzeitige Muskelschmerzen und Schwäche folgen.
8, C 30, 22
Heute morgen Magenkrämpfe 30 Minuten nach dem Frühstück.
8, C 30, 23
Leeregefühl im Magen, schlecht vom Magen her.
Besserung durch Essen.
8, C 30, 31
Fühle mich vom Magen her nicht wohl. Völlegefühl.
7, C 30, 01
Leichte Übelkeit mit Herzklopfen und blassem Gesicht.
7, C 30, 40
Aufstoßen nach Putenfleisch. Drei Stunden nach dem Essen.

• Abneigungen und Verlangen
1, C 30, 01
Habe kein Fleisch gekauft, obwohl ich das vorhatte, sondern Gemüse.
Hatte plötzlich Ekel vor Fleisch.
8, C 30, 31
Ekel vor fettem Fleisch. Ekel beim Beißen auf Pilze.
9, C 6, 03
Erbrechen bei Kopfschmerz, was bessert.
Der Gedanke an Zigarettenrauch und fettes Essen ist mir äußerst eklig.
8, C 30, 52
Immer noch Abneigung gegen Bier!
16, Q 3, 05
Kein Verlangen nach Kaffee, eher eine Abneigung.
16, Q 3, 18
Immer noch keine Lust auf Kaffee.
8, C 30, 35
Immer noch Übelkeit im Magen.
Häufig Ekel vor Fett im Essen, vor Gerüchen.

1, C 30, 06
Verlangen nach Käse. Habe schon zum drittenmal diese Woche Butterkäse gekauft. Verlangen nach Wein.

1, C 30, 18
Verlangen nach Wein und Käse

8, C 30, 19
Verlangen nach Wein.

17, Q 3, 02
Verlangen nach kaltem Wasser oder Saft.

17, Q 3, 17
Verlangen nach Herzhaftem und Süßem.

17, Q 3, 24
Lust auf Kaffee.

17, Q 3, 28
Starkes Verlangen nach Süßem, was nur in kleinen Mengen vertragen wird. Danach Durst auf große Mengen.

13, C 30, 19
Durst auf große Mengen, egal ob warm oder kalt.
Verlangen nach saftigen, frischen Dingen.

20, Q 3, Dil 4, 03
Verlangen nach scharf gewürzten Speisen, Marinaden.

20, Q 3, 19
Verlangen nach warmen Getränken. (Vor dem Einsetzen der Menses.)

8, C 30, 03
Verlangen nach saurer Soße, warm.

8, C 30, 28
Gesteigertes Verlangen zu rauchen.

8, C 30, 39
Großes Verlangen nach Süßigkeiten abends.

14, C 30, 15
Verlangen nach Schokolade.

9, C 6, 04
Lust auf Süßes, Abneigung gegen warmes Essen, würde lieber Kuchen essen.

20, C 6, 01
Verlangen nach Mineralwasser. Durst vermehrt.

• Hunger und Durst

    8, C 30, 37
Hunger fast nicht zu stillen, mittags.

    2, C 6 xx (ohne Zeitangabe, kam öfter vor)
Hunger nachts, Durst nachts.

    8, C 30, 44
Durst nachts.

    7, C 30, 22
Konnte den ganzen Tag essen ohne ein Sättigungsgefühl.

    8, C 30, 59
Viel Hunger!

    14, C 30, 16
Hungrig ohne Appetit.

    20, C 6, 02
Starker Durst abends.

    20, Q 3, 19
Verlangen nach Wasser, Mund klebrig, trocken.

    4, C 30, 18-19
Wenig Appetit.

Abdomen

• Blähungen und Völle

    1, C 6, 04
Verstärkte Blähungen heute morgen.

    1, C 6, 05
Nachmittags Geräusche im Leib, wie von versetzten Blähungen.

    1, C 6, 11
Bauch ist schlecht. Empfindlich gegen jedes Essen.

    1, C 30, 06
Starke Blähungen, ohne Blähendes gegessen zu haben.

    17, Q 3, 28
Aufgebläht trotz wenig Essen.

    17, Q 3, 29
Völlegefühl nach Pizza und Malzkaffee. Bauch ist wie mit Luft gefüllt. Gurgelndes Geräusch.

    10, C 30, 01
Blähungen nach Apfelkuchen.

Druckgefühl in der Magengegend, besser beim Zusammenkrümmen.
> 6, Q 3, 03

Blähungen, Druckgefühl zwischen 11.00 und 13.00 Uhr im Hypochondrium (über dem Magen).
> 20, C 6, 03

Starke Aufblähung des Unterbauches mit Kollern und Rumpeln, Blähungsabgang erschwert. Wärmflasche bessert.
> 3, Q 3, 01

Gefühl, als ob der Bauch aufgetrieben würde.
Gefühl, als ob sich eine große Blase zum Nabel bewegt.
> 12, Q 3, 02

Nach dem Essen ein lange anhaltendes Völlegefühl.
> 8, C 30, 30

Völlegefühl im Bauch mit vielen Geräuschen.
> 9, C 6, 06

Rumoren im Bauch abends.
> 9, C 30, 04

Abends Rumoren im Darm.
> 10, C 30, 02

Druckgefühl in der Magengrube um 11.30 Uhr, ausstrahlend nach rechts und links.
> 2, C 30, 03

Kann den Druck des Hosenbundes nur schwer ertragen (10.00 Uhr).
> 10, C 30, 38

Starkes Stechen im Bereich des rechten Hypochondriums um 11.00 Uhr bei Berührung der Haut durch die Kleidung. Stechender Schmerz bei jedem Schritt.

• Schmerzen
> 1, C 30, 04

Muß morgens um 6.00 Uhr wegen Urindrang aus dem Bett. Stuhldrang stellt sich ein. Ich habe plötzlich einen scharfen Schmerz (nach dem Stuhlgang) etwa 10 cm rechts neben dem Nabel, beim Drehen nach links extrem gesteigert. Nach einigen Minuten wieder verschwunden.
> 20, Q 3, 26

Nach Essen von Walnüssen: Völlegefühl, Ziehen im Abdomen, Kloßgefühl im oberen Drittel der Speiseröhre. Muß abends erbrechen, was bessert.

8, C 30, 14
Abwärtsziehender Schmerz im Unterbauch beim Einsetzen der Menses.

8, C 30, 21
Mittags 12.00 Uhr plötzlich Krämpfe im Magen-Darm-Bereich, vor Stuhlgang.

8, C 30, 34
Druckschmerz im Bereich der Galle seit einigen Tagen, schlimmer beim Fahrradfahren.

7, C 6, 05
Vormittags krampfartiges Zwicken und Zwacken im rechten Unterbauch, im Ovarialbereich rechts und Gallegebiet. Nachmittags wieder weg.

7, C 30, 10-11
Gallenbeschwerden, leichte Kolik, die zwei bis drei Minuten anhält.

7, C 30, 21
Nach fettarmem Nachtessen wieder Gallenbeschwerden, die ins rechte Schulterblatt ziehen.

7, C 30, 41
Bin heute mit stechenden, brennenden Schmerzen im rechten Oberbauch erwacht, ausstrahlend in den Rücken.
Der Schmerz war so schlimm, daß ich Colocynthis LM 6 nehmen mußte. Besser nach einer Stunde. (Abbruch)

9, C 30, 02
Abends etwas Bauchweh und etwas Stuhlgang.

9, C 30, 03
Bauchgrimmen ohne Stuhlgang.

3, Q 3, 04
Vormittags das Gefühl, als würde sich im rechten Unterbauch eine feste schmerzhafte Platte bilden.

3, Q 3, 03
Schmerz im Unterbauch erstreckt sich rundherum bis zum Rücken.
Schmerz wie von einem blauen Fleck im Hypochondrium links.

• Besserung

3, Q 3, 02
Gefühl, als ob die Spannung im Bauch nachläßt und die Entspannung sich bis in den Rücken erstreckt.

1, C 30, 20
Habe Sauerkraut und Haspel ohne Probleme vertragen, sonst habe ich Probleme damit.

Rectum
• Diarrhoe, Stuhldrang, Flatulenz

1, C 6, 08
Durchfall nach Bauchspeck, plötzlich.
Starker Stuhldrang.

1, C 30, 01
Starker Stuhldrang beim Spazierengehen, es folgt aber kein Stuhl.

1, C 30, 02
Abends Durchfall nach Essen (Schnitzel) in einer Wirtschaft.

1, C 30, 08
Nachts um 4.30 Uhr Durchfall. Stinkend, plötzlich.
Habe gestern Huhn mit Kartoffeln und Blattspinat gegessen, was ich sonst vertrage. Um 8.30 Uhr wieder Durchfall, nicht so stinkend.

1, C 30, 23
Anhaltender Durchfall, sechsmal Stuhlgang, kann nicht fertig werden, Tenesmus.

1, C 30, 24
Anhaltender Durchfall, mehrere Stühle mittags nach einer Pizza.

1, C 30, 26
Erhöhte Stuhlgangfrequenz, bis 13.20 Uhr schon viermal gewesen. Heller, schaumiger Stuhl. Flatus nachts verstärkt.

1, Q 3, 01-02
In Verbindung mit Kongestions-Kopfschmerz schaumiger, strahlartig entleerter Durchfall, der nach schwarzen Johannisbeeren (sauer) riecht, mehrfach hintereinander. Durchfall enthält Unverdautes, wie Käsestücke aus dem vorher gegessenen ital. Salat. Imperativer Stuhldrang, kann den Durchfall kaum halten.

9, C 30, 30
Morgens leichtes Durchfallgefühl (bei den Menses).

8, C 30, 34
Plötzlicher Stuhldrang.
Abgang von weichem Stuhl mit viel Luft.

8, C 30, 15
Plötzlicher Stuhldrang 30 Minuten nach dem Essen. Schlagartige Entleerung.

8, C 30, 20
Plötzlicher Stuhldrang nach dem Essen.

8, C 30, 24
Stuhldrang morgens, schmerzhafter Abgang mit viel Luft. Nach dem Frühstück wieder Stuhldrang.

8, C 30, 39
Durchfall nach Erregung.

14, C 30, 01
Hydrantenartige Stuhlentleerung, hatte ich noch nie.

14, C 30, 02
Plötzliche, hydrantenartige Stuhlentleerung!

14, C 30, 06
Wieder Hydrantenstuhl nach Einnahme der Kügelchen!

14, C 30, 07
Am Morgen plötzlicher Stuhldrang mit folgender Entleerung.

14, C 30, 19
Stuhl ist nicht normal. Morgens kein Stuhlgang, abends aber imperativer Stuhldrang mit plötzlichem, ungeformten Stuhl.

15, Q 3, 02
Stuhlentleerung nach dem Aufstehen mit dem Gefühl, als ob Diarrhoe einsetzen würde.

3, Q 3, 03
Hatte viermal Stuhlgang.

5, Q 3, 02
Stuhlgang dreimal bis 16.00 Uhr. Jedesmal plötzlich und schnell.

5, Q 3, 20
Stuhlgang sechsmal, erst breiig, dann wäßrig mit Krämpfen. Fühle mich schwach.

5, Q 3, 21
Stuhlgang achtmal, sehr wäßrig. Fühle mich absolut schwach.

5, Q 3, 22
Durchfall siebenmal. Stinkender Durchfall. (Abbruch)

8, C 30, 33
Vermehrte Flatus mit Unwohlsein im Magen.

15, Q 3, 15
Viele Blähungen in den letzten Tagen, sehr übelriechend, wie faules Fleisch. Reißen in den Därmen, wenn ich versuche, sie zurückzuhalten. Kann nicht in einem Raum mit anderen Menschen bleiben, so stinken die Blähungen.
16, Q 3, 06
Faulige stinkende Blähungen.
16, Q 3, 08
Starke, stinkende Blähungen.
17, Q 3, 24
Blähungen auf Süßes, riechen wie faule Eier.
17, Q 3, 28
Starke Blähungen nach Süßem, aber auch nach Obst und Pizza. Geruch unangenehm.

· Obstipation
19, C 30, 02
Obstipation mit hartem Stuhl. Anusschmerz beim Stuhlpressen.
1, C 6, 04
Reduzierte Neigung zum Stuhlgang, muß sonst immer noch mal gegen 13.00 Uhr, heute nicht.
1, C 6, 07
Mühsamer Stuhlabgang trotz weichem Stuhl. Drängen hält an, immer wieder werden kleine Stuhlportionen abgesetzt.
19, C 30, 03
Harter, mühsamer Stuhl.
8, C 30, 02
Kein Stuhlgang.
8, C 30, 03
Fühle mich total verstopft. Krampfhafte Schmerzen im Rectum beim Gehen. Abgang von Flatus.
8, C 30, 28
Fühle mich verstopft, kann nicht zur Toilette.

· Schmerzen
11, C 6, 01
Wunder, empfindlicher Schmerz im After, anhaltend, schlimmer durch Be-

wegung.

    11, C 6, 04
Stiche im After gegen 15.00 Uhr und um 21.20 Uhr.

    11, C 6, 10
Dumpf stechender, intervallartiger Schmerz im After.

    11, C 30, 04
Um 10.15 Uhr ein plötzlicher, wellenartiger, schnell ansteigender Schmerz im After.

    19, C 30, 03
Brennender Schmerz um den Anus.

    8, C 30, 21
Brennen am After nach Diarrhoe.

· Jucken

    4, C 6, 05
Juckreiz am Anus. Kratzen lindert nur sehr kurz, dann stärkerer Juckreiz. Wollüstiges Jucken.

    10, C 30, 12
Starkes Afterjucken, könnte unaufhörlich reiben.

    10, C 30, 37
Starkes Afterjucken.

· Besserung

    16, Q 3, 18
Habe gar keine Blähungen mehr.

Stuhl

    1, C 6, 07
Sehr weicher Stuhl.

    1, C 30, 22
Stuhl sehr hell und klebrig.

    15, Q 3, 02
Stuhl ist klebrig-breiig, stark riechend.

    16, O 3, 06
Schmieriger Stuhl.

    16, O 3, 07
Dreimal Stuhlgang. Konsistenz weich, schmierig.

Fauliger Geruch.
>13, C 30, 19

Stuhl sehr weich, fast Durchfall, nur morgens.
>19, C 30, 04

Stuhl wieder weich.
>8, C 30, 15

Stuhl ist weicher und heller als sonst, mit viel Luft.
>8, C 30, 20

Stuhl weich mit viel Luft.
>8, C 30, 21

Plötzlicher, extrem starker Stuhldrang mit Abgang von Durchfall. Gußartig, schaumig, viel Luft enthaltend. Einige Minuten später nochmals. Es folgen krampfartige Schmerzen im Rücken.
>8, C 30, 24

Dünner, dunkler Stuhl, Blähungen.
>9, C 6, 04

Morgens äußerst dünner Stuhl.
>12, Q 3, 02

Dünnbreiiger Stuhl.
>19, C 30, 02

Stuhl sehr hart.
>6, Q 3, 15

Stuhl ist seit einigen Tagen fester als sonst. Ich muß aktiv drücken.
>20, Q 3, 02

Stuhl verändert: Kleine, dünne Würste.
>8, C 30, 22

Stuhl wieder fester, aber mit viel Luft.
>3, Q 3, 03

Stuhl ist orangenfarbig.

Blase
>1, C 30, 04

Muß morgens um 6.00 Uhr aufstehen, um Urin zu lassen. Kann nicht die 15 Minuten warten, bis ich ohnehin aufgestanden wäre.
>11, C 6, 13

Durchdringender Schmerz in Intervallen, schnell zum Höhepunkt schreitend in der Blase, erstreckt sich in den Penis. 11.15 Uhr.

11, C 30, 03
Leichter Blasenschmerz um 16.00 Uhr.
Schmerz kommt auch mehrmals gegen 17.30 Uhr.
11, C 30, xx
Blasenschmerz erstreckt sich in den Penis.
7, C 30, 18
Abends, nach Aufenthalt im Freien (Dezember) leichtes Brennen beim Wasserlassen und Urindrang. Urin ist aber o.B.
3, Q 3, 04
Gefühl, Harnleiter und Blase zu spüren.
Gefühl eines leichten Zerrens in der Blasengegend.
3, Q 3, 05
Blase schmerzhaft, leicht krampfend, erstreckt sich zu Vulva, After, Steiß.
17, Q 3, 03
Unwillkürliches Urinabgehen beim Niesen.

Niere
11, C 30, 01
Drückender Schmerz in der rechten Nierengegend. Hält 30 Minuten an. (15.30 Uhr)
11, C 30, 03
Leichter Schmerz rechte Nierengegend gegen 17.00 Uhr, verschlimmert beim tiefen Einatmen.

Prostata
Kein Eintrag.

Harnröhre
20, Q 3, 10-11
Stechen und Brennen in der Harnröhre am Ende des Urinierens.
20, Q 3, 26
Brennen und Stechen am Meatus vor, während und nach dem Urinieren.

Urin
1, C 6, 05
Schaumiger Urin.

17, Q 3, 18
Wenig Urin. Dunkle Farbe, strenger Geruch.
17, Q 3, 25
Urin stinkt nach faulen Eiern.
6, Q 3, 01
Strenger Geruch des Urins.
20, Q 3, 02
Ekliger Uringeruch wie abgekochtes, frisch geschlachtetes Schweinefleisch.
20, Q 3, 03
Urin riecht nach Schwefel.
20, Q 3, 07
Urin riecht nach Schweinefleischsud.
8, C 30, 46
Geruch intensiv.
11, C 6, 12
Ich bemerke, daß mein äußerst unangenehmer Uringeruch seit Tagen verschwunden ist.
8, C 30, 09
Viel Urin, muß siebenmal gehen. Harndrang, sobald ich einen Schluck getrunken habe.
8, C 30, 46
Urin häufig und viel.
19, C 30, 02
Muß mehr Urin lassen.
7, Q 3, 30
Viel Urin, wenig Durst.
3, Q 3, 05
Urin fühlt sich warm an.

Genital männlich
1, C 30, 06
Penis-Vorhaut morgens total eingeschrumpft.
1, C 30, 15
Beim Coitus Mühe zum Orgasmus zu kommen.
1, C 30, 21
Morgens starke Erektionen mit geilen Gedanken.

1, C 30, 27
Nachts starke, anhaltende Erektionen, die am Schlafen hindern.

Genital weiblich

• Sex

2, C 30, 01
Vermehrte sexuelle Erregung. Neigung zum Masturbieren.
19, C 30, 03
Verlangen nach Sex morgens.
8, C 30, 23
Durch körperliche Berührung leicht und stark erregt.
8, C 30, 33
Reagiere empfindlicher auf Berührungen, schnell erregt.
Keine Angst mehr, die Kontrolle zu verlieren.
8, C 30, 56
Verstärkt erregbar durch Berührung. Gelenke besser nach Coitus.
14, C 30, 16
Lust auf Sex reduziert in den letzten Tagen.

• Ausfluß

19, C 30, 22
Weißlicher Ausfluß.
19, C 30, 03
Vermehrter weißlicher Fluor.
8, C 30, 11
Ausfluß, farblos, schleimig, riecht nach altem, vermodertem Holz.
8, C 30, 12
Ausfluß, morgens, eiweißartig.
8, C 30, 17-18
Bräunlicher Ausfluß nach der Periode.

• Menses

20, C 6, 02
Menstruation von Beginn an stärker.
16, Q 3, 9
Menses sind übermäßig stark mit großen, blutigen Klumpen.

Keine Schmerzen dabei.
16, Q 3, 10
Übermäßige Mensesblutung nachts und tagsüber.
Habe das Gefühl, als ob ich an eine Bluttransfusion müßte.
20, C 6, 03
Menses stärker.
8, C 30, 39
Blutung stärker als sonst.
7, C 30, 38
Blutung etwas stärker.
19, C 30, 18
Helles, dünnes Blut bei den Menses. Nicht klumpend (wie sonst), fadenziehend. Leichte Unterleibsschmerzen. Blutung ist stärker als sonst.
8, C 30, 15
Menses fließen schwallartig. Hellrotes Blut.
8, C 30, 38
Hellrotes Blut.
7, C 30, 12
Mensesblut sehr hell. Menge reduziert.
9, C 30, 03
Blutung kürzer und schwächer als gewöhnlich.
7, C 30, 27-34
Schmierblutungen, eine Woche vor normalem Regelbeginn.
20, C 6, 04
Blutung hat fast aufgehört am 3. Tag, nur leichtes Schmierbluten.
7, C 30, 09
Menses drei Tage zu spät.
14, C 30, 17
Einsetzen der Menstruation. Zyklus verkürzt auf 21 Tage.
16, Q 3, 08
Menses setzen zwei Tage zu früh ein.
Keine Bauch- oder Rückenschmerzen dabei wie sonst.

• <u>Andere Symptome</u>
14, C 30, 03
Blutandrang, Kongestion in der Ovarialgegend rechts und links, nachmittags.

14, C 30, 10
Zeitweise Ovarialkongestionen.

14, C 30, 14
Prämenstruelle Ovarialbeschwerden. Ziehende, kurzanhaltende Schmerzen.

14, C 30, 19
Ovarialschmerzen ziehend im Stehen.

• Besserung

7, C 30, 04
Normalerweise habe ich ca. 10 Tage vor der Periode Juckreiz in der Scheide und leichtes Brennen. Diesmal fehlt das.

20, Q 3, 20
Menses haben nachts eingesetzt, ohne die übliche zweitägige Schmierblutung.

20, Q 3, 21
Kein Druckschmerz im Beckenboden bei der Menses.

8, C 30, 38
Einsetzen der Periode ohne Beschwerden.

8, C 30, 74
Menses haben eingesetzt, ganz ohne Beschwerden. Starke Blutung.

Kehlkopf

11. C 6, 09
Empfindung von Hustenreiz, ohne husten zu müssen.
Kitzeln beim Einatmen in der Luftröhre.

17, Q 3, 32
Stimmbänder tun weh beim Sprechen.

19, C 30, 12-14
Stimme heiser.

20, C 6, 03
Heiserkeit mit Verlangen, kalt zu trinken, was aber nicht bessert.

20, Q 3, 13
Gefühl von Schleim im Kehlkopf. Muß dauernd räuspern.

8, C 30, 14
Brennen im Kehlkopf beim Husten.

3, Q 3, 02
Schmerzhaftes Gefühl im Kehlkopf wie nach Intubation.

Atmung

11, C 30, 08
Luftnot bei den Hustenanfällen.

Husten

11, C 6, 11
Husten beim Einatmen. Erkältungsgefühl dabei.

11, C 30, 04
Morgens nach dem Aufstehen Hustenreiz, ohne Husten zu haben. Reiz in der Luftröhre unterhalb des Kehlkopfes.

11, C 30, 08
Massiver Reizhusten durch Hustenreiz hinter dem Brustbein.

17, Q 3, 17
Lockerer, schleimiger Husten, 1-2 Stöße.

17, Q 3, 33
Trockener Husten, tut im Kopf weh. Mittags schlimmer.

13, C 30, 16
Husten mit Schmerzen im Hals.

13, C 30, 20
Bellender Husten mit Schmerzen wie wund im Hals. Nur tagsüber.

13, C 30, 21
Husten morgens schlimmer.

20, Q 3, 01
Husten durch Kitzeln im Kehlkopf, besser durch warme Getränke. Schlimmer beim Liegen auf dem Rücken.

8, C 30, 16
Husten durch Kitzeln im Hals rechts.

8, C 30, 23
Husten mit viel Schleim im Hals.

Auswurf

11, C 30, xx
Grüner Auswurf.

17, Q 3, 03
Abhusten von etwas glasig-blutigem Schleim.
8, C 30, 23
Schleim wie Schaum.
13, C 30, 16
Auswurf zäh, weiß, glasklar.
13, C 30, 17
Auswurf zäh, bräunlich.
13, C 30, 21
Auswurf zäh, glasig, bräunlich, besonders nach dem Aufstehen.
20, Q 3, 02
Auswurf eine Stunde nach dem Aufstehen.
Weiß-gelbe Schleimbröckchen.

Brust
• Herzklopfen, Herzsensationen
1, C 6, 03
Nachts und gegen Morgen ein schnelles und verstärktes Herzklopfen.
8, C 30, 03
Herzklopfen hörbar, beim Liegen rechts, abends im Bett.
20, C 6, 01
Herzklopfen, als ob ich eine Kreislaufpille genommen hätte.
17, Q 3, 29
Herzklopfen, erstreckt sich bis in den Hals, nach einem warmen Bad. Hinlegen verschlimmert.
13, C 30, 13
Unruhe, Herzklopfen beim Liegen links.
11, C 6, 02
Schmerzhafter Stich, einen Zentimeter links neben dem Sternum.
11, C 30, 01
Stechender Schmerz Herzgegend, 2 cm rechts neben der Brustwarze. 15.30 Uhr und wiederholt um 19.00 Uhr.
11, C 30, 03
Leichter Schmerz gegen 18.00 Uhr links neben der Brustbeinspitze.
4, C 30, 04
Ziehen in der Herzgegend und in der Lunge links. Ich spüre mein Herz schlagen, ich spüre das Organ als solches. Angst und Unruhe dabei.

4, C 30, 06
Spüre mein Herz schlagen.
Habe ein erhöhtes Bewußtsein von meinem Herzen.
5, Q 3, 04
Starke, stechende Schmerzen unter dem rechten Rippenbogen, kommend und gehend den ganzen Tag.
8, C 30, 02
Stiche in der linken Brust und Hypochondrium links, schlimmer durch Einatmen. 23.00 Uhr. Beugen nach vorne bessert.
4, C 30, 05
Leichtes Ziehen und Drücken in der Herzgegend.
10, C 30, 16
Um 15.30 Uhr ein ziehender Schmerz in der Herzgegend. Schlimmer durch Schlucken. Anhaltend für 30 Minuten. Vermeide Schlucken.
6, Q 3, 03
Ziehender, stechender Schmerz in der Herzgegend in Brustwarzenhöhe vormittags.
8, C 30, 08
Plötzlicher intensiver Stich linke Brustseite beim Aufstehen, nur ganz kurz.

· Bronchitis
17, Q 3, 02
Erwachen um 7.00 Uhr mit dem Gefühl einer trockenen Bronchitis. Wunder, brennender Schmerz in der Brust, der nach oben ausstrahlt zum Ohr rechts und Kopf rechts.
17, Q 3, 03
Wunder Brustschmerz. Schmerzen beim Husten.
17, Q 3, 24
Brennendes Gefühl im Brustbein.
17, Q 3, 32
Gefühl von Steifigkeit im Brustbein.
Schleimgefühl hinter oberem Brustbein.
4, C 30, 03
Ziehen und Drücken im unteren Teil der linken Lunge.
Besteht für 30 Minuten.

3, Q 3, 06
Stechender Schmerz links neben dem Brustbein, beim tiefen Atmen.

• Klumpengefühl
8, C 30, 36
Gefühl eines Klumpens links neben dem Sternum, unter der Mamma. Ein Klumpen, der alles verdrängt.

4, C 30, 07-9
Druck unter dem Sternum, als ob etwas in der Speiseröhre steckt.

4, C 30, 05
Spüre einen Druck unter dem Sternum. Gefühl, als ob etwas in der Speiseröhre steckt. Der Druck konzentriert sich auf eine kleine Fläche.

• Mammae
5, Q 3, 02
Hitzewallung von der Mitte der Brust zum Gesicht sich ausbreitend. Brustspannen.

13, C 6, 05-06
Schmerzhaftes Spannen der Brüste, leichte Schwellung am 21. Zyklustag. Druck verschlimmert.

8, C 30, 10
Schwellung und Spannen der Mammae.

8, C 30, 32-33
Schwellung und Spannung der Brüste.

5, Q 3, 01
Brustspannen beidseits.

5, Q 3, 03
Brustspannen jetzt mehr in den Brustwarzen.

B.H., Q 6, 4. Tag (Symptom aus der Praxis)
Milcheinschuß in beide Brüste. (Klinische Beobachtung)

• Andere Symptome
1, C 30, 12
Nach erneuter Einnahme ein starkes Gefühl von Wundheit unter der rechten Achsel, obwohl die Haut dort in Ordnung ist.

8, C 30, 09
Brennen und Hitzegefühl unter der Haut, Brust und Rücken, Dorsalregion.
17, Q 3, 02
Brennender Schmerz nachts 1.30 Uhr im ganzen Oberkörper und am Hals innen und außen. Hitzegefühl dabei. Besser durch kaltes Wasser. Schweiß vom Rücken über den Hinterkopf zum Gesicht.
11, C 30, 04
Beim Ruhen mehrfach Zucken im Oberkörper.

• Besserung
7, C 6, 07
Normalerweise bekomme ich zu dieser Zeit des Zyklus prämenstruelle Beschwerden wie Spannen in den Brüsten. Dies fehlt diesmal völlig.
9, C 30, 30
Kein Spannen in den Brüsten vor den Menses!

Rücken

• Verspannung und Steifigkeit
1, C 6, 02
Den ganzen Tag Steifigkeit des Nackens, kann den Hals nur schwer drehen. Schmerzhafte Steifigkeit des Nackens, anhaltend.
1, C 6, 03
Steifigkeit des Nackens mit Knacken in der HWS[13].
Schmerz in der HWS beim Drehen des Kopfes nach rechts oder links.
1, C 6, 04
Immer noch Steifigkeit des Nackens und des rechten Delta-Muskels. Kann nur unter Schmerzen den Hals drehen.
17, Q 3, 01
Verspannter Nacken, schlimmer durch Armheben und Kälte.
1, C 6, 10
Steifigkeit des Nackens beim Kopfdrehen. Verspannung der Muskeln im HWS- Bereich, schlimmer bei Wetterwechsel zu Sturm und Regen.
1, C 30, 13
Steifigkeit im Genick. Kann ohne Schmerzen den Hals nicht drehen.

---

[13] HWS ist Halswirbelsäule, BWS ist Brustwirbelsäule, LWS ist Lendenwirbelsäule.

1, C 30, 25
Starke Steifigkeit des Rückens beim Aufrichten vom Bücken.
Halsmuskulatur ist steif beim Drehen des Kopfes.
7, C 30, 35
Mit totaler Verspannung im Nacken-Schulter-Bereich erwacht. Schmerzen ziehen auf der rechten Seite in den Kopf. Besser in Laufe des Vormittags.
17, Q 3, 03
Nacken verspannt nach einem Gang im Freien. Dabei dumpfes Gefühl im Kopf, Niesen, Frieren.
17, Q 3, 15
8.00 Uhr Steifigkeit des Nackens und der Brustwirbelsäule. Schmerzen erstrecken sich in den rechten Arm und die Hand.
17, Q 3, 19
Erwache mit Steifigkeit des Nackens, erstreckt sich zum Kopf.
17, Q 3, 22
Nackensteifigkeit, schlimmer durch Bügeln.
17, Q 3, 27
Erwachen mit Steifigkeit morgens, besser durch Bewegung. Mittags Steifigkeit wie ein Stock, rechtsseitig, schlimmer bei Kälte.
17, Q 3, 28
Schwierig in Gesellschaft nach links und rechts zu reden wegen Steifigkeit der Schultern.
13, C 6, 01
Nackensteifigkeit rechts, schlimmer beim Kopfdrehen, besser durch Wärme. Drückender, ziehender Schmerz.
13, C 30, 01
Nackensteifigkeit links beim Drehen des Kopfes nach links, 19.00 Uhr. Ziehender Schmerz. Nach einer Stunde verschwinden die Schmerzen.
13, C 6, 02
Nackenschmerzen rechts leicht ziehend zum rechten Schulterblatt, nur beim Drehen des Kopfes nach rechts.
10, C 30, 27
Morgens mit Bewegungseinschränkung des Kopfes bei der Drehung aufgewacht, besonders beim Linksdrehen. Ziehender Schmerz im Nacken verstärkt sich in Laufe des Vormittags, so daß es mir übel wurde. Besser um 15.00 Uhr.

20, C 6, 01
Verkrampfung der HWS und des Nacken, bei Kopfschmerzen in der Stirn.
20, Q 3, 01
Verkrampfung der HWS. Kopfschmerzen ziehen von hier zum linken Auge.
8, C 30, 61
Schmerzhaftes Zusammenziehen, Verspannen der Rückenmuskulatur.
14, C 30, 01
Erwacht mit Steifigkeit im Lumbalbereich.
20, C 6, 05
Rücken steif, kann mich nicht bücken.

· Rückenschmerzen
11, C 30, 01
Schmerz im 7. Halswirbel. 21.40 Uhr.
11, C 30, 07
Schmerz im Nacken, siebter Halswirbel, gegen 15.00 Uhr.
11, C 30, 08
Gegen 14.30 Uhr Schmerzen im Nacken, rechter Delta- Muskel.
Schmerzen im Sacrum. Schmerz HWS bei C 7 gegen 16.00 Uhr.
15, Q 3, 07
Gliederschmerzen überall, besonders in der Wirbelsäule und Nacken, wie Muskelkater nach einer Überanstrengung um 13.00 Uhr.
2, C 30, 06
Morgens um 5.00 Uhr Rückenschmerzen C 7 (HWS/BWS).
Wird im Verlaufe des Tages besser.
11, C 30, 01
Schmerz unter dem rechten Schulterblatt um 16.30 Uhr.
Schmerz in der LWS gegen 15.00 Uhr.
Schmerz rechtes Schulterblatt gegen 17.00 Uhr.
17, Q 3, 02
Nervenschmerz rechts vom Schulterblatt, ausstrahlend in den rechten Arm bis zum rechten Ringfinger.
17, Q 3, 23
Schmerzen in der BWS und im Brustbein, ausstrahlend in Schultern, Hände und Daumengelenke.

    13, C 30, 24
Ziehender Schmerz im Rücken, Dorsalgebiet links, in den Rippen. Tritt beim Einatmen auf.
    7, C 30, 15
Rheumatische Schmerzen im Schulterbereich und Schulterblattbereich.
    8, C 30, 11
Starke, zusammenziehende Schmerzen, Dorsalregion, Schulterblätter, mittags. Besser durch Liegen.
    8, C 30, 12
Schmerz wie verkrampft zwischen den Schulterblättern, abends.
    8, C 30, 26
Schmerzen in der Schultermuskulatur morgens im Bett. Besser nach Aufstehen. Schwäche in der Hand beim Schreiben.
    8, C 30, 60
Rückenschmerzen im Dorsalgebiet, unterhalb der Schulterblätter, links und rechts der WS.
    3, Q 3, 07
Brennender Schmerz zwischen Schulterblatt und Wirbelsäule links.
    5, Q 3, 06
Plötzlich auftretende, ziehende und drückende Schmerzen zwischen rechtem Schulterblatt und Wirbelsäule von 13.30 bis 16.00 Uhr.
    3, Q 3, 06
Schmerz vom Ileo-Sacralgelenk ausstrahlend zur Kniekehle und Fuß. Kann wegen starker Schmerzen nicht sitzen. Wärme bessert.
    1, C 6, 01
Rückenschmerzen stechend und quälend in der LWS beim Liegen auf dem Bauch. Wird gebessert durch Rückenlage.
    2, C 6, 01
Rückenschmerzen um 1.00 Uhr, LWS beim Einschlafen nach Erwachen. Ich war wegen Hunger erwacht.
    1, C 30, 24
Rückenschmerzen LWS nachts, beim Liegen auf der linken Seite.
    1, C 6, 06
Rückenschmerzen LWS beim Liegen auf der linken Seite morgens.
    13, C 6, 15
Rückenschmerzen in der LWS. Schießender Schmerz beim Aufstehen vom Stuhl oder vom Bett.

20, Q 3, 01
Schmerz wie zerschlagen in der LWS.

19, C 30, 01
Lumbal ziehende Rückenschmerzen, 15.00 Uhr. Verlangen nach Wärme. Besser durch warmes Baden.

19, C 30, 02
Stechende Schmerzen in der LWS, ziehend bis ins linke Knie. Schlimmer durch Bewegung und Kälte. Besser durch Ruhe und Wärme (Bad).

17, Q 3, 29
Rückenschmerzen abends 20.00 Uhr in Verbindung mit Völlegefühl. Ein heißes Bad bessert.

6, Q 3, 16
Dumpfer Schmerz im Kreuzbein nach langem Sitzen.

20, Q 3, 02
Abends im Sacralbereich, rechts neben dem Kreuzbein, ein Knäuelgefühl, drückend. Habe das Gefühl, als ob der Husten die Rückenschmerzen bessert. Das Knäuelgefühl verursacht Stuhldrang, obwohl ich erst vor 15 Minuten war.

7, C 6, 05
Brennender, ziehender Schmerz Lumbo-Sacralregion, wie Ischias.

7, C 30, 07
Öfter stechender, brennender, kurzdauernder Schmerz Lumbalwirbel vier und fünf.

20, Q 3, 07
Schmerzen haben die Seite gewechselt, jetzt rechts. Gesäßmuskulatur, ziehend, wie Stromstöße, bei Bewegung schlimmer.

8, C 30, 14
Ziehender Schmerz Lumbalregion beim Einsetzen der Menses. Rückenlage verschlimmert.

8, C 30, 15
Schmerzen Lumbalregion, schlimmer in Rückenlage.

8, C 30, 21
Nach Diarrhoe, um 12.00 Uhr, krampfartige Schmerzen, zusammenziehend, in der Rückenmuskulatur, kann nicht aufrecht stehen. Besser um 13.00 Uhr.

10, C 30, 17
Brennen entlang der Wirbelsäule, dorsal bis cervical (C 7), wie durch Hitze. Hält für 20 Minuten an. Die Hitze kommt wellenartig, etwa alle fünf Minuten, und hält für 1-2 Minuten an. Nicht zu stark, eher angenehmes Gefühl.

• Kältegefühl

8, C 30, 11
Kältegefühl in beiden Schulterblättern morgens.

8, C 30, 16
Frost zwischen den Schulterblättern, warme Decke bessert.

5, Q 3, 14
Frösteln über den Rücken von unten nach oben.

• Andere Symptome

13, C 30, 15
Müdigkeitgefühl in der LWS beim Bücken.

6, Q 3, 01
Jucken und Kribbeln Cervicalregion, Nacken. 9.00 Uhr.

6, Q 3, 02
Jucken eines Leberfleckes.

3, Q 3, 01
Erst „gelockertes Gefühl" von unten nach oben, dann Gefühl, als ob der Rücken „verpackt" wäre in festere Nebelschwaden. Dann Gefühl, als ob sich der Rücken langsam in die Verpackung hinein auflöst.

3, Q 3, 04
Nach einem leichten Schlag auf den Rücken das Gefühl, als ob Wasser gegen die inneren Organe schwappen würde. Gefühl einer „Druckwelle", die sich im Bauchraum ausbreitet und zum Hals hochgeht.
Verbunden mit leichtem Schmerz.
Gefühl, als ob man die inneren Organe einzeln wahrnehmen würde.
Gefühl, Harnleiter und Blase zu spüren.

3, Q 3, 01
Es verschwand ein Schmerz über dem linken Darmbeinkamm.
Der Rücken wurde insgesamt lockerer.

• Besserung

2, C 30, 07

Meine Rückenschmerzen sind trotz beruflicher Belastung besser geworden. (Heilwirkung)

16, Q 3, 03

Erwache ohne Rückenschmerzen, die ich sonst immer morgens habe.

16, Q 3, 05

Keine Rückenschmerzen!

2, C 30, 13

Rückenschmerzen sind anhaltend weniger geworden, sonst verursachte Schreiben mit Kopfbeugen nach vorne immer Schmerzen.

20, C 6, 02–03

Meine Rückenschmerzen (Bandscheibenbeschwerden) werden besser.

20, C 6, 05

Rückenschmerzen fast weg.

20, Q 3, Dil 4, 04

Schmerzen besser, konnte mittags drei Stunden sitzen.
Nachts schmerzfrei.

20, Q 3, 08

Rückenschmerzen werden besser, kann schon fast aufrecht stehen. (Geheiltes Symptom)

Extremitäten

• Taubheitsgefühl

2, C 6, 01

Kribbeln und Taubheitsgefühl rechter Arm.

2, C 6, 02

Morgens Taubheitsgefühl rechter Arm, Außenseite, erstreckt sich bis zur Außenseite des Kleinfingers.

2, C 6, 03

Taubheitsgefühl morgens des linken Arms. Rechts ist nur die Hand steif und taub. Habe das Gefühl, die rechte Hand ist dicker als die linke Hand.

2, C 30, 04

Taubheitsgefühl im rechten Arm, erstreckt sich bis zu den Fingerspitzen.

1, C 30, 18

Taubheitsgefühl-Ameisenlaufen im linken Unterschenkel im Sitzen 15.30

Uhr.

    8, C 30, 15
Taubheitsgefühl im kleinen, Ring- und Mittelfinger beider Hände morgens beim Erwachen, bessert sich beim Liegen links.

    16, Q 3, 11
Wegen Kribbeln der Glieder schlecht eingeschlafen.

    8, C 30, 51
Einschlafen des rechten Arms beim Liegen darauf.

    3, Q 3, 01
Es zog sich ein Kribbeln über den Körper mit Taubheitsgefühl.
Erst Rücken, dann Arme, Beine, Füße, Kopf und Gesicht.
Die Trennung von links und rechts war deutlich zu spüren.
Im Gesicht war erst die linke Mund- und Nasenseite betroffen, dann die rechte.

• Mattigkeit, Schwere und Schwäche

    2, C 6, 04
Um 18.00 Uhr schwere Beine mit Mattigkeitsgefühl.

    2, C 30, 03
Nach einem Spaziergang gegen 17.00 Uhr ein starkes Schwächegefühl in den Beinen und im ganzen Körper.

    5, Q 3, 13
Schwächegefühl in den Knien beim Aufstehen.

    14, C 30, 01
Treppensteigen fällt schwer (Tiefdruckwetter), Schwere in den Beinen.

    14, C 30, 06
Abends beim Joggen sind mir die Beine schwer.

    9, C 6, 03
Gefühl von Muskelkater im linken Unterarm, ohne entsprechende Beanspruchung.

    2, C 6, 03
Gefühl wie Muskelkater.

    2, C 30, 04
Nachts 2.00 Uhr Schwächegefühl in beiden Beinen. Bin müde, ausgelaugt.

    20, Q 3, 01-02
Zittern und Schwäche in den rückwärtigen Beinmuskeln beim Stehen.

Totale Schwäche in beiden Beinen mit Zittern.
> 1, C 6, 01

Morgens beim Erwachen eine ganz ungewöhnliche Gliederschwere, als hätte ich intensiv „Autogenes Training" gemacht, Gefühl der Schwere ist aber nicht unangenehm. Diese Bleischwere des ganzen Körpers ist in Rückenlage am stärksten.
> 17, Q 3, 19

Gefühl von schwerem Gewicht, das auf die Schultern drückt. Jeder Mantel ist mir zu schwer.
> 17, Q 3, 09

Zerschlagenheitsgefühl der Glieder mit Kopfweh, schlimmer bei Bewegung.
> 13, C 30, 24

Gliederschwere mit Hitze der Beine.
> 13, C 30, 25

Gliederschwere in Armen und Beinen.

- **Kälte und Hitze**
> 1, C 6, 02

Eiskalte Hände um 13.00 Uhr (habe sonst immer warme Hände). Klammes, steifes Gefühl in der linken Schulter, die nicht frei beweglich erscheint. Knacken der linken Schulter beim Heben des linken Arms.
> 11, C 6, 01

Nachts wieder gefroren wegen kalter Füße, besonders der linke Fuß ist kalt.
> 11, C 6, 10

Kältegefühl des linken Beines und Fußes.
> 8, C 30, 09

Extremes Kältegefühl von den Schultern ausgehend, nach unten ausstrahlend. Nichts hilft dagegen.
> 8, C 30, 37

Frostig über den Schultern, vormittags. Frost besser durch Essen.
> 8, C 30, 71-71

Hände und Füße sind eiskalt, aber keine Schmerzen mehr!

19, C 30, 13
Brennen der Fußsohlen, beide Seiten, 18.00 Uhr.
19, C 30, 14
Brennen der Fußsohlen morgens im Bett.
10, C 30, 07
Sehr warme Füße, 11.00 Uhr.
20, C 6, 06
Hitzegefühl in den Füßen, obwohl objektiv kalt. 22.30 Uhr.
Ein Gefühl, als ob die Füße nach Unterkühlung warm würden, kleine Stellen brennen.
8, C 30, 12
Hände vormittags warm und feucht, kalt und trocken abends.

• Ungeschicklichkeit
1, C 6, 03
Verstärkte Neigung, Dinge fallen zu lassen und beim Gehen gegen Ecken zu stoßen.
1, C 6, 07
Morgens Unsicherheit beim Stehen auf einem Bein. Gefühl, das Bein will wegknicken, besonders linkes Knie.
1, C 30, 06
Ungeschicklichkeit beim Gehen, laufe ständig gegen Türecken.

• Zucken
11, C 30, 03
Zucken der Arme um 16.45 Uhr.
11, C 30, 04
Zucken im rechten Arm beim entspannten Sitzen, morgens 9.00 Uhr.
20, C 6, 05
Muskelzuckungen, wie kleine Stromstöße, rechtes Bein, besser durch Liegen.
20, C 6, 06
Zucken der Beinmuskulatur.
11, C 6, 05
Zucken im Oberarm nahe der Schulter beim Ruhen um 14.00 Uhr. Wiederholt sich kurz später.

• Andere Symptome

17, Q 3, 14
Gefühl von Schwellung in der Hand.

8, C 30, 10
Ödematöse Schwellung der Knöchel.

11, C 30, 02
Schwellung der Fußsohle links in der Nähe der Fußballen, schmerzt beim Gehen. Gefühl eines Fremdkörpers im Schuh, wegen der Schwellung.

8, C 30, 08
Pulsieren in den Knien, beim Sitzen.
Schwellung der Finger und Hände morgens.

8, C 30, 55
Pulsieren unterhalb der Knöchel.

10, C 30, 10
Jucken der Zehen nachts. Abschilfferung der Haut und Rötung zwischen den Zehen.

10, C 30, 38
Jucken am rechten kleinen Zeh.

6, Q 3, 02
Jucken in der Leistenbeuge links. 21.00 Uhr.

6, Q 3, 04
Jucken der linken Schulter. 12.00 Uhr.

19, C 30, 01
Verkrampfung der Muskeln im Oberschenkel.

8, C 30, 19
Krampf in der Hand, zusammenziehend, beim Schreiben.

8, C 30, 27
Steifigkeit der Hände und Finger, links mehr.

8, C 30, 14
Fingernägel verändert: kleine Dellen, vor allem Zeigefinger.

2, C 6, 04
Keine Beschwerden mit Taubheit, wie an den Tagen zuvor.

1, C 6, 12
Kann besser laufen. Hätte die Lust gehabt, 10 km zu gehen.
Keine Müdigkeit beim Gehen.

Gliederschmerzen

· Ischias

    2, C 6, 03
Schmerzen an der Vorderseite der Oberschenkel und der Unterschenkel-Tibia.
    2, C 6, 05
Ischiasschmerzen im rechten Bein, morgens.
    2, C 6, 08
Schmerzen in beiden Beinen um 10.00 Uhr.
8.00 Uhr, nach dem Reiten: starke rechtsseitige Ischiasbeschwerden.
Schmerzen auch in der Ruhe.
    2, C 6, 09
Wegen starker Schmerzen im Ischias rechts nachts aufgewacht.
Kann morgens schlecht gehen. Schmerz zieht von der rechten Gesäßhälfte bis in Knie und Fuß. Stechender Schmerz. Gehe gekrümmt. Schmerzen schlimmer beim Auftreten.
    11, C 30, xx (mehrere Tage)
Ischias links. Erstreckt sich aus der Kreuzbeingegend ins linke Bein. Schlimmer beim Treppensteigen, muß das linke Bein nachziehen. Kann nicht das Bein hochheben zur nächsten Stufe.
    17, Q 3, 18
Ischias, morgens im Bett 5.00 Uhr: plötzlicher Schmerz linke Gesäßseite, etwa 10 min. lang. Ziehender Schmerz rechter Arm.
    20, Q 3, 01
Gefühl, als ob schmerzhafte Stromstöße den N. Ischias herunterlaufen bis zur Kniekehle, intervallartig. Abends so heftig, daß ich am ganzen Körper zittere und friere. Dabei auch im Gesicht Kälte und Leere, Übelkeit, kurz vor einem Kollaps. Konnte nicht allein ins Bett.
    20, Q 3, 02
Schmerz in der rechten Hüfte, erstreckt sich bis zur Kniekehle. Dabei Schwäche wie geschlagen. Ab 13.00 Uhr Ischialgie rechts.
    13, C 30, 04
Ziehender Schmerz im Gesäß links (3.00 Uhr nach Gewecktwerden).

Lahmes Gefühl im li. Gesäß, erstreckt sich nach unten bis zur Hälfte des li. Oberschenkels hinten. Druck bessert. Gehen verschlimmert. Schmerz morgens 7.30 Uhr weg.

• Andere Schmerzen
    1, C 6, 04

Gegen 21.00 Uhr (1 Stunde nach der 2. tägl. Dosis der C 6) plötzlich ein stechender, pulsierender, schlimmer Schmerz im rechten Ringfinger in der Fingerspitze gegenüber dem Fingernagel. Der Schmerz vergeht nach wenigen Minuten.

    1, C 6, 05

Gegen 7.15 Uhr ein plötzlicher, stechender Schmerz im linken Knie. Kommt plötzlich und verschwindet plötzlich.

    1, C 6, 05

Plötzliches Stechen im linken Knie um 10.30 Uhr.
Kurz darauf ein Stechen im rechten großen Zeh.

    1, C 6, 07

Um 10.00 Uhr ein kurzer, stechender Schmerz im linken Knie.
Stechen in der Fußsohle und Ferse rechts.

    1, C 30, 25

Intensiv stechender Schmerz im rechten Fußspann, nahe den Zehen.
Mittags Schulterschmerzen rechts, dumpf-drückend. Wiederholt kurzes, spitzes Stechen im Fußspann rechts.

    3, Q 3, 05

Schneidender Schmerz der Fußsohlenwölbung links.

    3, Q 3, 06

Plötzlicher, scharfer Schmerz in der Leiste, an einer Stelle von Knochenverletzung.

    5, Q 3, 01

Plötzlich kommender und gehender Schmerz, brennend und stechend, rechte Tibia um 16.45 Uhr.

    5, Q 3, 03

Plötzlich kommender und gehender, ziehend-brennender Schmerz im rechten Fußrücken um 13.00 Uhr.

    5, Q 3, 08

Plötzlich stechender Schmerz gegen 17.30 Uhr linkes Schienbein, außen. Schmerz geht in Ziehen über, hält an bis 21.00 Uhr.

1, C 30, 27
Beim Straßekehren kann ich wegen starken Stechens im linken Handgelenk den Besen nicht festhalten.

11, C 6, 01
Scharfer, nadelstichartiger Schmerz in der Mitte der Fußsohle rechts.

11, C 6, 02
Stiche schmerzhaft in der Mitte der rechten Fußsohle. (11.30 Uhr)
Tagsüber Stiche in der Mitte der Handfläche.
Nachts um 1.30 Uhr ein unangenehmer Stich rechte Kniescheibe.

11, C 6, 03
Um 13.30 Uhr ein stichartiger Schmerz Mitte der rechten Fußsohle, nahe den Zehen.

11 C 6, 04
Stiche plötzlich Mitte der rechten Fußsohle, wellenförmig, schnell zum Höhepunkt fortschreitend. Zucken des Beines auf dem Höhepunkt des Schmerzes. Dauert etwa 30 Sekunden.

11, C 6, 05
Stiche im Mittelfinger, vor der Fingerkuppe (letztes Fingerglied).

11, C 6, 06
Stiche in der rechten Fußsohle mehrfach am Tag. Um 15.20 Uhr auch links. Um 16.00 Uhr steigert sich das Stechen zu einem intensiven, unangenehmen Schmerz, der 20 Sekunden anhält.

11, C 6, 11
Stechen im linken Fußballen, unter dem großen Zeh.
Stechender Schmerz im Gesäß, Glutaeus rechts.

11, C 6, 12
Stiche im rechten Unterarm.
Stiche im linken Fußballen und unter den Zehen.

19, C 30, 01
Starke, stechende Schmerzen vom linken Knie ausstrahlend in Fußsohle und Zehen.

19, C 30, 02
Schmerzen im ganzen linken Bein, stechend und ziehend. Kann mit dem linken Fuß nicht abrollen. Starke Schmerzen im linken Fußballen. Schlechter bei Bewegung und gegen Abend. Besser durch Ruhe.

19, C 30, 03
Schmerzen im linken Knie besser. Schmerz im Fußballen noch stechend.

Anschwellung des linken kleinen Zehs mit Wärme und Rötung.

6, Q 3, 07

Stechender und ziehender Schmerz im Nagelbett des zweiten Zehs, rechter Fuß, morgens 8.30 Uhr im Bett.

8, C 30, 05

11.00 Uhr plötzlicher Stich ins linke Knie, Innenseite, ganz kurz anhaltend.

11, C 6, 18

Oberarmschmerz rechts. Plötzlich einsetzend und verschwindend, zwischen 17.00 Uhr und 18.30 Uhr.

1, C 30, 17

Wellenartige Schmerzen in der linken Schulter den ganzen Tag, besonders beim Abwinkeln des Arms.

11, C 6, 02

Wellenartiger Schmerzverlauf, bei jedem Schmerzintervall leichtes Zucken des rechten Beines, hält ca. 30 Sekunden an. Die Stiche wiederholen sich um 13.00 Uhr und um 20.40 Uhr.

11, C 30, 08

Wellenartiger Schmerz in der rechten Kniekehle.

1, C 30, 01

Kurz nach der Einnahme ein kurzer, umherziehender Schmerz im linken Knöchel. Später derselbe Schmerz im rechten Knöchel. Wieder diese Unsicherheit beim Gehen.

1, C 30, 02

Gegen 14.00 Uhr im Mittelfinger rechts ziehender Schmerz, wie von Gicht.

1, C 30, 05

Drückender Schmerz in der linken Schulter, ventral.

1, C 30, 06

Schmerz im Mittelglied des linken Mittelfingers beim „Faust machen". Stechen im Mittelfinger 18.00 Uhr.

1, C 30, 08

Schmerz im Handgelenk links, wie verstaucht. Stechen im rechten Unterarm. (Schmerzen wechseln oft die Seiten.)

1, C 30, 09

Wandernde Gliederschmerzen, hier und da.

1, C 30, 10
Herumziehende Gliederschmerzen, immer nur kurz an einer Stelle. Um 18.30 Uhr im rechten Handgelenk Schmerzen beim Tragen einer Tasche.

1, C 30, 13
Abends erst links, dann rechts in der Schulter drückende, grabende Schmerzen, dann im Oberarm rechts, bohrend.

11, C 6, 11
Dumpfer Schmerz im rechten Schultergelenk, in den Arm ausstrahlend, intervallartig. Schmerz im linken Oberarm nahe der Schulter.

11, C 30, 01
Schmerz Innenseite linkes Handgelenk.

11, C 30, 03
Schmerz linkes Schultergelenk um 18.45 Uhr, erstreckt sich zum linken Hypochondrium.

17, Q 3, 23
Schmerzen in der rechten Schulter, ausstrahlend in den rechten Arm und die Hand. Besser durch Rückenlage.

11, C 30, xx (ohne Zeitangabe)
Schmerz im linken Glutaeus, schlimmer beim Aufrichten vom Bücken.

13, C 6, 02
Kniegelenk, linke Innenseite schmerzt. Schlimmer in Ruhe. Schlimmer im Liegen.

13, C 30, 06
Um 14.30 Uhr bohrender Schmerz im linken Kniegelenk, schlimmer beim Liegen und Gehen, besser im Sitzen.

13, C 30, 08
Immer wieder Schmerzen im Kniegelenk. Zwei- bis dreimal täglich, dazwischen völlig schmerzfrei.

13, C 30, 10
Schmerz im Mittelhandknochen der rechten Hand, wie zerschlagen, schlimmer beim Schreiben und Drehen der Hand, Druck verschlechtert.

13, C 30, 24
Dumpfes Ziehen im rechten Oberschenkel.

20, C 6, 01
Punktförmiger Schmerz im linken Glutaealmuskel.

20, C 6, 04
Gliederschmerzen ziehend von der rechten Hüfte bis zum Fuß von 22.30

Uhr bis 23.30 Uhr.

20, Q 3, 07
Krampfartiger Schmerz in beiden Gesäßbacken, während des Stehens, nachdem ich vorher lange gesessen hatte. Besserung durch Liegen.

20, Q 3, Dil 4, 03
Schmerzen nachts, linkes Bein, bis zur Kniescheibe, wie Stromstöße. Liegen auf der schmerzhaften Seite unmöglich. Bett erscheint zu weich.

8, C 30, 01
Drückender Schmerz (von außen) linker Arm, vom Handgelenk bis zur Mitte des Unterarms, schlimmer beim Greifen, 11.00 Uhr bis 12.30 Uhr. Später auch in der Schulter.

8, C 30, 10
Schmerz in den Füßen, erstreckt sich in die Tibia, schlechter durch Druck der Bettdecke.

8, C 30, 15
Schmerzen in der rechten Schulter beim Liegen rechts.

8, C 30, 17
Gegen 17.00 Uhr im Endgelenk des rechten Mittelfingers, Innenseite, bei Berührung ein wundes, brennendes Gefühl. Keine äußerliche Änderung zu sehen.

8, C 30, 19
Morgens beim Erwachen: Schmerz Becken links, Leiste links, beim Liegen auf dem Rücken Schmerz Innenseite linkes Knie, wie „zu kurz". Besser nach dem Aufstehen.

8, C 30, 25
Druckschmerz in den Fersen beim Aufstehen.

8, C 30, 29
Abends im Bett ein ziehender Schmerz in den Waden, der sich erstreckt von den Außenseiten der Knöchel bis in die Kniekehlen.

8, C 30, 55
Schmerz in Füßen, Fersen und Knöcheln morgens.

15, Q 3, 04
Drückender Schmerz im rechten Daumenmittelglied, kommt und geht. 22.15 Uhr. Dasselbe folgt weniger schmerzhaft links.

15, Q 3, 23
Hüftschmerzen rechts, schlimmer beim Beginn des Gehens, besser durch fortgesetzte Bewegung. Schmerz wie verrenkt, habe aber nichts getan,

wobei ich mich hätte verrenken können.
    15, Q 3, 28
Schmerzen in der Hüfte, wie durch Überanstrengung beim Laufen, jedoch ohne Ursache.

· Besserung
    7, C 6, 03
Keine Ischiasschmerzen nach einer langen Autofahrt, wie sonst.
    8, C 30, 01
Meine Beschwerden in den Fußgelenken sind ganz verschwunden.
    8, C 30, 61
Keine Gelenkschmerzen mehr!
    16, Q 3, 03
Erwacht ohne Hüftschmerzen auf dem Beckenkamm vorne, die ich sonst habe.
    8, C 30, 56
Gelenkschmerzen in Füßen und Fingern besser nach Coitus.
    8, C 30, 71 (Die Prüfung ist bereits beendet.)
Starke Gelenkschmerzen, habe das Mittel nochmal genommen, nach drei Teelöffeln der Dil 1 waren die Schmerzen weg! Auch sonst ging es mir gut. (Anmerkung des Prüfungsleiters: Es handelt sich nicht ein Verum.)

Schlaf
· Schlechter Schlaf
    2, C 6, 01
Schlechter Schlaf. Erwachen um 0.40 Uhr mit Hunger.
    2, C 6, 03
Wieder in der Nacht zweimal erwacht durch Heißhunger. Habe aber nichts gegessen.
    2, C 6, 01
Schlechter Schlaf (Vollmond).
    2, C 6, 05
Unruhiger Schlaf. Konnte nach dem Erwachen nur schwer wieder einschlafen.
    2, C 30, 02
Habe in der Nacht 1-2 Stunden wachgelegen.

1, C 6, 07
Schlechter Schlaf. Ab 5.00 Uhr nur herumgewälzt mit Gedankenzudrang.
1, C 6, 09
Schlechter Schlaf.
Bin um 4.00 Uhr erwacht, habe mich nur herumgewälzt.
9, C 6, 02
Äußerst schlecht geschlafen, was ungewöhnlich ist.
Wirre Träume mit langen Wachphasen.
1, C 30, 22
Mehrfach erwacht nachts.
11, C 6, 18
Schlaflos nach 2.00 Uhr wegen Panikgefühls.
11, C 6, 19
Erwachen mitten in der Nacht, kann nicht wieder einschlafen.
11, C 30, 05
Schlaflosigkeit, wieder eine Nacht, in der ich nicht weiß, ob ich geschlafen habe. Ich lag im Bett und war zu aufgedreht zum Schlafen. Einfach nicht müde. Die Schlaflosigkeit besteht seit zwei Wochen. Sie ist hartnäckig gegen alle geistigen Versuche, zur Ruhe zu kommen. Trotz eines bewußt ruhig gestalteten Tages nachts wieder „wie aufgedreht". Erwache um 3-4 Uhr, kann nicht wieder schlafen bis zum Morgen.
11, C 30, 08
Wieder sehr schlecht geschlafen. Vielleicht gegen 5 Uhr für 1,5 Stunden. Ansonsten lag ich im Bett und war einfach nicht müde. Unwichtige Gedanken im Kopf. Angespanntes Gefühl. Ich bin genervt und fluche über meinen Zustand. Nachts Schmerzen im rechten Ohr, verstopfte Nase, wundes Gefühl im Hals mit Husten und ständigem Räuspern.
11, C 30, 09
Schlaflosigkeit jede zweite Nacht schlimmer.
(Abbruch durch Kaffeetrinken.)
7, C 6, 03
Ständig erwacht, morgens aber fit und frisch.
1, C 6, 01
Gegen Morgen ist der Schlaf gestört durch Zudrang von Gedanken.
8, C 30, 50
Bin um 4.30 Uhr wach geworden, konnte nicht mehr schlafen.

8, C 30, 32
Habe ab 2.00 Uhr nicht mehr geschlafen.
13, C 6, 01
Todmüde ins Bett, aber wachgelegen bis um 3.00 Uhr mit vielen verschiedenen Gedanken.
17, Q 3, 15
Erwache 5.00 Uhr durch Schritte in der Wohnung über mir. Kein Schlaf mehr möglich. Überwach durch Gedanken, Sorgen. Ab 15. Tag: Regelmäßiges Erwachen zwischen 2.00 und 5.00 Uhr mit Schweiß und Hitze.
17, Q 3, 22
Wach durch Gedanken und Sorgen.
17, Q 3, 18
Gedankenflut morgens 5.00 Uhr im Bett. Kann nicht mehr einschlafen.
8, C 30, 29
Sehr schlecht geschlafen wegen des Gefühls, ständig urinieren zu müssen.
8, C 30, 24
Sehr schlecht geschlafen, innerlich war mir sehr heiß. Besser durch kaltes Trinken.
8, C 30, 02
Erwacht um 3.30 Uhr. Konnte nicht mehr einschlafen. War sehr unruhig.
13, C 6, 03
Voller Unruhe und sehr müde aufgewacht.
10, C 30, 07
Aufgewacht mit dem Gefühl, sehr unruhig geschlafen zu haben. Mußte mich im Schlaf überall jucken.
1, C 30, 09
Abends im Bett plötzlich Unruhe, kann mich drehen wie ich will, kann in keiner Lage länger als wenige Sekunden zubringen.
5, Q 3, 05
Lag bis 4.30 Uhr wach und mußte mich permanent bewegen.
13, C 6, 06
Schlaf unruhig. Erwachen um 5.00 Uhr. Schlaflos nach Erwachen.
13, C 30, 01
Sehr müde ins Bett.
Schlaflos bis 1.30 Uhr. Erwache um 5.30 Uhr, keine Träume. Konnte wie-

der einschlafen. Müde beim Erwachen.

13, C 30, 05
Trotz großer Müdigkeit kann und will ich abends nicht einschlafen. Lese bis 0.30 Uhr. Sehr ungewöhnlich für mich.

13, C 30, 12
Unruhiger Schlaf, oft wach.

13, C 30, 14
Schlecht geschlafen, alle zwei Stunden erwacht.
Mit sich drehenden Gedanken wach gelegen.

13, C 30, 19
Schlecht geschlafen, dauernd wach gewesen.

13, C 30, 22
Kaum geschlafen. Traum vom Tod eines Freundes.

8, C 30, 03
Erwacht um 4.00 Uhr, konnte nicht mehr einschlafen.
Schläfrigkeit bis mittags.

10, C 30, 12
Erwache 2.30 Uhr durch Jucken der Zehen. Kratzen bessert nicht.

8, C 30, 14
Erwache gebadet in Schweiß um 3.30 Uhr.

8, C 30, 03
Konnte nicht einschlafen, obwohl sehr müde. War in einem Zustand zwischen Traum und Wachsein. Habe alle 10 min. auf die Uhr geschaut. Bin erst um 2.30 Uhr eingeschlafen.

20, Q 3, 02
Unruhiger Schlaf, mehrfach erwacht.

16, Q 3, 04
Schlecht und unruhig geschlafen.

16, Q 3, 11
Schlechter, unruhiger Schlaf.
Kann keine Einschlafstellung finden.

16, Q 3, 12-13
Schlecht und oberflächlich geschlafen.

8, C 30, 10
Erwachen um 3.30 Uhr ohne Grund, kann wieder einschlafen.

8, C 30, 11
Erwachen 3.30 Uhr. (Hält wochenlang an.)

8, C 30, 12
Oft wach geworden, morgens aber lange geschlafen. War danach munter und ausgeruht.

10, C 30, 23
Unruhige Nacht, oft ohne Grund wach geworden. Mittags wieder schwere Müdigkeit, mußte kurz schlafen.

7, C 30, 06
Fühle mich trotz wenig Schlaf fit und ausgeruht.

13, C 30, 06
Trotz wenig Schlaf fit morgens.

• Schläfrigkeit, unerquicklicher Schlaf

2, C 30 , 07
Morgens Schläfrigkeit, kann nur schlecht aufstehen.

17, Q 3, 01
Viel Müdigkeit und Gähnen, nachmittags viel Gähnen, muß mich zur Arbeit zwingen.

13, C 6, 02
Sehr müde den ganzen Tag.

8, C 30, 31
Keine Lust aufzustehen.

8, C 30, 26
Träume sehr viel von Dingen, die ich gelesen oder gesehen habe. Morgens dann sehr müde, möchte weiterträumen.

3, Q 3, 06
Mag nicht aufstehen.
Könnte den ganzen Tag nur schlafen, essen und trinken.

10, C 30, 22
Große Müdigkeit abends, total tief geschlafen bis 10.00 Uhr morgens. Mittags wieder Schläfrigkeit um 13.00 Uhr, mußte ins Bett.

17, Q 3, 19
Möchte viel schlafen. Kopfkissen ist zu hart.

19, C 30, 01
Sehr müde und abgeschlagen abends 22.00 Uhr. Habe 13 Stunden geschlafen.

10, C 30, 25
Ausgeprägte Müdigkeit den ganzen Tag, mußte mich zweimal ins Bett legen zum Schlafen, ohne Besserung der Müdigkeit.
8, C 30, 13
Sofort eingeschlafen abends im Bett.
13, C 6, 05
Gut geschlafen.
16, Q 3, 01
Gut geschlafen, tief und fest.
13, C 30, 10
Gut geschlafen. Keine Träume.
Gehe deutlich später ins Bett als gewohnt.
3, Q 3, 05
Konnte in den letzten Tagen gut einschlafen, durchschlafen und gut aufstehen.
13, C 30, 15
Supergut geschlafen.
Nicht einmal wach gewesen. Das hatte ich seit Jahren nicht.
10, C 30, 17
Ungestörter Schlaf trotz nacktem Schlafen.
1, C 30, 02
Gut geschlafen, nicht erwacht. Wurde morgens geweckt, ohne vorher aufgewacht zu sein.
9, C 6, 03
Tief geschlafen.
2, C 6, 04
Habe gut geschlafen.
17, Q 3, 26
Erwachen um 8.00 Uhr. Ohne Unterbrechung geschlafen!

• Träume
13, C 30, 06
Habe von Schleifmaschinen geträumt.
9, C 6, 06
Sehr plastisch geträumt, ich hätte meine Tochter vernachlässigt. Sie war mit rotem Ausschlag übersät, was ich gelassen zu Kenntnis nahm. (Ich bin

sonst eher überfürsorglich.)
>   13, C 6, 07

Gut geschlafen. Viele Träume, ohne rechte Erinnerung.
>   13, C 6, 12

Gut geschlafen, keine Träume.
>   16, Q 3, 08

Tief und traumlos geschlafen.
>   19, C 30, 03

Verlangen, mich hinzulegen. Zehn Stunden durchgeschlafen. Keine Träume.
>   8, C 30, 48

Viel geträumt und viel geschwitzt.
>   8, C 30, 51-55

Viel geträumt.
>   15, Q 3, 02

Mehrere Träume in der Nacht. Ich kann mich nicht an den Inhalt erinnern.
>   14, C 30, 12

Schlafe auffallend traumlos. Morgens gut ausgeschlafen.
>   1, C 6, 09

Wirrer Traum. Ich höre in der Stadt, daß eine plötzliche Überschwemmung droht, man solle die Autos vom Flußufer wegfahren, wo auch ich geparkt habe. Ich laufe dort hin, alles ist schon voller Hochwasser. Auf dem Fluß fahren viele Kinder in Kanus und Booten den Fluß abwärts. Plötzlich kommt eine Gruppe, die sehr dicht zusammenfährt, ein Kanu dreht sich in der reißenden Strömung, alle Boote stoßen zusammen, gehen quer zur Strömung und krachen splitternd gegen eine Insel im Fluß. Eine große Katastrophe. Eine Frau auf einer Plattform ruft die Hilfskräfte herbei, ich versuche mein Auto vor der Überschwemmung zu retten, was mir auch knapp gelingt, obwohl es plötzlich in Sanddünen steht und schwer wegzufahren ist. Bin froh, hier verschwinden zu können.
>   7, C 30, 06

Traum: Beim Geschirrspülen kommt plötzlich eine Welle von Wasser aus dem Abfluß, die sich wogenähnlich in der Küche ausbreitet. Es erfaßte mich ein schrecklicher Schwindel, ähnlich wie die Welle wogt es in meinem Kopf. Ich konnte mich nicht mehr bewegen. Wache total erschöpft und erschreckt aus diesem Traum auf. Mußte mich erst in der Realität zurechtfinden. Auch beim Aufschreiben des Traums habe ich das Gefühl, als ob Wellen in meinem Kopf wogen, nur kürzer und sanfter.

13, C 6, 02
Gewaltsam durch den Sohn aus einem ungewöhnlich schönen Traum gerissen. Traum: Ich stehe an einem Fluß vor einer wunderschönen Stadt, deren Architektur ich bewundere, und höre den Fluß rauschen.

16, Q 3, 01
Traum von Kreuzfahrt um die Welt. Angstbesetzt, weil Begegnung mit fremden Kulturen, vor allem China. Alles erscheint groß und übermächtig, überall an riesigen Monumenten vorbeigefahren.

11, C 6, 10
Traum: Ich will mit einer Freundin in einem am See gelegenen Lokal essen gehen. Jedoch standen die Tische mit der Tischplatte nach unten im Wasser. Wir drehen unter Schwierigkeiten einen Tisch um. Anhand der Bierkarte wurde mir klar, daß dies eine irische Kneipe war. Ich überlegte lange, ob ich ein Bier bestellen soll, da es mir zu teuer war.

E.B., C 6, xx (Aus der Praxis)
Kann besser schlafen. Träumt: Überschwemmung, die Lahn (Fluß) tritt über die Ufer, sie hat einen Campingplatz an der Lahn, alles ist überschwemmt, muß ihr Auto retten vor dem Wasser.

15, Q 3, 03
Zwei Träume von Schiffen:
1. Eine rostbraune Motorjacht treibt im Meer, ein Mann sonnt sich an Deck. Ich sehe alles aus 15 Metern Höhe.
2. Ich bin im Laderaum eines Fährschiffes. Es sind fast keine Menschen und keine Autos an Bord. Die Ladeluke ist nicht geschlossen, und das Schiff geht unter. Ich muß mich durch viele Schotts hocharbeiten, aber das Wasser holt mich nicht ein.

4, C 6, 07
Traum: Fahre mit Freunden auf einem Schiff. Der Kapitän hat einen gefährlichen Fahrstil. Auf einer Insel werden Panzer vom Schiff geladen.

1, C 30, 07
Träume, ich müßte ganz nötig urinieren. Auf einem Ausflugsschiff, das gerade am Pier anlegt, will ich pinkeln gehen, bemerke aber, daß das Klo eine Glaswand zum Pier hat und alle Leute mir zusehen. Ich kann nicht dort. Dann bin ich auf einem Rummelplatz, muß immer noch ganz stark urinieren. Ich sehe eine Frau, die offenbar dasselbe Problem hat. Sie setzt sich auf einen Müllcontainer. Sie schaut ganz peinlich zu mir. Nirgends ist

ein Klo. Ich erwache und stelle fest, daß ich gar nicht muß! Kann besser schlafen, erwache seltener.

15, Q 3, 05

Träume wieder, von der Polizei bei einem Vergehen ertappt worden zu sein. Schon wieder mit einem Rennrad bergab unterwegs, die Bremsen versagen. Fahre von der Straße ab in eine Baugrube. Dort entspringt eine klare Quelle.

1, C 30, 11

Traum, ich bin in der Psychiatrie zu Besuch.
Wir lachen über einen Schwachsinnigen, der daraufhin mit voller Wucht mit dem Kopf gegen die Wand rennt, immer wieder, bis das Blut spritzt. Er fällt aber nicht um. Ich überlege im Traum, ob er Arnica oder Hypericum braucht.

1, C 30, 22

Traum: Ich richte eine riesengroße Praxis ein. Es ist ein riesiger Saal mit sternförmig angeordneten Zimmern. Man hat meinen Computer auf ein Podest gestellt, es ist kein Platz für die Maus da. Ich soll ein Zimmer nehmen, das ganz mit Einbauschränken aus Nußbaum elegant ausgestattet ist. Ich frage: „Haben wir auch Röntgen?"

13, C 30, 04

Traum: Stehe vor Gericht und muß mich wegen Ausübung der Homöopathie verantworten. Bereite mich vor, das Wesen der H. zu erklären.

2, C 30, 03

Habe mit wenigen Unterbrechungen gut geschlafen.
Traum von einer Tierarztpraxis. Genaues wird nicht erinnert.

7, C 6, 02

Teilnahme an einem medizinischen Versuch. Diskutiere sehr aggressiv.

1, C 30, 11

Träume von einer Frau, die durch große rote Pickeln und Ausschläge wie Knollen entstellt ist.

1, C 6, 06

Wirre Träume. Ich träume, ich hätte einen Gesichtsausschlag auf der Stirn und der Nase. Beim Erwachen denke ich, der Traum ist wahr.

13, C 6, 04

Die ganze Nacht zwischen Wachen und Träumen.
Habe das Gefühl, ununterbrochen wach gewesen zu sein, glaube aber, geträumt zu haben. Ich diskutierte (im Traum) lange mit jemandem sehr real

über Wahrnehmungsstörungen, war aber allein.

11, C 6, 14
Erotische Träume:
Halte zwei Frauen im Arm, spiele mit ihren Brüsten.
Sehe einer Frau beim Duschen zu, die überall tätowiert ist.

10, C 30, 13
Traum: Eine Freundin erzählt mir, daß meine Frau mit ihrem Exfreund doch intensivere sexuelle Erlebnisse hatte als mit mir. Finde das traurig, kann es aber nicht ändern.

8, C 30, 39
Sehr erotische Träume, während der Menses.

8, C 30, 40
Wieder sehr erotischer Traum, wachte auf davon.

16, Q 3, 09
Sexueller Traum von Coitus mit schlangenartigem Penis.
Sehr lustvoller Orgasmus im Traum, dann ekliger Schauer.
Nach den Erwachen noch Schauern wegen des überdimensionalen Penis.

1, C 30, 20
Traum: Ich bin Junggeselle, will ins Bordell nach Frankfurt fahren.
Habe Angst vor Aids, fahre nicht hin.

1, C 30, 14
Verliebter Traum.
Träume von einem intensiven Kuß mit einer Frau, von der ich erst den Eindruck hatte, daß sie mich ablehnt. Glücklich beim Erwachen, ganz verliebt. Dies war ein erotischer Traum ohne Sex. Kann nach diesem Traum nicht in die Realität zurückfinden.

5, Q 3, 11
Traum von Zärtlichkeiten mit einem Mann ohne Sex. Ich hatte noch bis Mittag das Gefühl einer sehr schönen Begegnung mit harmonischem Gefühl.

10, C 30, 26
Traum: Fühle mich intensiv zu einer Frau hingezogen, es gibt mir einen Stich ins Herz. Jedoch kann ich sie nicht treffen. Trauriges Gefühl deshalb.

2, C 6, 01
Traum: Mein Mann verläßt unser Haus, um bei einer alten Freundin von mir einzuziehen. Er will mit IHR zusammenziehen. Furchtbare Eifersucht.

10, C 30,10
Meine Frau trifft einen alten Liebhaber. Bin eifersüchtig.
Beim Erwachen habe ich das Gefühl, als hätte der Traum die ganze Nacht gedauert. Vom Einschlafen bis zum Aufwachen nur intensiver, düsterer Traum.

17, Q 3, 13
Nachts um 4.00 Uhr erwacht mit starkem Schweißausbruch.
Träume, mit Freunden in der Sauna und im Solarium gewesen zu sein. Angenehm.

1, C 30, 20
Traum: Ich bin zusammen mit einem Mann, mit dem ich als Kind befreundet war, in einer Bar. Da ist auch eine Frau, die früher eine Hauptrolle im Schultheater gespielt hat. Sie meinte, ich sähe gut aus.

17, Q 3, 27
Traum von einer Schwägerin, die mit uns nicht mehr redet. Im Traum haben wir uns versöhnt.

13, C 6 xx (ohne Zeitangabe)
Die Träume sind auffallend realistisch und bunt, lebhaft.
Traum: Gehe durch ein riesiges chrom- und glasglitzerndes Kaufhaus, um eine Creme zu kaufen. Ich kann die Drogerieabteilung nicht finden. Ich wandere durch alle Stockwerke und staune, was es alles gibt, alles, was der Mensch je erdacht und hergestellt hat. Komme zum Schluß in ein Kellergeschoß, in dem Unmengen Tiere sind, wie in der Arche Noah. Es kommt ein Geschäftsmann und fragt: „Ist es nicht grandios?"

5, Q 3, 02
Gut geschlafen. Traum vom Zoo, wo nur Lamas drin sind.
Frage mich im Traum, was ich dort soll.

11, C 6, 05
Traum: Ich bin ein kleines Kätzchen, habe Angst vor dem Fuchs. Übe ängstlich, auf einer Wäscheleine zu laufen, die einen Meter über dem Boden ist, um vor dem Fuchs sicher zu sein. Da kommt ein Puma gesprungen, der mich hungrig ansieht. Spüre, daß ich dem Puma unterlegen bin.

11, C 6, 10
Traum: Bin in einem Hochhaus, das geschäftlich genutzt wird. Der Chef wurde unter Tumult in den obersten Stock geschleppt und von dort heruntergeworfen. Es gibt Kämpfe, wer jetzt die Macht hat.

10, C 30, 08
Traum: Auf der Bank wird beanstandet, daß unsere Überweisungen wieder zurückgegeben werden, können unsere Rechnungen nicht bezahlen. Wehre mich dagegen.

10, C 30,10
Traum: Bei der Rückkehr von einer Reise bemerke ich, daß die Ansage des Anrufbeantworters geändert ist. Im Garten ist überall Sägemehl verstreut worden.

6, Q 3, 02
Traum: Ritt auf einem Pferd, werde bedroht durch andere Reiter.

6, Q 3, 11
Träume von bekannten Personen und solchen, die ich lange nicht gesehen habe.

12, C 30, 03
Kann mich seit langem wieder an einen Traum erinnern:
Sehe mich in einem Ostblockstaat in den einfachsten Verhältnissen leben.

8, C 30, 24
Träume von vergangenen Dingen, aber mit anderer „Besetzung".

8, C 30, 03
Habe immer den gleichen Traum geträumt: Ich habe fünf Worte gesehen und konnte in jedes Wort hineingehen wie in einen Raum und habe so erfahren, welche Bedeutung das Wort für mich hat, was ich daraus lernen soll.

8, C 30, 02
Habe den gleichen Traum geträumt, den ich vor längerer Zeit schon einmal geträumt hatte.
Traum: Ich sehe eine Frau mit fünf Metallkörpern, groß wie ein 1-DM-Stück. Eines ist genau über den Augen in der Stirn, die anderen an den Extremitäten, wie bei der Kreuzigung. Eine Stimme sagt: „Jedes Metall diene dem Lernen."

8, C 30, 05
Gut durchgeschlafen, munter morgens.
Traum: Sitze in einer Schulklasse auf einem Fahrrad, als der Lehrer mir seine Hand auf den Kopf legt. Ich falle davon in Ohnmacht.

17, Q 3, 03
Alptraum: Mein Sohn handelt mit Drogen.

13, C 6, 03
Habe mein Kind im großen Gedränge verloren. Habe nicht richtig aufgepaßt, ihn allein gelassen. Suche verzweifelt.

20, C 6, 02
Ich habe unseren Sohn 70 km von unserem Wohnort einschulen lassen. Die Schule stand einsam und beängstigend in einem kaputten Wald. Hatte den Eindruck, daß in der Umgebung Mord, Gewalt, Folter stattfinden. Das ungute Gefühl des Traumes hält den ganzen Vormittag an.

20, Q 3, 14
Fahre die Kinder in die Schule, überwinde diverse Schwierigkeiten. Habe jedes Zeitgefühl verloren und verpasse einen wichtigen Termin. Kann mein Auto nicht mehr finden und muß mit den Kindern zu Fuß nach Hause gehen, ich kann mich gar nicht orientieren, kenne den Weg nicht.
2. Bunte, schillernde Götter mißbrauchen Telepathie für böse Zwecke. Nach diesen Träumen große Mühe mit der Realität klarzukommen. Bin völlig benebelt.

20, C 6, 03
Traum: 1. Jemand hat meine Kinder versteckt.
2. Wollte zu einer größeren Festlichkeit, meine Kleidung war unangemessen. Ich trug einen vergammelten Jogging-Anzug.

20, C 6, xx
Träume von einem Geiselgangster, vor dem ich mich verstecke. Erwache um 1.10 Uhr durch den Traum.

8, C 30, 56
Traum: Wir sollen nochmal heiraten, weil nur eine Körperhälfte bisher verheiratet war, und nun auch die andere heiraten soll.

15, Q 3, 04
Traum: Ich fahre mit dem Rad bei Rot über die Ampel. Ein Polizist will mich kontrollieren, aber es sind keine Bremsen am Rad, und ich muß mit den Füßen bremsen und fahre am Polizisten vorbei. Angst vor Strafe.
2. Überqueren der Grenze, alle haben Pässe dabei, nur ich nicht. Werde prompt erwischt und muß ins Grenzwärterhäuschen.

15, Q 3, 06
1. Traum: Werde vom Bauern, beim Äpfelklauen erwischt und muß eine Strafe zahlen.
2. Traum. Mein Bruder fordert ein mir geliehenes Sofa zurück, das ich aber mittlerweile verkauft habe!

7, C 30, 05
Traum: Ich wollte Tennis spielen (kann es nicht), es klappte ganz schlecht. Wir wurden von anderen Spielern verdrängt. Bin aus dem Traum erwacht.

7, C 30, 25
Merkwürdiger Traum: Ein Nachbar erzählt, er habe nun alles geregelt, um in seinem Keller lebendig begraben zu werden. Man müsse nur noch den Betondeckel drauf tun.

7, C 30, 26
Ich träumte, daß bei einer Fahrradtour plötzlich mein Mann weg ist.

8, C 30, 19
Traum: Fahre in einem kleinen Auto, als ein Lastwagen mich übersieht. Ich will bremsen, trete aber aufs Gaspedal, will nach links ausweichen, lenke aber nach rechts. Mache immer das Gegenteil vom dem, was ich will.

8, C 30, 15
Traum: Ein riesiges Wesen schlägt mit einem Holzhammer die Autos auf einem großen Parkplatz platt. Ich bin in einem der Autos, habe den Eindruck, das Wesen sucht etwas.

8, C 30, 42
Traum: Mir fallen alle Zähne aus, aber dahinter kommen sofort neue, die aber ganz schief standen. Habe Blut und Eiter erbrochen. Beim Erwachen war es mir sehr heiß, und ich war ganz geschwitzt.

Frost

1, C 6, 03
Verstärkte Empfindlichkeit gegen Kälte.

1, C 30, 02
Ungewöhnliche Empfindlichkeit gegen Kälte.

1, C 30, 01
Gegen 21.15 Uhr ein starkes Frostüberlaufen, besonders Brust und Rücken.

1, Q 3, xx
Abends ein auffallendes Frieren im Bett. Sofort Schüttelfrost, wenn nur der kleinste Kaltluft-Zug an mich kommt. Sogar etwas kältere Stellen im Bett lösen sofort Schüttelfrost aus.
Gefühl, schwer krank zu werden. Alles ist am nächsten Morgen weg.

11, C 6, 01
Frost, selbst unter der Bettdecke ist es mir kalt.
11, C 6, 09
Eiskalte Füße, Frost trotz warmem Zimmer.
11, C 30, 05
Frost beim Einschlafen trotz warmem Zimmer. Muß mir eine Bettflasche machen, brauche doppelte Decken.
11, C 30, 07
Mache wieder eine Bettflasche (ein junger Mann!), da es mir im Bett kalt ist. Werde nicht warm unter der Decke.
17, Q 3, 03
Friere leicht.
17, Q 3, 05
Nach einem Spaziergang gefroren.
13, C 6, 01
Friere am ganzen Körper.
13, C 30, 14
Frost am ganzen Körper.
13, C 30, 21
Sehr frostig am ganzen Körper.
19, C 30, 01
Kältegefühl im ganzen Körper mit Verlangen nach Wärme, besser durch warmes Bad.
19, C 30, 02
Kältegefühl, ständiges Frösteln. Ständiges Verlangen nach einem warmen Bad oder warmen Zimmer oder warmen Bett.
20, Q 3, 01
Frost bei Schmerzen.
20, Q 3, 16
Friere innerlich, muß mir eine Wärmflasche machen. Muß Feuer machen.
20, Q 3, 26
Schüttelfrost, eiskalte Füße.
8, C 30, 06
Vormittags Kälte über den Rücken, muß niesen.
8, C 30, 43
Hitze und Frost wechseln ab.

8, C 30, 49
Habe es sehr kalt, keine Decke oder Heizung hilft.
16, Q 3, 05
Friere innerlich den ganzen Tag.
16, Q 3, 07
Bin frostig.
16, Q 3, 09
Frostig, aber energievoll bei den Menses.
16, Q 3, 09
Fühle mich frostig und schwach.

Fieber
17, Q 3, 02
Gefühl von Fieber morgens.
17, Q 3, 03
Fiebriges Gefühl, ohne Fieber zu haben.
17, Q 3, 30
Fieber 39,7 Grad, abwechselnd mit Frösteln.
Unruhe der Extremitäten, Hitze zum Kopf, Stechen im Hals.
(Fieber ist am nächsten Tag verschwunden).
20, Q 3, 26
Fieber, folgt auf Schüttelfrost.
(Das letzte Fieber hatte ich vor 6 Jahren.)
20, Q 3, 27
Fieber mit Abgeschlagenheit.
5, Q 3, 14
Morgens 38,7 Fieber.

Schweiß
1, C 6, 09
Um 16.00 Uhr ganz starkes Schwitzen, besonders im Gesicht. Sturzbäche von Schweiß laufen mir über das Gesicht. Mir ist ganz heiß nach einer leichten Anstrengung. Schweiß hört nach Ende der Arbeit nicht auf. Haare total naß.
17, Q 3, 15
Um 5.00 Uhr morgens starker Schweißausbruch vorwiegend am Oberkörper und Kopf.

17, Q 3, 16
Erwache wieder um 5.00 Uhr mit Schweißausbruch, Frieren, Gefühl beginnender Grippe.

17, Q 3, 20
Erwachen mit Schweiß am Oberkörper um 4.00 Uhr.

17, Q 3, 21
Erwachen um 5.00 Uhr mit Hitze und Schweiß. Oberkörper und Gesicht sind naß.

17, Q 3, 22
Erwachen um 2.00 Uhr mit Schweiß, Hitze am Oberkörper.

6, Q 3, 12
Schweiß im Bett gegen Morgen.

8, C 30, 10
Erwache um 7.00 Uhr naßgeschwitzt. Habe kein Fieber.

8, C 30, 13
Sehr verschwitzt am ganzen Körper beim Erwachen.
Schweißausbruch um 9.00 Uhr, als ich Blut abnehmen will.
Schweißperlen auf Gesicht und Händen.

8, C 30, 14
Erwache morgens schweißgebadet, Menses fangen an.

8, C 30, 47
Sehr geschwitzt nachts.

14, C 30, 10
Nachtschweiß, hatte ich schon 4 Monate nicht mehr.

20, C 6, 02
Kopf- und Brustbereich naßgeschwitzt während des Schlafes.

8, C 30, 23
Schweißgebadet wach geworden.
Alles hat geklebt. Sehr geschwitzt bei einem Mittagsschlaf.

20, C 6, 01
Schwitzen beim Frühstück an Kopf und Oberkörper, aufsteigende Hitze, besser durch Liegen.

20, C 6, 01
Schwitzen beim Essen.

20, C 6, 05
Schwitzen beim Mittagessen mit Hitze von unten nach oben.

20, Q 3, 04
Achselschweiß stinkt. Geruch süßlich, wie frisch gemachter Kaffee.
10, C 30, 25
Starker Schweiß, klebrig, in der Achselhöhle.
8, C 30, 22
Schweißausbruch abends 22.00 Uhr während Besuch bei Freunden, obwohl ich mich wohlfühlte.
1, C 30, 05
Plötzlich eine Hitzewallung mit Schweiß. Muß den Kittel ausziehen, Haare sind schweißnaß. Sehr peinlich.
8, C 30, 45
Schweiß bei Aufregung an Händen und Kopf.

Haut

13, C 6, 07-09
Starke Reaktion auf einen Mückenstich. Sehr schmerzhaft und geschwollen.
8, C 30, 22
Starke Beschwerden nach Mückenstich. Brennen und Schwellung.
10, C 30, 01-06
Jucken zwischen dem 2. und dem kleinen Zeh, intensiv.
6, Q 3, 02
Jucken eines Leberfleckes.
3, Q 3, 01
Haut juckt überall. Wird rot nach Kratzen.
3, Q 3, 07
Narben werden schmerzhaft.
3, Q 3, 08
Haut fühlt sich insgesamt wund an.
Eine rauhe, hornige Hautpartie wird wieder weich und glatt. (Heilwirkung)

Allgemeines

• Müdigkeit
2, C 6, 03
Mattigkeit und Schlappheit um 14. 00 Uhr.

2, C 6, 04
18.00 Uhr ein Mattigkeitsgefühl mit Schwere der Beine.
2, C 6, 05
Mattigkeitsgefühl um 18.00 Uhr, Verlangen, ins Bett zu gehen.
2, C 30, 04
Bin müde, ausgelaugt. (20.00 Uhr)
7, C 30, 06
Abends tiefgreifende Müdigkeit. Gehe um 21.00 Uhr ins Bett.
7, C 30, 01
Totale Müdigkeit.
7, C 30, 17
Totale Müdigkeit zwischen 18.00 und 20.00 Uhr.
1, C 6, 10
Mattigkeit und Müdigkeit beim Wetterwechsel zu Regen und Sturm. Bin heute morgen aufgewacht, ohne müde zu sein. Jetzt um 11.00 Uhr total müde.
1, C 30, 03
Abends total müde und alle. Kann die Augen nicht aufhalten.
17, Q 3, 03
Schlapp.
10, C 30, 07
Quälende Müdigkeit. Normalerweise fühle ich mich fit nach fünf Minuten dösen, diesmal bleierne Müdigkeit, trotz kurzem Schlaf.
10, C 30, 08
Starke Müdigkeit 11-12.00 Uhr.
19, C 30, 03
Verlangen zu liegen.
10, C 30, 09
Große Müdigkeit nachmittags, trotz ausreichendem Nachtschlaf. Fast im Sitzen eingeschlafen. Bewegung und Beschäftigung bessern. Sehr früh ins Bett gegangen.
10, C 30, 10
So große Müdigkeit abends, daß ich um 20.30 Uhr ins Bett muß.
10, C 30, 11
Morgens um 10.30 Uhr wieder diese schwere Müdigkeit. Körperlich und geistig müde. Würde am liebsten schlafen. Besser durch körperliche und geistige Tätigkeit.

10, C 30, 13
Abends im Theater fast vor Müdigkeit eingeschlafen.
8, C 30, 08
Große Müdigkeit nach dem Mittagsessen.
Nach Mittagsschlaf völlig benommen.
15, Q 3, 08
Den ganzen Tag das Bedürfnis gehabt, mich wegen Müdigkeit hinlegen zu müssen. Schwäche körperlich und geistig.
7, C 6, 01
Gegen 19.00 Uhr extreme Müdigkeit.

• Hitze
1, C 6, 09
Starkes Hitzegefühl mit Schweiß. Arbeite bei 15 Grad Celsius mit nacktem Oberkörper und schwitze trotzdem.
17, Q 3, 21
Kleine Hitzewallungen, plötzlich kommend und gehend.
1, C 6, 12
Empfindlich gegen warm und kalt. Sehr temperatursensibel.
17, Q 3, 19
Gefühl von Wärme. Warme Räume werden als unangenehm empfunden.
10, C 30, 08
Vergrößerte Lebenswärme. Hitze der Füße. Will nackt schlafen. Laufe nackt herum.
20, Q 3, 19
Hitzegefühl im ganzen Körper vor dem Einsetzen der Menses.
8, C 30, 05
Ein heißes Bad, das ich normalerweise mag, bekommt mir nicht. Beine und Füße haben gebrannt, war völlig fertig.
8, C 30, 09
Wollte heiß duschen, konnte aber das heiße Wasser nicht auf der Haut leiden.
8, C 30, 44
Hitzegefühl nachts.
8, C 30, 45
Tagsüber plötzliche Hitze ohne Schweiß.

• Andere Symptome
>   7, C 30, 39

War in der Sauna und konnte länger als sonst die Wärme aushalten.
>   20, Q 3, 19

Verlangen nach frischer Luft.
>   8, C 30, 03

Frische Luft bessert.
>   8, C 30, 72

Großes Verlangen nach frischer Luft, muß raus.
>   7, C 30, 03

Verlangen nach frischer Luft.
>   9, C 30, 03

Bedürfnis nach frischer Luft.
>   14, C 30, 06

Bedürfnis nach kühler, frischer Luft. (Ist mir völlig fremd.)
Mußte weit die Fenster öffnen und in die kühle Morgenluft gehen.
>   1, C 30, xx

Schmerzen wellenartig. Schmerz plötzlich kommend und gehend.
>   1, C 6, 05

Schmerzen kommen plötzlich und verschwinden plötzlich.
>   8, C 30, 08

Körperlich sehr unruhig, fühle überall meinen Puls.
>   8, C 30, 56

Coitus bessert.
>   7, C 6, 02

Fühle mich fit und leistungsfähig.
>   8, C 30, 01

Müdigkeit ist besser.
>   9, C 30, 41

Auffallend ist, daß ich um die Mittagszeit gar keinen Durchhänger mehr habe, könnte von morgens bis abends durcharbeiten.
>   1 und 2 xx (öfter vorgekommen)

Morgens schlimmer.

Beziehungen und Antidote

2, C 6, 09
Die Ischiasbeschwerden waren so heftig, daß sie mit Colocynthis C 200, fünfmal fraktioniert, behandelt werden mußten. Erfolg innerhalb weniger Stunden. Beobachtungszeit der C 6 daraufhin beendet.

1, Q 3, xx
Belladonna C 200 hilft nicht bei dem beschriebenen Migräneanfall, obwohl es gut paßte. Sulfur C 200 hilft innerhalb kurzer Zeit.

7, C 30, x
Colocynthis bessert die Bauchschmerzen.

11, C 30, x
Abbruch durch Kaffeetrinken.
Konnte Schlaflosigkeit, Schleim im Hals und Husten nicht mehr aushalten. Der Kaffee entspannte ihn. Die in der Studie niedergedrückte Stimmung wich der alten Lebensfreude. Husten und Schnupfen hielten hartnäckig an.
Husten schlimmer beim Niederlegen zum Schlafen. Kann deshalb schlecht einschlafen. Husten morgens völlig weg.
Starker Schleim im Hals, muß die Stimme frei räuspern.

17, Q 3, xx
Bei dieser Teilnehmerin liegt ein Schaden am 5. Brustwirbel vor, der unter der Einnahme von Bambusa extreme Beschwerden bereitete. Hypericum C 200 konnte den brennenden Schmerz wegnehmen, die Bambussymptomatik bestand aber weiter. Die Teilnehmerin setzte das Mittel aus und begann später wieder mit der Dil 2.
Nach Gabe von Dil. 1 starke Halsbeschwerden mit extremer Schleimbildung und Fieber. Studie muß abgebrochen werden. In der Psyche brachte Bambusa Besserung.

16, O 3, 28
Die Nasenbeschwerden und Knochenschmerzen im Gesicht bessern sich schnell auf Mercurius C 30.

14, C 30, 21
Wegen Erkältungsbeschwerden (und Durchfällen) Studie mit Dulcamara C 30 abgebrochen.

15, Q 3, xx
Abbruch wegen Angst vor Schwindel.

7, C 30, 41
Teilnehmerin 7 bricht wegen Bauchschmerzen ab:
„Der Schmerz war so schlimm, daß ich Colocynthis LM 6 nehmen mußte. Besser nach einer Stunde."

Labor
8, C 30, 37
Blutwerte o.B.
Erhöhung der Monozyten, Eosinophilen und Basophilen.

2.5 Auswertung der Arzneimittelprüfung

Unsere Stichprobe von 20 Personen wurde durch einen Ausfall auf 19 reduziert. Weibliche Teilnehmerinnen waren # 2,3,5,7,8,9,13,14,16,17,19 und 20, männliche Teilnehmer waren: # 1,4,6,10,11,12,15. Die männlichen Teilnehmer Nr. 12 und Nr. 6 hatten nur sehr wenige Symptome, dennoch brach Nr. 6 die Studie wegen Hals- und Nasenbeschwerden ab. Alle Teilnehmer hatten Symptome, absolute Nonresponder gab es nicht.

Die Besserung des Gemütszustandes fällt bei den teilnehmenden Frauen besonders auf und kann teilweise als Heilwirkung verstanden werden. Dies wird durch folgende Statements, geordnet nach Themen, belegt:

„Fühle mich sehr gut.
Gut gelaunt, entspannt, lache mehr als sonst.
Kann locker sprechen.
Fühle mich mental unheimlich gut.
Bin in Hochstimmung.
Geht sehr gut.
Fühle mich sehr gut, sehr ausgeglichen.
Fühle mich unwahrscheinlich wohl.
Fühle mich mental sehr gut.
Könnte Bäume ausreißen!
Fühle mich top!
Ausgeglichen und kommunikativ.
Zentriert und introvertiert.
Motiviert, gut gelaunt.
Mann und Kinder krank, acht Stunden Praxis, trotzdem bester Laune!
Die Studie hat mein Gemüt positiv beeinflußt.
Bin nicht mehr so unzufrieden.
Ingesamt mehr Energie.
Gefühl, als ob ich einen Energieschub bekommen hätte.
Viel Energie.

In den letzten Tagen geht es mir gut, bin ausgeglichen, locker.
Fühle mich seelisch im Gleichgewicht, was schon lange nicht der Fall war.
Fühle mich aktiv und sehr zufrieden.
Es geht mir sehr gut, seelisch, körperlich und geistig.
Bin ruhig und ausgeglichen.
Gefühl von Unternehmungslust und „Anpacken wollen", selbst das trübe Novemberwetter beeinflußt meine Stimmung kaum.
Geputzt und gebügelt. Gutes Gefühl, viel Kraft.
Viel geschafft, viel Energie am Vormittag.
Gerne mittags gekocht.
Sehr viel gearbeitet in Haus und Praxis, alles mit ziemlicher Gelassenheit gemacht.
Bin leistungsfähiger geworden.
Muß in der Wohnung räumen und alte Dinge wegschmeißen.
Bin um 8.00 Uhr aufgestanden, habe das ganze Haus saubergemacht.
Verlangen, das Haus aufzuräumen.
Mußte viel umräumen.
Weniger erschöpft als sonst.
Trotz Erkältungsgefühl kann ich arbeiten, kein Krankheitsgefühl, muß mich nicht hinlegen.
Keine Panikangst vor der Zukunft mehr.
Das Gefühl von Existenzangst, das ich sonst habe, empfinde ich nicht mehr.
Ich kann auch unangenehme Dinge besser auf mich zukommen lassen.
Keine Panikgedanken mehr. Gefühl: ich schaffe es.
Innerlich gelassen bei Arbeit mit Kindern.
Abends innerlich ruhig. Kann sachlich argumentieren.
Der kommende Montag störte mich nicht.
Den Tag locker angegangen.
Innerlich ausgeruht. Gefühl, die Gedanken sind besser gesammelt.
Spaß an Planungen.
Probleme bleiben „außen vor", dringen nicht mehr so beängstigend nach innen.
Ich habe das Gefühl der Entspannung, es geht mir alles nicht mehr so nahe, ich rege mich nicht mehr auf über Dinge, die mich sonst wütend machen.
Sage, was ich denke, ob es meinen Mitmenschen paßt oder nicht.

Selbstbewußter.
Bin ausgeglichener, selbstbewußter, besser gelaunt.
Fühle mich ausgesprochen wohl und selbstbewußt.
Bin vom Wesen her stärker geworden. Selbstbewußter.
Kann privat und beruflich meine Meinung durchsetzen ohne großen Streit.
Bin dominanter geworden. Versuche, meinen Charakter und meine Einstellung anderen Menschen aufzuzwingen. Kann aber Fehler einsehen.
Mein Mann sagt, ich sei selbständiger und selbstbewußter geworden.
Kann gut meine Meinung vertreten.
Ich kann Vorgesetzte leichter etwas fragen.
Enorm entscheidungsfreudig!
Kann besser lernen.
Habe mir das Rauchen abgewöhnt, trinke keinen Kaffee, habe gute Selbstdisziplin.
Habe begonnen abzunehmen. Mache eine Diät.
Empfinde nichts als Zwang, auch nicht das Lernen.
Fühle mich sicher bei Entscheidungen.
Beim Einsetzen der Menses keine melancholische Verstimmung, kein Kopfschmerz oder Kopfdruck, keine LWS-Schmerzen.
Mein gesundheitliches Befinden hat sich enorm gesteigert.
Meine starken Rückenschmerzen sind weg.
Ich bin wesentlich offener meiner Umwelt und vor allem mir gegenüber geworden.
<u>Ich habe rechtzeitig ein Gespür entwickelt, wann meine Belastungsgrenze erreicht ist. Jetzt kann ich mir ohne schlechtes Gewissen Ruhepausen und kleine Annehmlichkeiten gönnen.</u>[14]
Ich kann mich auch in Streßsituationen entspannen."

Die positiven Empfindungen, die Bambusa im Gemüt der teilnehmenden Frauen bewirkt, kann man in folgenden Themen zusammenfassen:

• Steigerung von Selbstbewußtsein und Entscheidungsfreunde.

---

[14] Dieser Satz ist für das Verständnis des Mittels sehr wichtig. Die Bambuskrankheit ist gerade dadurch gekennzeichnet, daß dieses Gefühl, wann es genug ist, verlorengegangen zu sein scheint. Man bürdet sich immer mehr auf, bis man kurz vor dem Zusammenbruch steht und um Unterstützung nachsucht. Das eigene „Versagen" wird immer von einem schlechten Gewissen begleitet. Man erkennt, daß man unfähig ist, den Aufgaben gerecht zu werden, die Kinder ausreichend zu versorgen, liebevoll und geduldig zu sein.

- Steigerung des Selbstwertgefühls und des Gefühls innerer Ausgeglichenheit.
- Zunahme von Tatkraft und Energie.
- Verbesserung der Stabilität gegenüber negativen Tageserlebnissen.
- Abnahme von Angst, Zunahme von Entspannung.

Beurteilung der Übereinstimmung der Prüfsymptome

Die Übereinstimmung der Aussagen zwischen den Probanden im Gemütsbereich ist hoch. Es ist unwahrscheinlich, daß es sich bei der Besserung des Gemütszustandes um einen Zufallseffekt handelt, zumal bei den meisten der Frauen auch die gegenteiligen Empfindungen wie Schwermut, Angst und Faulheit auftreten. Das Auftreten gegenteiliger Gemütszustände ist bei jeder korrekt durchgeführten homöopathischen Prüfung festzustellen. Die Polarität der Zustände ist fester Bestandteil aller genau geprüften homöopathischen Mittel.

Um unsere Daten weiter zu untersuchen, nehmen wir ein Beispiel aus einem ganz anderen Kapitel, den **Gliederschmerzen**, und prüfen die Übereinstimmung negativer Aussagen.
Kriterium ist die <u>Empfindung stechend und plötzlich.</u>

Prüfer # 1
Gegen 21.00 Uhr plötzlich ein *stechender*, pulsierender, schlimmer Schmerz im rechten Ringfinger in der Fingerspitze gegenüber dem Fingernagel. *Der Schmerz vergeht nach wenigen Minuten.*
Gegen 7.15 Uhr ein *plötzlicher, stechender Schmerz* im linken Knie.
Kommt plötzlich und verschwindet plötzlich.
Plötzliches Stechen im linken Knie um 10.30 Uhr.
Kurz darauf ein *Stechen* im rechten großen Zeh.
Um 10.00 Uhr ein *kurzer, stechender Schmerz* im linken Knie.
Stechen in der Fußsohle und Ferse rechts.
Intensiv *stechender* Schmerz im rechten Fußspann, nahe den Zehen.
Wiederholt *kurzes, spitzes Stechen* im Fußspann rechts.
Beim Straßekehren kann ich wegen starkem *Stechen* im linken Handgelenk den Besen nicht festhalten.

#3
Plötzlicher, scharfer Schmerz in der Leiste, an einer Stelle von Knochenverletzung.
#5
Plötzlich kommender und gehender Schmerz, brennend und *stechend*, rechte Tibia um 16.45 Uhr.
Plötzlich kommender und gehender, ziehend-brennender Schmerz im rechten Fußrücken um 13.00 Uhr.
Plötzlich stechender Schmerz gegen 17.30 Uhr linkes Schienbein, außen.
Schmerz geht in Ziehen über, hält an bis 21.00 Uhr.
#8
Plötzlicher Stich ins linke Knie, Innenseite, ganz kurz anhaltend. 11.00 Uhr.
#11
Oberarmschmerz rechts. *Plötzlich einsetzend* und verschwindend (17.00 und 18.30 Uhr).
Scharfer, *nadelstichartiger* Schmerz in der Mitte der Fußsohle rechts.
Stiche schmerzhaft in der Mitte der rechten Fußsohle. (11.30 Uhr)
Tagsüber *Stiche* in der Mitte der Handfläche.
Nachts um 1.30 Uhr ein *unangenehmer Stich* rechte Kniescheibe.
Um 13.30 Uhr ein *stichartiger* Schmerz Mitte der rechten Fußsohle, nahe den Zehen.
Stiche plötzlich Mitte der rechten Fußsohle, wellenförmig, schnell zum Höhepunkt fortschreitend. Zucken des Beines auf dem Höhepunkt des Schmerzes. Dauert etwa 30 Sekunden.
Stiche im Mittelfinger, vor der Fingerkuppe (letztes Fingerglied).
Stiche in der rechten Fußsohle mehrfach am Tag. Um 15.20 Uhr auch links.
Um 16.00 Uhr steigert sich das *Stechen* zu einem intensiven, unangenehmen Schmerz, der 20 Sekunden anhält.
Stechen im linken Fußballen, unter dem großen Zeh.
Stechender Schmerz in Gesäß, Glutaeus rechts.
Stiche im rechten Unterarm.
Stiche im linken Fußballen und unter den Zehen.
#19
Starke, *stechende Schmerzen* vom linken Knie ausstrahlend in Fußsohle und Zehen.

Starke Schmerzen, *stechend* und ziehend, im linken Fußballen.
Schmerz im Fußballen, *stechend*.
   #6
Stechender und ziehender Schmerz am Nagelfalz des 2. Zehs, rechter Fuß, morgens 8.30 Uhr im Bett.

Auffallend ist hier, daß die beiden männlichen Prüfer 1 und 11 am meisten betroffen sind, 6 ist auch männlich, aber einer der symptomarmen Männer. Bei der Prüfung von *Caulophyllum* (ebenfalls ein „Frauenmittel", besonders zur Geburtserleichterung), die nur von einem Mann, Dr. Burt, durchgeführt wurde, zeigten sich starke Beschwerden der Fingergelenke. „Eine häufige Empfehlung hat Caulophyllum bei dem Rheumatismus der kleinen Gelenke gefunden, wenn Uterusleiden damit verbunden sind. Hier auch niedere Verdünnungen (D 1 bis D 3), falls keine Schwangerschaft vorhanden ist, da sonst Abortgefahr. Diese Beziehung zu den kleinen Gelenken stammt aus einer Arzneimittelprüfung, die an Männern vorgenommen wurde, während eine Prüfung an Frauen bis jetzt noch aussteht."
(Mezger, Julius: Gesichtete Arzneimittellehre, zit. nach MacRepertory).

Auch in der Prüfstudie von Bambusa zeigt sich ein Überwiegen der Schmerzen in Händen und Füßen.

Die Auszählung der **Schmerzqualitäten** im Kapitel Gliederschmerzen hat folgendes Ergebnis:
stechend 25 Nennungen, plötzlich 12, ziehend 10, wellenartig und drückend je 5; je 2 Nennungen haben „Gefühl von Stromstößen", dumpf, bohrend, brennend, je eine Nennung haben pulsierend, schneidend, verrenkt, wund-brennend, krampfartig, zerschlagen, grabend, scharf, spitz, nadelstichartig und lahm.

Lokalisierung, soweit angegeben:
rechts 42 Nennungen, links 41.
Die Lateralität der Schmerzen ist gleichverteilt, nicht aber die Schmerzempfindungen, die ein deutliches Überwiegen der stechenden, plötzlich erscheinenden und gehenden Schmerzen zeigen.

Bevorzugt genannte Lokalisation von Schmerzen sind in den oberen Extremitäten:
- Hand 16 Nennungen, davon Finger 8, Hand 3, Handgelenk 5;
- Arm 9, davon Unterarm 3, Oberarm 3, ganzer Arm 3;
- Schulter 8,

in den unteren Extremitäten:
- Fuß 28 Nennungen, davon Fuß 12, Fußsohle 7, Zehen 6, Ferse 3,
- Knie 17,
- *Gesäß* 8,
- Ischias 6,
- Knöchel und Unterschenkel je 5,
- Bein und Hüfte je 4,
- Oberschenkel 3,
- Leiste und Becken je 1 Nennung.

Es zeigt sich eine vermehrte Nennung von Schmerzen in Füßen und Händen; das Knie und Gesäß mit Ischiasnerv scheinen ebenfalls bevorzugte Orte zu sein.

Auch hier ist eine gute Übereinstimmung in den Aussagen der Teilnehmer festzustellen. Die hohe Übereinstimmung spricht gegen einen Zufallseffekt in der Empfindungsqualität.

Des weiteren ist zu prüfen, ob eine der Grundideen zu dieser Prüfung, nämlich die äußerliche **Ähnlichkeit des Bambusrohres zur „Bamboospine"**, der pathologisch veränderten Wirbelsäule bei Morbus Bechterew, sich in den Äußerungen der Teilnehmer zeigt. Natürlich sind keine entsprechenden krankhaften Veränderungen im Beobachtungszeitraum zu erwarten, aber wir würden annehmen, daß sich die für Bambus typische „Hartnäckigkeit" in der Form einer Nackensteifigkeit zeigt.

<u>Die Durchsicht der Protokolle zeigt Folgendes:</u>
#1
Den ganzen Tag *Steifigkeit* des Nackens, kann den Hals nur schwer drehen. Schmerzhafte *Steifigkeit* des Nackens, anhaltend.
Steifigkeit des Nackens mit Knacken in der HWS.
Schmerz in der HWS beim Drehen des Kopfes nach rechts oder links.
Immer noch *Steifigkeit* des Nackens und des rechten Delta-Muskels.
Kann nur unter Schmerzen den Hals drehen.

Steifigkeit des Nackens beim Kopfdrehen. Verspannung der Muskeln im HWS-Bereich, schlimmer bei Wetterwechsel zu Sturm und Regen.
Steifigkeit im Genick. Kann ohne Schmerzen den Hals nicht drehen.
Starke *Steifigkeit* des Rückens, beim Aufrichten vom Bücken.
Halsmuskulatur ist *steif* beim Drehen des Kopfes.
#7
Mit totaler *Verspannung* im Bereich Nacken-Schulter erwacht. Schmerzen ziehen auf der rechten Seite in den Kopf. Besser im Laufe des Vormittags.
#17
Nacken *verspannt* nach einem Gang im Freien. Dabei dumpfes Gefühl im Kopf, Niesen, Frieren.
Verspannter Nacken, schlimmer durch Armheben und Kälte.
8.00 Uhr *Steifigkeit* Nacken, Brustwirbelsäule, Schmerzen erstrecken sich in rechten Arm und Hand.
Erwache mit *Steifigkeit* des Nackens, erstreckt sich zum Kopf.
Nackensteifigkeit, schlimmer durch Bügeln.
Erwachen mit *Steifigkeit* morgens, besser durch Bewegung.
Mittags *Steifigkeit wie ein Stock*, rechtsseitig, schlimmer bei Kälte.
Schwierig in Gesellschaft nach links und rechts zu reden wegen *Steifigkeit* der Schultern.
#13
Nackensteifigkeit rechts, schlimmer beim Kopfdrehen, besser durch Wärme.
Nackensteifigkeit links beim Drehen des Kopfes nach links, 19.00 Uhr.
Nackenschmerzen rechts leicht ziehend zum rechten Schulterblatt, nur beim Drehen des Kopfes nach rechts.
#10
Morgens mit *Bewegungseinschränkung des Kopfes* bei der Drehung aufgewacht, besonders beim Linksdrehen.
Ziehender *Schmerz im Nacken*, verstärkt sich in Laufe des Vormittags, so daß es mir übel wird. Besser um 15.00 Uhr.
#11
Schmerz im 7. Halswirbel. 21.40 Uhr.
Schmerz im Nacken 7. Halswirbel gegen 15.00 Uhr.
Gegen 14.30 Uhr *Schmerzen im Nacken*, rechter Delta- Muskel.
#20
Verkrampfung der HWS. Kopfschmerzen ziehen von hier zum linken Auge.

Verkrampfung der HWS, Nacken, bei Kopfschmerzen in der Stirn.
#15
13.00 Uhr: Gliederschmerzen überall, besonders in *Wirbelsäule und Nacken*, wie Muskelkater nach einer Überanstrengung.

Es zeigen sich bei den Teilnehmern # 1,7,10,11,13,15,17 und 20, also bei 8 von 19, Schmerzen und Verspannungen im Nacken und im HWS-Bereich. Bambus hat demnach eine starke Beziehung zu diesem Bereich.
Bambus zeigt einen Teil seiner „Signatur" in den Symptomen des Protokolls, die vermutete Wirkung auf die Wirbelsäule ist festzustellen.

Über die Lokalisation des Nackens hinaus haben in der Studie auch die Teilnehmer # 2,4,6,18 und 19 Schmerzen oder andere negative Beschwerden des Rückens entwickelt, das heißt, daß von 19 Teilnehmern 13 Symptome in diesem Bereich entwickelt haben. Hochgerechnet haben 70% der Teilnehmer Rückenbeschwerden angegeben. Auch dies ein überzufälliges Resultat.
In der Studie ist es bei den Teilnehmern 2,3,16 und 20 zu einer vorübergehenden oder anhaltenden Besserung von früher bestehenden Rückenschmerzen gekommen.

Ein weiterer Punkt des Interesses muß der vermutete **„östrogene Effekt"** des Mittels sein, der meiner Meinung nach eine Wirkung auf die Adenohypophyse ist.

Menachery und Chandran haben in einer Untersuchung 1983 nachgewiesen, daß der alkoholische Auszug aus Bambus-Sprossen ein östrogenes Wirkprinzip hat, das bei weiblichen Ratten eine ständige Brunst und einen Wachstumseffekt auf den Uterus auslöst.
Dieser Effekt sollte sich bei den teilnehmenden Frauen zeigen lassen.
Zu erwarten wären Effekte beim Menstruationszyklus, aber auch positive Gemütseffekte, wie weiter vorne bereits deutlich anhand der Stimmungsverbesserung („Könnte Bäume ausreißen") gezeigt.
Diese Untersuchung belegt den vorgenannten Effekt, zeigt aber auch eine gestagene Wirkung, die sich im Spannen der Brüste und einer Verminderung der Blutung zeigt, auch im Ausbleiben von Uteruskrämpfen.
Den gestagenen Effekt habe ich mit einem Stern (*) gezeichnet.

#2
Vermehrte sexuelle Erregung. Neigung zum Masturbieren.
#16
Sexueller Traum von Coitus mit schlangenartigem Penis.
Sehr lustvoller Orgasmus im Traum, dann ekliger Schauer.
Nach den Erwachen noch Schauern wegen des überdimensionalen Penis.
#8
Durch körperliche Berührung leicht und stark erregt.
Reagiere empfindlicher auf Berührungen, schnell erregt.
Keine Angst mehr, die Kontrolle zu verlieren.
Verstärkt erregbar durch Berührung.
Sehr erotische Träume, während den Menses.
Wieder sehr erotischer Traum, wachte auf davon.
Blutung stärker als sonst.
Schwellung und Spannen der Mammae.*
#13
Schmerzhaftes Spannen der Brüste, leichte Schwellung am 21. Zyklustag. Druck verschlimmert.*
#5
Brustspannen beidseits.*
Brustspannen jetzt mehr in den Brustwarzen.*
#20
Menstruation von Beginn an stärker.
Menses stärker.
#16
Menses ist übermäßig stark mit großen blutigen Klumpen.
Keine Schmerzen dabei.
Übermäßige Mensesblutung nachts und tagsüber.
Habe das Gefühl, als ob ich an eine Bluttransfusion müßte.
#19
Helles, dünnes Blut bei den Menses. Nicht klumpend (wie sonst), fadenziehend. Leichte Unterleibsschmerzen. Blutung ist stärker als sonst.
#14
Blutandrang, Kongestion in der Ovarialgegend rechts und links, nachmittags. Zeitweise Ovarialkongestionen.
Einsetzen der Menstruation. Zyklus verkürzt auf 21 Tage.
Besserung von Beschwerden der Menstruation.*

#8
Kein Leeregefühl im Kopf und Müdigkeit nach der Periode wie sonst.
Einsetzen der Periode ohne Beschwerden.*
Menstruation hat eingesetzt, ganz ohne Beschwerden.* Starke Blutung.
#9
Keine Kopfschmerzen, keine Migräne beim Einsetzen der Menses, was ich seit 20 Jahren gewöhnt bin!*
Kein Spannen in den Brüsten vor der Menstruation! *
Wieder keine Migräne beim Einsetzen der Periode.*
#7
Anstelle der erwarteten schweren Migräne nur leichte Kopfschmerzen, die nach zwei Stunden völlig verschwunden waren (Einsetzen der Menses).* Normalerweise habe ich ca. 10 Tage vor der Periode Juckreiz in der Scheide und leichtes Brennen. Diesmal fehlt das.
Normalerweise bekomme ich zu dieser Zeit des Zyklus prämenstruelle Beschwerden, wie Spannen in den Brüsten. Dies fehlt diesmal völlig.*
#20
Menses nachts eingesetzt, ohne die übliche zweitägige Schmierblutung.
Kein Druckschmerz im Beckenboden bei der Menstruation. *

Zusammenfassend zeigen sich folgende Symptome, die man als <u>östrogenen Effekt</u> deuten könnte:
Sexuelle Stimulation bei zwei Frauen, bei zwei (14 und 16) indirekt.
Die Menses sind stärker, früher, die Blutung ist hellrot (arteriell), verstärkt. Besserung bei Kopfleere, prämenstrueller Migräne, Jucken der Vulva, Schmerzen im Beckenboden oder Bauch.

Als <u>gestagener Effekt</u>: Spannen der Brüste ist vermindert (dieser Effekt erweist sich in der Praxis als sehr zuverlässig in der Therapie!), die Mensesschmerzen sind vermindert.

Überraschend und nicht vorhersehbar ist die starke Beeinflussung des Schlafes durch Bambus. Man ist allerdings nicht so überrascht, wenn man Avena sativa als Verwandten (beide Mittel gehören zu den Süßgräsern) des Bambus kennt, eine Medizin von großer Wirkung auf den Schlaf.

Es berichten von Schlaflosigkeit und **Schlafstörungen** die Prüfer

1,2,5,7,8,9,10,11,13,16,17,20, das sind von 19 Teilnehmern 12 oder hochgerechnet 64%.

Des weiteren waren wir überrascht von den vielen **Nasenbeschwerden**, die sich in der Studie zeigten. Es ist eine Erfahrung in der homöopathischen Praxis, daß die Nase vornehmlich mit den weiblichen Genitalien zu tun hat, wie dies auch in den Symptomen von Pulsatilla und Sepia, um nur zwei Mittel zu nennen, in der Materia Medica bereits bekannt ist.

Auch der Zusammenhang zwischen Rücken- und Gliederschmerzen ist bei allen „Frauenmitteln" bekannt, zu sehen bei Cimicifuga, Caulophyllum, Pulsatilla und Sepia.

Nasenbeschwerden hatten: # 1,2,3,5,6,8,11,13,16,17,19, das sind 11 von 19 Teilnehmern oder hochgerechnet 60%.

Ein genaues Lesen der Protokolle muß zu dem Ergebnis führen, daß sich eine auffallende Übereinstimmung in den Statements zeigt. Es zeigt sich in den Aussagen der Prüfer ein Ausmaß von Übereinstimmung, das nicht mehr als zufälliger Effekt interpretiert werden kann.

Es zeigen sich übereinstimmende Veränderungen und Wirkungen bei den Teilnehmern, die für einen arzneilichen Effekt sprechen.

Index der Prüfsymptome

<u>Symptom oder Kapitel geordnet nach Seitenzahlen</u>

Gemüt 33
Depressionen 33
Gedanken über unsere finanzielle Zukunft 33
Völlig fertig und müde 33
Gefühl, daß es nicht zu schaffen ist 33
Will mit niemand etwas zu tun haben 33
Möchte alles perfekt machen 34
Fühle mich allein gelassen 34
Fühle mich irgendwie minderwertig 34
Keiner fragt, ob er mir helfen kann 34
Fühle mich gekränkt 34
Lustlos, kann mich zu nichts aufraffen 35
Will meine Ruhe haben 35
Hilfloses Gefühl 35
Zu Tränen geneigt aus Erschöpfung 35
Gefühl, alles geht schief 35
Nervlich nicht belastbar 35
Weltuntergangsstimmung 36
Abneigung gegen meinen Mann 36
Zweifle, ob ich meine Pläne schaffen kann 37
Kann kaum lachen 37
Habe keine Lust, mich zu etwas aufzuraffen 37
Schiebe alles vor mir her 37
Gleichgültiges Gefühl 38
Streitsüchtig, schlecht gelaunt 39
Nichts ist mir recht 39
Fühle mich gestreßt 39
Ärgerlich, gereizt, Wutanfall 39
Reizbarkeit gegenüber den Kindern 40
Keine Geduld mit den Kindern 40
„Tiger im Käfig" 40

Seelische Unruhe großer Intensität 40
Sehr angespannt 41
Total vergeßlich 41
Schlechte Konzentration 41
Unzufrieden mit meinem ganzen Leben 44
Dinge tun, die ich so lange vernachlässigt habe 44
Fühle mich abgeschnitten vom richtigen Leben 44
Fühle mich eingeschränkt, zu kurz gehalten 44
Übermäßig eingepresster Berufsalltag 45
Panik, daß mir alles über den Kopf wächst 45
Fühle mich überfordert. Habe mir zuviel aufgeladen 45
Ich möchte Ballast abschmeißen 45
Fühle mich völlig gestreßt und genervt 45
Meine Tochter ist zu anhänglich 45
Hypochondrische Gedanken 46
Laufe nackt herum, weil es mir zu warm ist 52
Ich empfinde die rechte und linke Seite als total verschieden 53

Heilwirkung
Vom Gefühl her geht es mir sehr gut 47
Gutgelaunt, entspannt 47
Lache mehr als sonst 47
Albern 47
Bin in Hochstimmung. 47
Könnte Bäume ausreißen! 48

Körpersymptome
Schwindel 55f.
Kopf 55f.
Kopfschmerzen 56f.
Auge 61f.
Sehen 62
Ohr 62
Hören 63
Nase 63f.
Gesicht 66f.
Mund 69

Zähne 70
Hals innen 71f.
Hals außen 73
Magen 74f.
- Verlangen und Abneigungen 75f.
- Hunger und Durst 77
Abdomen 77
- Blähungen und Völle 77
- Schmerzen 78
Rectum 80
- Diarrhoe, Stuhldrang, Flatulenz 80
- Obstipation 82
- Schmerzen 82
- Jucken 83
Stuhl 83
Blase 84
Niere 85
Prostata 85
Harnröhre 85
Urin 85
Genital männlich 86
Genital weiblich 87
- Sex 85
- Ausfluß 87
- Menses 87
Kehlkopf 89
Atmung 90
Husten 90
Auswurf 90
Brust 91
- Herzklopfen, Herzsensationen 91
- Bronchitis 92
- Klumpengefühl 93
- Mammae 93
Rücken 94
- Verspannung und Steifigkeit 94
- Rückenschmerzen 96
- Kältegefühl 99
- Andere Symptome 99

Extremitäten 100
- Taubheitsgefühl 100
- Mattigkeit, Schwere und Schwäche 101
- Kälte und Hitze 102
- Ungeschicklichkeit 103
- Zucken 103
- Andere Symptome 104

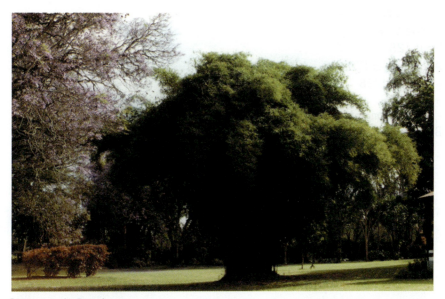

Foto von Lydia Bartels

Eine **Bambus-Gruppe** in Kenia, die eine Idee des Mittels symbolisiert. Das Bild der Übertreibung, des Überflusses zeigt sich auch im **enormen Wachstum des Bambus**, der im Vergleich zu anderen Grasarten gigantische Ausmaße hat. Der verwandte Hafer (Avena sativa) ist im Größenvergleich geradezu winzig. Der Bambus „wächst über sich hinaus", dann aber läßt er den Kopf hängen, ist fertig und müde. Seine Stabilität reicht nicht aus, die Spitze gerade nach oben zu führen wie eine Tanne oder eine Buche. Dies ist ein Symbol für das Gefühl, daß alles über den Kopf wächst, man den Kopf hängen läßt, weil man nicht in der Lage ist, den gestellten Anforderungen und Aufgaben gerecht zu werden.

Gliederschmerzen 105
- Ischias 105
- Andere Schmerzen 106
Schlaf 111
- Schlechter Schlaf 111
- Schläfrigkeit, Unerquicklicher Schlaf 115
- Träume 116
Frost 124
Fieber 126
Schweiß 126
Haut 128
Allgemeines 128
- Müdigkeit 128
- Hitze 130
- Andere Symptome 131
Beziehungen und Antidote 132

Teil 2

Die homöopathische Praxis

Anwendungen und Kasuistiken
zu
Bambusa arundinacea

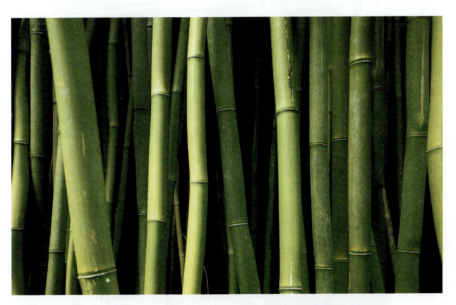

© David Muench

Der „Bambusvorhang", ein undurchdringliches Gewirr eng zusammenstehender Bambusrohre

Bambus als Stütze

Dicke Bambusrohre werden zu einem Fachwerk zusammengefügt, das den Giebel und die Eckpfeiler eines Hauses bildet.

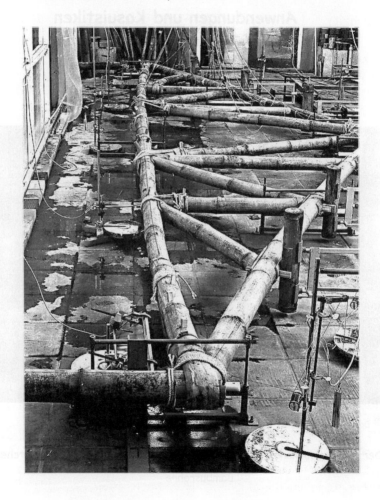

2.1 Zusammenfassung der bisher bestätigten Symptome

Gemüt

Sorgen um die Zukunft.
Unsicherheit, ob es gelingen wird, die gesteckten Ziele zu realisieren.
Unzufriedenheit mit der Organisation des Lebens, möchte mehr „Zeit für sich", kann das Verlangen, „das eigene Ding" zu machen, nicht länger unterdrücken. (**„Endlich ich! Zeit für mich!"**)
Verlangen nach Sonne, Urlaub, Erholung, Wegfahren, nach Erlebnissen, die nichts mit Haushalt und Kindern zu tun haben.
Furcht, weiterhin eingeengt zu werden, möchte raus, alles neu organisieren, mehr Lebensglück erfahren.
Fühlt sich **gefangen in einer Lebenssituation**, sieht, daß man die Kinder noch jahrelang versorgen muß, aber schon jetzt keine Kraft mehr hat.
Gefühl, eingeschränkt zu sein, eingepreßt in den Alltag zu sein.
Gefühl der Überforderung, Erschöpfung („Möchte Ballast abschmeißen").
Gefühl, daß alles über den Kopf wächst, keine Ordnung zu finden.
Schlechtes Gewissen und Schuldgefühle wegen des eigenen Versagens.
Gefühl, hilflos, verlassen, **ohne Unterstützung** zu sein.
Furcht, jemand könne entdecken, wie es mit ihr steht, versucht zu verheimlichen, daß sie es nicht mehr schaffen kann, daß die Lebenssituation unerträglich geworden ist.
Gefühl, angreifbar und verletzbar zu sein. Sehr sensibel bei Tadel mit dem Gefühl: „Ich tue ohnehin mein Äußerstes, kann nicht auch noch Kritik wegstecken.") Schlägt vor Wut auf den Tisch.
Kann nicht lachen, ist unfroh, bedrückt, oder übertriebenes Lachen.
Wortkargheit, Lustlosigkeit zum Sozialkontakt, Verlangen nach Ruhe, „Fertig". Neigung zum Weinen mit „Weltuntergangsstimmung", Gefühl der Ausweglosigkeit und Verzweiflung.
Verlust des Selbstbewußtseins durch das Erleben des Scheiterns an den gestellten Aufgaben. Bildet sich schließlich ein, zwangsläufig scheitern zu müssen, keinen Erfolg mehr zu haben, unterzugehen.
Gefühl, „es lastet etwas auf der Seele".

Antriebslosigkeit mit Unlust zu arbeiten oder aus dem Bett aufzustehen.
„Wurstigkeitsgefühl" oder „Leck-mich"-Gefühl.
Unfähigkeit, Arbeiten zu erledigen, mit Faulheit und Trägheit.
Stimmung: „Bis hierhin und keinen Schritt weiter" führt zu diktatorischem Verhalten gegenüber dem Lebenspartner und den Kindern.
Streitsucht, läßt sich nichts mehr gefallen, will nur noch seine Ruhe.
Verlangen, auszubrechen und ein neues Leben zu beginnen.
Schlechte Laune mit Reizbarkeit, Streitsucht und Ungeduld.
Panikgefühle mit hypochondrischem Einschlag, Furcht vor Brustkrebs.
Will nicht stillen, will keine Kinder, will nur seinen eigenen Vorteil.
Völlig unzufrieden, nichts ist recht.
Unruhe mit Bewegungsdrang.
Starke Vergeßlichkeit.
Benommener, gedankenschwerer Kopf.
Völlige Unfähigkeit zur Konzentration und geistigen Arbeit.
Vergessen von Wörtern und Namen, Unsicherheit in der Bedeutung von Worten, Überblick über die Zeit geht verloren.

Lebenssituationen:

Eine Mutter, die in fünf Jahren vier Kinder geboren hat und nun völlig ausgebrannt und überfordert ist.
Die Kombination von Existenzgründung, Hausbau, Schwangerschaft, Umzug, Pflege von Angehörigen.
Die Haushaltshilfe bleibt plötzlich weg, die Oma, die immer die Kinder betreute, erkrankt und muß zusätzlich gepflegt werden oder verstirbt.
Die Betreuung der Kinder läßt gehaltvolle Gespräche oder Beschäftigung mit geistigen oder künstlerischen Dingen nicht mehr zu.
Streß durch ungeplante Schwangerschaft; Gefühl, die zusätzliche Belastung nicht verkraften zu können.
Kombination von Berufsstreß, emotionalem Streß, Entzug von Unterstützung oder Hilfe, Umzug in fremde Umgebung durch Trennung oder Karriere.
Pflege des kranken Ehemannes, der Eltern oder anderer Angehörigen, Überforderung durch Mangel an Freizeit und Freiraum.

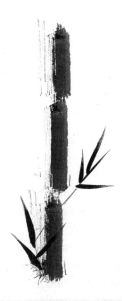

Das Bild zeigt einen Bambusstab, der im Begriff ist zu zerbrechen. Er hat seine Flexibilität verloren. Der Bambuspatient ist besorgt um seine Zukunft, weil er schon in der Gegenwart kaum in der Lage ist, den Anforderungen gerecht zu werden. Er hat das Gefühl, mit künftigen, zusätzlichen Belastungen nicht fertig werden zu können und ist in Sorge, daß er einen Zusammenbruch erleiden wird. Er sucht verzweifelt nach einer Unterstützung und nach Hilfe, er sucht nach einem Menschen, der den Weg aus der gespannten Situation zeigt und ihn entlastet.

Dieses Gefühl, überlastet zu sein und in einer Lebenssituation zu stecken, die keinen Ausweg hat, findet man oft bei Müttern nach einer Geburt oder bei Hausfrauen, die sich im Dauerstreß von Kinderversorgung und Haushaltsführung aufgerieben oder sich selbst verloren haben

Schwindel

Schwindel, wie betrunken, der oft aus dem Hinterkopf kommt oder dort lokalisiert ist. Schwindel, mit Taumeln und Wanken, auch mit Übelkeit zusammen. Gefühl, als würde der Boden wellenartig schwanken.
Gefühl, wie das Wippen ein Aufzugs beim Anhalten, Gefühl, der Boden „federt".

Kopf
Benommenes, dumpfes, leeres Gefühl. „Brummschädel".
<u>Gefühl von Schwere im Kopf, möchte den Kopf an etwas anlehnen oder ihn mit der Hand stützen (Dies gilt auch für Hilfsmittel, wie Halsmanschette).</u> Gefühl fehlender Klarheit des Kopfes, verbunden mit Kopfschwere. Spannen, Kribbeln, Jucken, Pulsieren und Schwitzen des Kopfes. Gefühl von Schwellung und Auftreibung.

Kopfschmerzen
Kopfschmerzen, die mit den Menses, der Schwangerschaft, Geburt oder der Zeit danach in Bezug stehen.
Schmerzqualität: Stechend, drückend, hämmernd, ziehend, heftig.
Besonders typisch: Kopfschmerz aus der Halswirbelsäule kommend, über den Hinterkopf ziehend, mit Versteifung des Halsgenickes, Kältegefühl, Verlangen nach Wärme. Cervikalsyndrom.
Migränekopfschmerz mit starkem Pulsieren durch Kongestion, rote Augen, Hitze und Schweiß des Kopfes mit der Unfähigkeit zu liegen und die Augen zu öffnen, dabei paukende Herzschläge.
Kann nicht sprechen, muß den Kopf festhalten wegen Schweregefühl im Kopf mit Übelkeit, Erbrechen und wäßrigem Durchfall ohne Erleichterung.
Drückender Kopfschmerz. Schmerz wie ein Stock im Hinterkopf.
Kopfschmerz wie ein Band um die Stirn.
Plötzlich kommende, schnell ansteigende und dann verschwindende stechende Kopfschmerzen.
Besser: Augenschließen, Liegen, Wärmen, Ruhen, Dunkelheit.
Schlimmer durch Husten, Pressen zum Stuhl, Liegen, Sprechen, Bücken, Schreiben, Verstopfung der Nase, Unterdrückung des Schnupfens.

Auge und Sehen
Augenbrennen, Jucken, Augentränen (oft in Verbindung mit Heuschnupfen), Müdigkeit der Augen.
Ödematöse Schwellung der Augenlider, schlimmer morgens.
Augenschmerzen bei Kopfschmerzen.

Ohr
Gefühl, als sei das Ohr verstopft.

Jucken im Ohr.

Nase
Heuschnupfen im Frühling (Birke).
Niesattacken, Niesen bei geringfügiger Kälte.
Fließschnupfen, Kitzeln und Prickeln der Nase innen und außen.
Jucken der Nase.
Verstopfung der Nase und Kopfschmerzen bei verstopfter Nase.
Sinusitis maxillaris.
Absonderung von wäßrig und klar bis dick und weiß oder gelb.
Geruchssinn scharf, empfindlich gegen den Geruch von Speisen und Zigarettenrauch.

Gesicht
Rote, brennende, trockene und juckende Flecken der Haut.
Hitzewallungen im Klimax mit Schweiß und rotem Kopf.
Ödem der Augenlider morgens.
Gesichtsausdruck: angespannt, fertig, überfordert, ausgelaugt.

Mund
Schmerzendes, entzündetes Zahnfleisch.

Zähne
Gefühl, die Zähne haben die Stellung geändert.
Gefühl, die Zähne „jucken".
Zahnwurzelabszesse (wie bei Silicea).

Hals innen
Rauhes, wundes Gefühl, Schleimgefühl, muß ständig Räuspern.
Schluckbeschwerden durch Entzündung der Tonsillen.
Leichte Erkältlichkeit, warmer Schal ist angenehm.
Schwellungsgefühl und Kloßgefühl im Hals.

Hals außen
Schwellung der Schilddrüse.
Kann keine Kleidung am Hals leiden.
Juckender, roter Nesselausschlag.

Steifer Hals durch Zugluft oder Halswirbelprobleme.

Magen
Übelkeit durch Gerüche von Essen.
Gesteigerter Appetit und Durst, auch nachts.
Sodbrennen durch Süßes, Alkohol, Kuchen, Aufregung.
Übelkeit bei Kopfschmerzen, den Menses, in der Schwangerschaft.
Aufstoßen nach dem Essen.
Verlangen nach Käse, Wein, **Schokolade**, Kuchen.
Erbrechen nach Nüssen.
Völlegefühl.

Abdomen
Starke, übelriechende Blähungen, Völlegefühl, Gurgeln im Leib.
Druckgefühl im Leib, kann keinen Gürtel leiden. Gefühl von Auftreibung,
Schmerz bei den Menses.
Magen-Darm-Krämpfe vor dem Stuhlgang.
Gallenbeschwerden, die ins rechte Schulterblatt ausstrahlen.
Stechende, brennende Schmerzen im rechten Oberbauch.
Schmerz erstreckt sich rund um den Bauch zum Rücken.
Unruhe im Bauch, wie eine Energieladung.

Rectum
Durchfall, oftmaliger Stuhlabgang am Tag.
Durchfall bei den Menses.
Durchfall mit saurem Geruch mehrfach hintereinander.
Plötzlicher, imperativer Stuhldrang mit Entleerung von Hydrantenstuhl.
Stinkender Stuhl.
Viele Blähungen beim Stuhlabgang.

Stuhl
Dünnbreiiger, durchfälliger Stuhl.

Blase
Blasenentzündung durch Erkältung.
Gefühl eines Steines in der Blase.

Niere
bisher kein Eintrag
Harnröhre
bisher kein Eintrag
Urin
bisher kein Eintrag
Männliche Genitalien
bisher kein Eintrag
Weibliche Genitalien
Entzündung des Uterus.
Brauner Fluor nach der Menstruation („Kleckern").
Lochien zu lange andauernd.
Reduzierte Menstruationsblutung, verkürzte Blutung, verkürzter Zyklus.
Hellrotes Mensesblut. Blutung dauert zu lange, Dysmenorrhoe.
Menses beim Stillen (klinisch).
Blutung außerhalb der Regel, „Spotting" beim Eisprung.
Klimakterische Beschwerden wie Hitzewallungen.
Vorzeitige Menopause, oft bei „kantigen, herben, wenig weiblichen Frauen". Prämenstruelles Syndrom.
<u>Sterilität.</u>

Kehlkopf
Schleim im Kehlkopf, muß ständig räuspern.

Husten
Hustenreiz in den Luftwegen.
Kitzelhusten, ausgelöst im Kehlkopf.
Reizhusten.

Auswurf
bisher kein Eintrag

Brust
Angstgefühl in der Brust.
Stechen in der Brust, in der Herzgegend.
Verschleppte Bronchitis oder Pneumonie (wie Silicea).

Frösteln.
Gefühl von Steifigkeit im Brustbein.
Herzschlag und Herz spürbar, heftiges Herzklopfen.
Hitzewallungen, die sich zum Gesicht erstrecken.
Milch bei nicht stillenden Frauen. Knoten in der Mamma (klinisch).
Prämenstruelles Spannen und Anschwellen der Mammae.

Rücken
Steifigkeitsgefühl des Nackens und der Halswirbelsäule, kann den Kopf nicht drehen. Kopfschmerzen ziehen vom Genick in den Kopf.
Knacken der HWS.
Verspannter, steifer Nacken, sehr empfindlich gegen Kälte und Zugluft.
Beschwerden morgens schlimmer, im Verlaufe des Tages besser.
Schmerzen im Cervicalgebiet, Wärme bessert.
Schmerzen der Schultern, Verkrampfung der Schultermuskulatur.
Lendenwirbelsäule schmerzhaft, Wärme bessert.
Neigung sehr heiß zu baden, was bessert.
Brennende, ziehende, stechende, plötzliche, quälende Schmerzen, wie Stromstöße.
Schmerzhaftes Spannen in der LWS, schlimmer kurz vor der Menstruation oder bei deren Einsetzen.
Schmerzen im Ileo-Sacralgelenk, Schmerz im Steißbein, nach einem Sturz
Steifigkeit, kann sich nicht bücken.
Kann nicht aufrecht stehen.
Hypermobile Wirbelsäule. Müdes Gefühl in der Wirbelsäule.
Morbus Bechterew.
Bandscheibenvorfall.

Extremitäten
Kribbeln und Taubheit der Arme.
Empfindung wie elektrischer Strom.
Schwere und Müdigkeitsgefühl der Beine wie Blei.
Gefühl von Muskelkater und Zittern der Beine.
Steifheit der Schultern.
Zerschlagenheitsgefühl.
Kalte Hände, starkes Frieren. Kälte der Schultern, Beine, Füße.
Brennen der Fußsohlen, Hitze der Füße.

Fremdkörpergefühl im Schuh.
Muskelverkrampfungen.
Knacken der Gelenke, Knacken der Schulter beim Hochheben des Armes
Ungeschicklichkeit, läßt Gegenstände aus den Händen fallen.

Gliederschmerzen
Ischiasschmerzen, rechts, kann nicht gehen.
Ischias links, muß das Bein nachziehen, geht gekrümmt.
Schmerz wie Stromstöße im Ischias.
Punktförmiger Ischiasschmerz im Gesäß.
Plötzliche, stechende Schmerzen bevorzugt in Händen, Füßen und Knie.
Wandernde Schmerzen, umherziehende Schmerzen, ändern ständig den Ort.
Schmerz wie verstaucht, zerschlagen. Hüftschmerz, wie verstaucht.
Schmerzen an kleinen Punkten.
Schmerz „wie zu kurz" mit Steifigkeit.
Knochenschmerzen.

Schlaf
Schlechter, unruhiger Schlaf.
Schlaflosigkeit, Unruhe im Bett, kommt nicht zur Ruhe.
Schlaflos durch Gedankenzudrang, Sorgen, Grübeln.
Panikgefühl nachts.
Schlaflos nach Erwachen. Einfach nicht müde.
Todmüde ins Bett, kann nicht schlafen.
Erwachen durch Jucken, durch Schweiß.
Kann morgens nicht aufstehen, nicht ausgeruht nach dem Schlaf.
Starkes Schwitzen im Schlaf.
Viele Träume von Wasser, Überschwemmung und Schiffen.
Berufsbezogene Träume.
Erotische Träume mit Orgasmus.
Verliebte Träume, kann nicht in die Realität finden.
Schöne, bunte Träume.
Alpträume, Träume mit Angst. Erwacht durch Träume.

Frost
Sehr frostig.

Große Kälteempfindlichkeit. Frostschauer.
Wird im Bett nicht warm, braucht eine Wärmflasche.
Frieren bei Schmerz.

Fieber
Fiebriges Gefühl, Fieber 39,7 Grad, abwechselnd mit Frost.

Schweiß
Sturzbäche von Schweiß im Gesicht.
Starker Schweiß nachts im Schlaf.
Schweiß beim Essen.
Schweiß riecht wie frisch gemachter Kaffee.
Hitzewallungen mit Schweiß im Klimax.
Schweiß bei Erregung.

Allgemeines
Müdigkeit und Schlappheit, fertig, ausgebrannt, leer.
Muß ins Bett, kann die Augen nicht aufhalten.
Hitzegefühl, Hitzewallungen.
Kann keine warmen Räume leiden, muß an die Luft.
Will nur noch nackt schlafen (Klimax).
Hitze beim Einsetzen der Menses.
Verlangen nach einem heißen Bad.
Verlangen nach frischer Luft.
Pulsieren überall mit Unruhe.

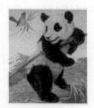

Pandabär und Bambus: Zwei, die zusammengehören.

2.2 Wesen und Signatur der Bambus-Krankheit

Es gibt verschiedene Möglichkeiten, das heilende Mittel im Patienten zu erkennen. Eine davon, wohl die wichtigste, ist die Repertorisation der wahlangezeigten Symptome in einem möglichst vollständigen Repertorium. Leider führt diese Methode öfter in Ermangelung besonders auffälliger Symptome zu einem Gleichstand von mehreren Mitteln, die auch bei weiterer intensiver Befragung des Patienten allein nicht immer zu einer eindeutigen Arzneimittelwahl führen. Wir können die in der Repertorisation führenden Mittel nur differenzieren, indem wir weitere Merkmale der Arznei und des Patienten mit einbeziehen. Dies kann die „Idee" oder das tiefere Verständnis des Mittels sein und seine Signatur. Die Art, wie eine Pflanze, ein Tier, ein Mineral aussieht, sich verhält, seine Eigenschaften und Eigenarten eröffnen den Weg zur wahrhaft tiefen Verschreibung, der Ähnlichkeit auf drei Ebenen:

1. **Ähnlichkeit der Prüfsymptome**
2. **Ähnlichkeit der Idee der Krankheit mit der Idee des Mittels**
3. **Ähnlichkeit der Signatur der Krankheit mit der des Mittels**

Bambus ist in einem Repertorium, in dem es korrekt nachgetragen ist, leicht zu repertorisieren, weil Bambus zahlreiche Symptome hat, die für die heutigen Menschen und ihre Art zu leben typisch sind.
Die Idee des Mittels ist einfach und bei einiger Übung leicht im Patienten einzufühlen und zu erkennen. Auch die Signatur des Bambus ist einfach zu verstehen, wird der Bambusstab doch überall als Stütze verwendet.

Eine Idee der Bambuskrankheit ist der Mangel an Elastizität im Sinne von Verhärtung, Anspannung, Verspannung oder Steifigkeit.
Elastizität oder Flexibilität ist ein gesunder Zustand. Man ist in der Lage, Enttäuschungen, Überlastungen oder das Fehlen persönlicher Lebensfreude und Befriedigung auszubalancieren, auf später zu verschieben.
Die Bambuskranke, oft eine Frau und Mutter, hat dieses Aufschieben von persönlicher Zufriedenheit und Befriedigung so lange vollzogen, bis sie fühlt, daß es nicht mehr so weitergehen kann. Sie ist vom Alltag, der Ver-

sorgung der Kinder, des Hauses, eventuell durch eine zusätzliche Arbeitsstelle oder die Pflege kranker Angehöriger erschöpft und stellt sich die Frage, wann es denn endlich auch einmal um SIE geht, wann denn endlich einmal IHRE Bedürfnisse nach Freiheit und Entwicklung an die Reihe kommen.
Sie steht in einer Lebenssituation, in der die Entscheidung „Flüchten oder Standhalten" ansteht. Es ist kein Raum und keine Kraft mehr für Flexibilität vorhanden. Es ist ein Zustand, der eine Veränderung im Leben einfordert, eine Möglichkeit, Ballast abzuwerfen und Erholung und Unterstützung zu finden.
Am Anfang stehen oft Versuche, etwas mehr an persönlicher Freiheit zu erreichen, eine Stunde abends, wenn die Kinder im Bett sind, der Mann schon schläft, einen Abend in der Woche, an dem man mit der Freundin allein ausgeht, ein Kurs in Joga oder Autogenes Training an der Volkshochschule. All diese Aktivitäten aber führen nur zu zusätzlichem Terminstreß, zu keiner wirklichen Entspannung. Die Bambuskranke kann ihr schlechtes Gewissen nicht überhören, es mahnt ständig: „Du bist noch nicht fertig mit der Arbeit!" Zusätzlich verschärft wird die Situation dadurch, daß Bambus ein Mittel ist, das wie sein Komplementärmittel Silicea sehr genau ist, es muß alles perfekt sein, alles muß super sauber sein, die Kinder müssen super angezogen sein, der Haushalt 1 a in Ordnung.
Wenn die Bambusfrau schließlich aufgibt vor der Unmöglichkeit alles zu schaffen, kann sie leicht in das Gegenteil verfallen, wie die Prüfung zeigt.
„Es hat alles keinen Sinn!" ist dann die Devise. Sie hat plötzlich Anfälle von Faulheit und Widerwillen gegen die sonst so intensiv betriebene Hausarbeit. Sie bleibt lange im Bett, verträdelt die Zeit, bekommt „nichts auf die Reihe", hat nur noch das Gefühl, ausruhen zu müssen, ausgebrannt und fertig zu sein. Eine Hoffnungslosigkeit und Weltuntergangsstimmung breitet sich aus.

Auf der körperlichen Ebene zeigt sich diese Lebenssituation der Anspannung und Überforderung in Hartnäckigkeit im Sinne des Wortes: im verspannten, schmerzhaften Genick, in der Unbeweglichkeit „als hätte man einen Stock verschluckt", eine Unbeweglichkeit, die den Blick in eine andere Richtung nicht mehr zuläßt, zu diktatorischem, egoistischem Verhalten führt.

Man muß aufpassen, nicht weitere „Genickschläge" zu bekommen, sich nicht das „Genick zu brechen", die Lebenssituation zu meistern.
Der Kopf muß „oben" bleiben, man muß sich „behaupten".
Psychosomatisch gesehen sind die Nacken- und Rückenmuskeln des Cervicalgebietes die „Weinmuskeln", das heißt, eine Verspannung bedeutet „nicht weinen können" (obwohl es einem zum Heulen ist!) oder die Aktivierung des muskulären „Rückenpanzers" (Schildkröte) zur Abwehr von Angriffen, vor der Gefahr, daß einem jemand „in den Rücken fällt".

Spannungskopfschmerzen „wie zu eng" oder „Gefühl wie ein Stock im Hinterkopf", Spannen der Haut, Steifigkeit der Wirbelsäule und des Brustbeines, Spannen der Brüste, Verkrampfungen der Hände und Steifigkeit der Finger, Krampfschmerzen in Bauch und Darm, im Rectum beim Stuhlgang, Krampfschmerz in der Blase, in den Gesäßbacken und Verspannung des Kiefers, man muß die Zähne zusammenbeißen!

Der Hals und besonders der Nacken sind wichtige Körpergrenzen zwischen Ratio, Kontrollmechanismen und dem Körper, sie sind der Kristallisationspunkt vieler Gefühle und Ängste („Angst im Nacken").
Ich glaube, daß Bambus etwas mit diesen Körpergrenzen zu tun hat, indem es hier Konflikte entschärft, entspannt und heilt.

In den Gemütssymptomen der Prüfung ist es fast so, als würde das Mittel Spannungen aufdecken oder bewußtmachen und zur Änderung drängen. Dies zeigt sich in Äußerungen wie: „Will Ballast abwerfen" , "Möchte nicht für alles und jedes dauernd verantwortlich sein" oder „Es lastet etwas auf meiner Seele".

Ganz eindeutig zeigt diese Prüfung auch das Nachlassen von Spannung im seelischen und körperlichen Bereich, Lockerheit, Albernheit, Ausgelassenheit und Befreiung von Druck. Hier ist eine Heilwirkung zu vermuten, denn die teilnehmenden Frauen standen fast ausschließlich in der Doppelbelastung von Familie, Ausbildung und Beruf.
Die Studie zeigt auch das Abgleiten ins Pathologische im Sinne von Faulheit, Trägheit, Apathie, Müdigkeit, Lustlosigkeit, Unfähigkeit zur Konzentration, totale Gedächtnisschwäche und Stumpfsinn.
In vielen Fällen ist auch hier ein Heileffekt zu sehen, weil die Prüferin-

nen und Prüfer oft in der zeittypischen Belastung „bis an die Grenze" eingespannt waren, oder wir in einer Zeit leben, in der viele Menschen ihre Lebenssituation so empfinden. Der Zeitgeist steht nicht auf Verzicht und Rücknahme persönlicher Freiheiten, sondern auf dem Slogan: „Endlich ICH, Zeit für MICH! (Werbespruch einer Biermarke 1998).

Die Entspannung oder Entkrampfung hat wahrscheinlich mit dem gestagenen Effekt von Bambus zu tun. Gestagen entspannt die Uterusmuskulatur und stellt sie ruhig während der Schwangerschaft (Gestatio). Dieser Effekt bezieht sich aber auch auf andere unwillkürliche Muskeln, führt somit möglicherweise zu einer allgemeinen Entspannung.

Mir fiel beim Ansehen verschiedener Videos von Bambusverschreibungen auf, daß sich fast alle Patientinnen und Patienten mit ihrem Körper ständig irgendwo aufstützten, zum Beispiel den Kopf mit der Hand stützten, die Arme auf dem Tisch, den Rücken fest in die Stuhllehne. Zusammen mit den verbal geäußerten Tatsachen und den Ergebnissen der Prüfung wurde mir klar, daß die **zentrale Idee des neuen Mittels die Suche nach Unterstützung** ist, daß Bambus ein Mittel ist, welches gebraucht wird bei Beschwerden, die dem Entzug von Unterstützung und Hilfe folgen. Es ist wohl auch ein Mittel für Menschen, die anderen immer eine Stütze waren und nun selbst unter der Überlastung zusammenzubrechen drohen.
Der Bambusstab wird bevorzugt als Stütze, Gerüst und Baumaterial verwendet. Die Wirbelsäule ist ebenfalls die Hauptstütze des Körpers, die Halswirbelsäule, auf die das Mittel offenbar bevorzugt wirkt, die Stütze des Kopfes. Die Suche nach Unterstützung ist begründet durch den Umstand, daß man „zuviel am Hals hat".
Folgende Statements der Prüfung zeigen dies:

„Fühle mich überfordert. Habe mir zuviel aufgeladen, will noch alles Mögliche machen, weiß aber nicht, wie ich das schaffen soll.
Gefühl, es lastet etwas auf meiner Seele.
Totale Angst, ich könnte die Dinge nicht bewältigen, die in den nächsten Jahren auf mich zukommen.
Es ist einfach ein Riesenberg an zu bewältigenden Dingen.
Alles erscheint mir unsicher.

Psychisch sehr empfindlich, fühle mich irgendwie minderwertig, muß weinen über Geringfügiges. Selbstmitleid.
Keiner fragt, ob er mir helfen kann.
Fühle mich allein gelassen.
Zu Tränen geneigt aus Erschöpfung. Hilflos.
Selbstzweifel, Verlassenheitsgefühl, Unsicherheit und Eifersucht.
Zweifle abends, ob ich meine Pläne überhaupt schaffen kann.
Fühle mich abgeschnitten vom richtigen Leben. Habe nur Pflichten, Arbeit, Geld verdienen, auf der Strecke bleibt die Befriedigung von Bedürfnissen, das Fliegen der Seele, das Freisein von und für.
Fühle mich eingeschränkt, zu kurz gehalten.
Gefühl, als ob ich ausruhen müßte.
Panik, daß mir alles über den Kopf wächst, keine Ordnung rein zu bekommen.
Möchte nicht für alles und jedes dauernd verantwortlich sein.
Es ist mir zuviel.
Ich möchte Ballast abschmeißen!
Fühle mich völlig gestreßt und genervt.
Fühle mich überfordert, muß mich zum Geringsten zwingen.
Auch die Rubrik: „Gemüt; Furcht vor Armut" zeigt die Notwendigkeit, Unterstützung zu bekommen oder „Stütze", wie die Sozialhilfe in Berlin heißt.

*„Ich fühle auf das Mittel eine anhaltende positive Veränderung. Ich fühle mehr Gelassenheit und eine intensivere Beziehung zu mir selbst. Das Mittel hat mir viel Nutzen gebracht, es hat eine große **Unterstützung in meiner Entwicklung** bedeutet."*

„Ich habe ein Gespür dafür entwickelt, wann meine Belastungsgrenze erreicht ist. Jetzt kann ich mir ohne schlechtes Gewissen Ruhepausen und kleine Annehmlichkeiten g"nnen."

Umgangssprachlich findet sich ein besonderer Bezug zur Halswirbelsäule und zum Nacken:
„Angst sitzt im Nacken".
„Faust sitzt im Nacken".
„Gegner sitzt mir im Nacken".

„Haltung bewahren" oder „aufrecht" sein.
„Den Kopf hängen lassen" (Genau das tut der Bambus!).
„Den Kopf verlieren" (Kontrolle verlieren).
„Sich den Kopf zerbrechen".
Das Schleudertrauma der HWS nach einem Unfall, also analog: „Ins Schleudern kommen".
„Zuviel am Hals haben".
„Sich etwas aufhalsen".
„Halsstarrig, hartnäckig oder dickköpfig sein".
„Halsbrecherisch".
„Kopflastig".
„Behauptung gegenüber anderen oder schwierigen Umständen".
„Es geht mir an den Kragen".
„Es platzt der Kragen".
„Ich bin bis zum Hals in Schwierigkeiten oder Schulden".
„Das Wasser steht bis zum Hals".
„Er bringt sich um Kopf und Kragen".
„Bekommt den Hals nicht voll".

Auch die Scharfrichter fanden den Hals immer als besonders geeignet, ihre Arbeit zu tun, mit dem Fallbeil oder dem Strick. Es scheint, als wären Hals und Genick von besonderer Symbolkraft für das Leben oder Überleben.

Elastizität ist eines der Merkmale des Bambusrohres, es biegt sich, bricht aber nicht. Es läßt sich unter Erhitzung in jede Form biegen, behält aber trotzdem seine Elastizität. Diese Elastizität zeigt sich auch in der Tatsache, daß Bambus die Idee des Taoismus „Nachgeben und wieder zurückkommen und siegen" verkörpern soll. Die Bambuskranke steht mit dem „Rücken an der Wand", sie kann nicht länger zurückweichen, sie kann ihre eigenen Bedürfnisse nicht weiter verleugnen und hinten anstellen. Sie muß eine Änderung des Lebens herbeiführen, sie muß der Familie Zeit für sich selbst abringen, sie muß Belastungen verringern. Leider befindet sich die Frau oft in einer Situation, die eine plötzliche Änderung nicht zuläßt. Wenn zum Beispiel kleine Kinder zu versorgen sind, was schon an die Belastungsgrenze der Mutter gehen kann, und sich dann eine ungewollte neue Schwangerschaft anmeldet, so ist schnell der krankhafte Gemütszustand von Bambus erreicht. Die Betroffene sieht in den nächsten Jahren keinen Ausweg aus der Überforderung, aus dem „An - letzter - Stelle - kommen." **Dieses Gefühl, gefangen zu sein in einer Lebenssituation,** ist sehr wichtig für das Erkennen des Mittels. Eine große Ähnlichkeit hat Bambus hier zu Cimicifuga, das ebenfalls Beziehung zur Versteifung des Nackens und Rückens rheumatischer Natur hat. Bambus hat das Gefühl: „Tiger im Käfig", „Gefangen in einer Lebensituation", Cimicifuga hat: „Gefangen in einem Drahtkäfig".

Das Nichtausweichenkönnen vor einer konstanten Überlastung führt zu einer Erschöpfung, einem Ausbrennen oder modisch „burn out".
Nichts geht mehr, es sind keine Reserven mehr da, aber die Anforderungen sind gleichermaßen vorhanden.
Dieses Ausbrennen zeigt die Bambuspflanze in ganz auffallender Weise, sie blüht sich zu Tode, keine Reserven verbleiben in den Wurzeln, um ein Überleben zu sichern, es geht bis zum bitteren Ende. Die Bambuskranke fühlt, vermutlich im Gegensatz zur Pflanze, dieses Ende kommen, sie wehrt sich dagegen, bäumt sich auf, will neue Wege gehen, will vor dem Zusammenbruch fliehen, sucht Hilfe und Unterstützung, um überleben zu können. Sie stellt plötzlich Forderungen, wird diktatorisch, will allein ausgehen, will Freizeit beanspruchen, fordert vom Mann (oft vergeblich) vehement Hilfe ein.

Die individuelle Übertreibung (zu viele Kinder, zu viele Projekte gleichzeitig, zu viele finanzielle Belastungen u.s.w.) geht mit einer allgemeinen, gesellschaftlichen Übertreibung konform, die man als die „Blüte" des Menschen an sich verstehen könnte. Sie führt zu Überbevölkerung, die Blüte der Industrie zu Überproduktion, diese zu Übertreibung des Verkehrs, des Handels, des Konsums („Kann den Hals nicht vollkriegen").
Dies scheint analog alle Ressourcen des Planeten Erde zu verbrauchen.
Es droht der Überfluß umzuschlagen in einen Mangel an den einfachsten Dingen zum Leben und Überleben: gesunde Luft, gesundes Wasser, gesunde Nahrung, gesunder Wald, gesundes Klima.
Das Bild der Übertreibung, des Überflusses, zeigt sich auch im <u>enormen Wachstum des Bambus</u>, der im Vergleich zu anderen Grasarten gigantische Ausmaße hat. Der verwandte Hafer (Avena sativa) ist im Größenvergleich geradezu winzig. Der Bambus „wächst über sich hinaus", dann aber

läßt er den Kopf hängen, ist fertig und müde. Seine Stabilität reicht nicht aus, die Spitze gerade nach oben zu führen wie eine Tanne oder eine Buche.

Dieser Bezug zu Übertreibung mit nachfolgendem Untergang zeigt sich in der homöopathischen Miasmenlehre[15] als Übergang vom sykotischen (Idee: Übertreibung, „zu viel") Zeitalter in das syphilitische Zeitalter, zu Untergang und Vernichtung.

.....

Die chinesischen Schriftzeichen für Lachen und Bambus ähneln sich, „der Bambus biegt sich vor Lachen", sagt man in Japan. Die Frauen, die Bambus brauchen, haben nichts mehr zu lachen, es ist ihnen vergangen. Sie sind eher ein Beispiel der zweiten Möglichkeit, die herabhängende Spitze des Bambusbaumes zu interpretieren, sie lassen den Kopf hängen, ein Symbol der Depression und Überforderung.

In der Arzneimittelprüfung zeigen sich beide Seiten: das Fehlen von Lachen, „Kann gar nicht lachen", Schwermut, Grübeln, trübe Gedanken und Befürchtungen, Weinen und das Gegenteil: Albernheit, Geschwätzigkeit, Kichern, Lachen.

Ein weiterer Aspekt, der mir im Umgang mit Bambuspatienten aufgefallen ist, ist deren Bodenständigkeit, Heimatliebe und Verwurzeltsein in der Heimaterde. Nicht umsonst wird der Bambus wegen seines dichten Wurzelwerkes zur Rekultivierung von erodierten Flußläufen in Lateinamerika verwendet. Die Wurzeln halten die Erde fest. Dieses Festhalten finden wir auch beim homöopathischen Mittel Bambus. Diese Charaktereigenschaft macht eine Flucht aus der Überlastung, aus der angespannten Situation zu Hause sehr schwer, so daß die Richtung der Bemühungen eher in die Suche nach Hilfe und Unterstützung geht, als in die Flucht.

Ein Baum hat auch einen Standort, den er nicht verlassen kann. Er muß seine Nahrung aus dem Ort ziehen, an dem er wächst, er kann nicht weggehen. Bäume oder Pflanzen und Tiere, die eher ortsfest sind (Bryonia alba oder die Auster, aus deren Perlmutt Calcium carbonicum hergestellt wird) haben eher Bezug zu Menschen, die heimatliebend und bodenständig sind.

Es existiert nach meiner Beobachtung noch eine jugendliche Variante der

---

[15] Hahnemann, Samuel: Die chronischen Krankheiten (1828), Organon Verlag, Berg

„Bambusfrau". Dies sind unverheiratete, junge Frauen, die sehr auf die eigene Karriere und das eigene Fortkommen ausgerichtet sind.
Sie haben oft ein gespaltenes Verhältnis zu ihrer eigenen Weiblichkeit und kommen häufig wegen Menstruationsbeschwerden, prämenstruellem Brustspannen und Partnerschaftsproblemen in die Praxis.
Sie lehnen die Geburt eigener Kinder ab und haben eine Abneigung gegen das Stillen („Ich hänge mir doch kein Kind an die Brust!"). In der Partnerschaft suchen sie einen Mann, der sie „auf Händen trägt", der ihnen Wege ebnet, den sie bestimmen können. Sie neigen oft zu übertriebenem Lachen oder lachen über Dinge, die man eigentlich ernst nehmen sollte.

<u>Auf der körperlichen Ebene ist der Bezug zum weiblichen Hormonsystem besonders hervorzuheben.</u>
Es zeigt sich eine Reihe bewährter Symptome und Anwendungen für Bambus. Dazu gehört die Anwendung bei prämenstruellen Beschwerden wie Migräne, Brustspannen, Reizbarkeit, Schwermut und Weinerlichkeit.
Es ist sowohl bei zu starker als auch bei zu schwacher Regel angezeigt.
Bestätigte Anwendungen sind: zu lange andauernder Wochenfluß, Blutungen außerhalb der Menses, verfrühte Menses noch innerhalb der Stillzeit, Ausbleiben der Menses, Sterilität und schwere Geburt.
Besonders wichtig ist die Anwendung des Mittels bei Schwächezuständen nach Schwangerschaft und Geburt. Überforderungsgefühl, bei Stillen das Gefühl „ausgesaugt zu werden", Mastitis beim Stillen, Schwermut nach der Geburt, Gefühl, vom Kind „verfolgt zu werden", sollten den Gedanken auf Bambus lenken.
Es sei daran erinnert, daß das homöopathische Mittel aus einer Sprosse, einem Pflanzenembryo, hergestellt wird. Diese Sprosse liegt oft monatelang, wie bei einer Schwangerschaft, unter der Erde und treibt erst dann aus, wenn die Regenzeit gekommen ist. Eine starke Signatur für die Anwendung des Mittels für Beschwerden, die mit der Schwangerschaft in Zusammenhang stehen.
Ich habe in verschiedenen Fällen die Beobachtung gemacht, daß die Zeit nach einer Geburt eine Bambus-Krankheit leicht entstehen läßt. Dies wurde mir auch von Kollegen bestätigt, die mit Bambus geheilte Fälle haben. Die Zeit nach einer Geburt ist immer eine Zeit hoher Anforderungen an die Mutter und die ganze Familie. Es findet eine totale Umstellung des Lebens statt, die einhergeht mit Schlafmangel, ständiger Bereit-

schaft, Stillen, Sorgen wegen Krankheiten des Kindes. Dazu kommt oft noch zusätzliche Berufsbelastung und Arbeit für die restliche Familie. Es ist eine Zeit, in der die Mutter oft überfordert ist, oder sich so fühlt. Dieses Gefühl der Überforderung und Anspannung, oft verbunden mit der Idee „es nicht zu schaffen" und der daraus folgenden Suche nach Hilfe und Unterstützung ist die zentrale Idee des Bambus auf der Gemütsebene. Bambus selbst wird ja oft als Stütze, Gerüst oder zur Stabilisierung verwendet. Bambus ist hart, zäh, unverwüstlich, fest verwurzelt, gibt Schutz und Sicherheit vor Taifun und Erdbeben. Dies sind Eigenschaften, die auch die homöopathische Arznei in sich trägt und so der Mutter hilft und sie stabilisiert. Während der Schwangerschaft habe ich Angstzustände mit dem Thema des Versagens beobachtet, die gut auf Bambus reagierten.

Bambus ist auch ein Mittel, an das man bei Beschwerden der Wechseljahre denken sollte, besonders dann, wenn diese vor der üblichen Zeit einsetzen. Es wirkt gegen Hitzewallungen, Schweißausbrüche und Verstimmungen, natürlich nur dann, wenn es homöopathisch ist, also auch die anderen Symptome des Falles ähnlich zu Bambus sind.

Bambus ist ein bewährtes Mittel gegen Rückenschmerzen. Die Bambus-Rückenschmerzen hängen oft mit dem weiter vorne beschriebenen Gemütszustand zusammen. Das „Überladensein", das „Zuviel am Hals haben" oder der Wunsch „Ballast abzuwerfen" sind Zeichen der Überlastung, des zu großen Rucksackes auf dem Rücken. Die Belastungsgrenze wird überschritten, und es kommt zu Verspannungen und Schmerzen.
Für Bambus typisch sind Schmerzen des Nackens mit Ausstrahlen in den Kopf oder in die Schultern. Die Beschwerden werden besser durch Wärme und Bewegung, also oft im Laufe des Tages.
Zugluft und Kälte verschlimmern. Es wird eine schmerzhafte Steifigkeit beschrieben.
In der Lendenwirbelsäule sind neben Steifigkeit und Bewegungseinschränkung stechende Schmerzen, die plötzlich kommen und gehen, für das Mittel typisch. Auch hier bessert Wärme, besonders ein sehr warmes Bad. Bei Bandscheibenvorfällen, die ein Zeichen oder die Folge von Überlastungen sind, ist ebenfalls an Bambus zu denken.
Auch die hypermobile Wirbelsäule als Zeichen pathologischer Flexibilität sollte an Bambus denken lassen.

Schmerzen in der Lumbalregion der Wirbelsäule in Verbindung mit der Menstruation sind ebenfalls ein Bambussymptom.
Die Rückenschmerzen stehen häufig in Verbindung mit anderen Schmerzen und Beschwerden rheumatischer Natur. Hier sollte man besonders auf stechende Schmerzen anfallsartiger Natur in Händen und Füßen achten.

Bambus ist ein kaltes Mittel wie Silicea. Die Bambusfrau ist frostig und sucht die Wärme, auch die menschliche Wärme. Eine Ausnahme sind Frauen, die das Mittel in den Wechseljahren brauchen. Hier ist ein Wechsel zwischen Wärme und Kälte oder eine Unverträglichkeit von Wärme jeder Art zu beobachten. Es kommt zu starken Schweißausbrüchen tagsüber und auch nachts im Bett.

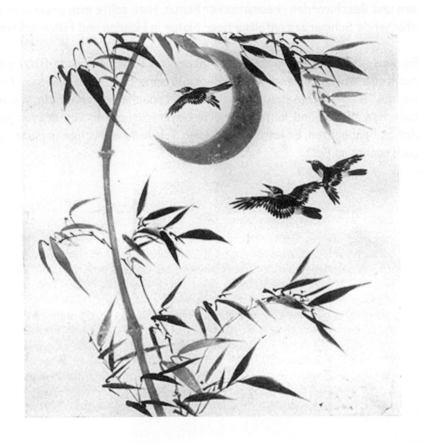

Die Leichtigkeit zu fliegen, wie diese Vögel, fehlt der überlasteten Bambusfrau sicher. Sie hat jedoch die Beziehung zum Mond. Diese Beziehung besteht in der Beeinflussung der Menses und der Verwandtschaft zu Silicea, dem Mittel, das eine starke Mondbeziehung hat.

2.3 Kasuistiken zu Bambus[16]

2.3.1 Erschöpfungszustände und Depressionen

1. Kasus

Depression nach der Geburt
von Bernd Schuster[17]

Frau B., 1965 geboren, kam 1991 erstmals in meine Behandlung mit Globusgefühl, Erstickungsangst, rezidivierenden Halsentzündungen und großer Empfindlichkeit gegen jeden Kleiderdruck. Sie bekam eine Dosis Lachesis C 1000 (DHU). Ihre Beschwerden verschwanden. Ich sah sie erst 1995 wieder, schwanger in der 22. Woche mit ihrem ersten Kind. Sie klagte über lautes Herzklopfen, Krampfschmerz und Stechen am Herzen mit Schmerzen im linken Arm. Es bestand große Eifersucht gegenüber dem Ehemann. Sie konnte nicht auf der linken Seite liegen.
<u>Verordnung:</u> Lachesis C 200 (DHU), was sofort alle Beschwerden besserte.

Dann kam sie am 15.8.95, zwei Wochen nach der Geburt ihres Kindes (ein Mädchen), wieder in die Praxis. Die schwere und langwierige Geburt, begleitet von Durchfall und Erbrechen, ein großer Dammschnitt mit Hämatom und die Belastung mit dem neugeborenen Kind hatten sie völlig verändert. „Nie mehr!!" wollte sie so etwas noch einmal erleben, sagte sie wiederholt. Sie hat 5 kg an Gewicht verloren, ist sehr unruhig und schwach, „als hätte ich keinen Tropfen Blut mehr in mir". Sie fühlt, daß das Stillen die Schwäche vergrößert und nimmt deshalb seit gestern ein Abstillmittel. „Ich habe ein furchtbares Gefühl beim Stillen, es ist mir dann so wie beim Tode meiner Mutter. Ich muß ständig weinen beim Stillen. Ich kann und will nicht mehr stillen, ich fühle mich leer, elend und depressiv, wie leergesogen. Ich bin kein Typ, der lange stillen kann."
Frau B. fühlt sich völlig überfordert, regelrecht vom schreienden Säugling verfolgt. Sie liegt den ganzen Tag im Bett und kann nicht den Haushalt versorgen; ihr Mann mußte von der Arbeit zu Hause bleiben, dann

---

[16] Fälle verschiedener Autoren
[17] Bernd Schuster, Oraniensteinerstr. 50 c, 65582 Diez. Alle Fälle sind videodokumentiert.

mußte die Schwiegermutter einziehen, um ihr Unterstützung zu geben. (Stützt wiederholt den Kopf stark auf.)
„Ich kann das nicht schaffen. Ich kann nicht allein bleiben, ich rufe ständig meine Zwillingsschwester an, sie soll kommen. Ich habe Angst, wenn ich ganz allein für das Kind zuständig bin. Ich habe mir die Beziehung zu dem Kind inniger vorgestellt. Ich brauche jemand, der mir hilft. Ich habe einen Drang nach meiner alten Familie, ich habe Heimweh (weint). Ich habe nur einen Gedanken: das Kind! Es sitzt mir ständig im Nacken, will ständig etwas anderes!"

Rubriken:
Gemüt; ABNEIGUNG gegen; Stillen, gegen das
Allgemeines; SCHWANGERSCHAFT, Beschwerden in der; nach der Schwangerschaft
Gemüt; ÜBERFORDERT, Gefühl als ob; Unterstüzung, sucht
Kopf; STÜTZT DEN KOPF
Gemüt; SCHWERMUT, Depression, Traurigkeit; Entbindung, nach
Gemüt; WAHNIDEEN; schaffen, kann es nicht
Gemüt; HEIMWEH
Gemüt; WEINEN, zu Tränen geneigt; Stillen, beim

Grafik[18]

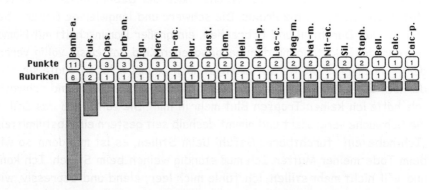

Verordnung: Bambus Q 6 Dil. 1[19] (Enzian Apotheke, München)

---
[18] Grafik mit MacRepertory 3.9.6, Repertorium Kent plus, ein Repertorium mit meinen persönlichen Nachträgen und Berichtigungen (siehe Literatur).

[19] Dil. 1 ist: ein Tropfen der Q 6 in circa 100 ccm Wasser verdünnt, Dil. 2 ist: ein Teelöffel der Dil 1 in 100 ccm Wasser verdünnt.

Verlauf: Wiedervorstellung am 15.9.95
Sie kommt diesmal mit dem Kind, mit dem sie in Gesprächspausen lacht. Die ganze Situation ist sehr verbessert. Sie kann viel besser mit dem Kind umgehen. Das Gefühl von Leere und Depression ist gewichen. Sie kommt auch ohne Hilfe zurecht, hat an Kraft und Leistungsfähigkeit gewonnen. Sie hat 3 kg zugenommen. Teilweise im Unterbauch das Gefühl, als wollte die Periode kommen. Leichte Magenbeschwerden in den letzten Tagen.

Verordnung: Bambus Q 6 wird weitergegeben. Sie soll alle zwei Tage eine Gabe der Dil.1 nehmen. Ich habe die Patientin seither nicht mehr gesehen, weiß aber (von anderen Frauen, die sie zur Behandlung geschickt hat), daß sie wohlauf ist.

2. Kasus

Zervikalsyndrom und Verstimmung nach Kaiserschnitt (Notsectio)
von Bernd Schuster

Am 4.9.95 stellt sich eine 29 Jahre alte Patientin bei mir vor, die wegen schwerer Kopfschmerzen ihr Kind nicht versorgen kann. Sie war vorher in der homöopathischen Behandlung einer Kollegin, die Belladonna in C 200, C 1000 und 10 M gegeben hatte, leider ohne eine Linderung oder Heilung zu erzielen.

Vor 12 Wochen wurde sie durch Kaiserschnitt von einem Jungen entbunden. Nach einem zweistündigen Geburtsvorgang blieb das Kind im Geburtskanal stecken, und es mußte eine "Notsectio" vorgenommen werden. Sie berichtet, daß sie kurz nach dem Kaiserschnitt einen Schmerz im Hinterkopf bemerkt habe, zunächst nur beim Kopfschütteln oder beim Zähneputzen. Anfang August 1995 begannen dann Schmerzen im Nacken, von denen sie erst glaubte, sie seien durch Zugluft, also Erkältung, entstanden. Sie hatte vorher "noch nie im Leben etwas mit Kopfschmerzen zu tun". Diese Schmerzen wurden in den letzten drei Wochen so stark, daß sie nur noch liegen konnte. Ärztlicherseits wurde die Halswirbelsäule geröntgt und als Diagnose ein "Zervico-Cerebrales Syndrom" gestellt. Die Schmerzen kommen aus dem Nacken, ziehen über den Kopf und setzen sich in der Stirn und den Augen fest. Teilweise ist aber nur lokal im Hinterkopf ein stechender oder klopfender Schmerz zu fühlen. Die Schmerzen kommen und gehen "unverhofft", sie kommen plötzlich und lassen langsam wieder nach. Verschlimmerung bei jeder Bewegung. Die Drehung des Kopfes nach rechts und links ist schmerzhaft wegen der Steifigkeit des Nackens. Eine Verschlechterung der Kopfschmerzen geht immer einher mit verstärkter Nackensteifigkeit. Sie kann den Kopf kaum auf die Brust beugen.

Extreme Verschlechterung durch Aufstehen nach Liegen, besser bei ruhigem Liegen, kann das Schreien des Kindes nicht vertragen.
Es tut ihr gut, den Kopf anzulehnen oder zu stützen, besser auch beim Sitzen, mit den Kinn in die Handfläche gestützt. Das Unterstützen des Kopfes ist nötig wegen eines Schwere- und Vergrößerungsgefühls (Patientin zeigt für den Kopf den Umfang eines Kürbisses). Manchmal hat sie das Gefühl, als müßte sie wegen der Schmerzen umfallen. Verschlimmert sind die Beschwerden um die Mittagszeit.

Obwohl sie erst vor drei Monaten entbunden wurde, hat sie zur Zeit bereits zum zweiten Mal ihre Menstruation. Die erste Periodenblutung trat somit während des Stillens und bereits vier Wochen nach der Entbindung auf! Sie hielt eine Woche an, verschwand dann für einige Tage und begann nach einigen Tagen wieder. Die Patientin hat vor 14 Tagen auf Anraten des Arztes abgestillt, nachdem sie ein Schmerzmittel (Voltaren®) als Spritze verabreicht bekommen hatte, weil sie die Schmerzen nicht mehr aushalten konnte.

Die Menstruation kündigt sich normalerweise durch "Unterleibskrämpfe" an. Teilweise Verlängerung des Zyklus auf 42 Tage. Sie ist reizbar, übellaunig, weinerlich-depressiv und übersensibel vor den Tagen. Früher, bevor sie "die Pille" genommen habe, habe sie große Probleme mit Übelkeit, Durchfall, Schweißausbrüchen und Schmerzen beim Einsetzen der Periodenblutung gehabt. Neigung zu Hämorrhoidenbeschwerden und Diarrhoe besteht auch während der Menstruation nach der Geburt des Jungen weiter. Vor Jahren wurden die Hämorrhoiden verödet, weil sie zu schmerzhaft waren. Beim Tragen des Kindes bestehen Schmerzen im Dorsalbereich der Wirbelsäule.

Zur Zeit geht ihr "alles auf den Wecker", sie ist reizbar, depressiv verstimmt und "genervt". Sie könnte den Kleinen schon manchmal "auf den Mond schießen" (lacht unangemessen), sie sei aber schon während der Schwangerschaft oft gereizt gewesen. Die junge Frau fühlt sich von der "ganzen Situation überfordert", sie hat das Gefühl, daß ihr "alles über den Kopf wächst". Das Kind sei ein "Schreikind", sie habe sich viele Gedanken gemacht ("den Kopf zerbrochen"). Sie habe einfach "zuviel am Hals".

"Ich mache mich vielleicht selber verrückt. Es ist mit dem Kind nicht so schön, wie ich mir das vorgestellt habe. Wenn er schreit, weiß ich nicht, was er hat. Ich habe auch gedacht, daß er nicht satt wird von meiner Milch. Und jetzt mache ich mich wieder verrückt, weil ich die letzten drei Wochen nichts machen konnte, wegen der Kopfschmerzen. Ich habe ein schlechtes Gewissen, daß ich mein Kind vernachlässige" (weint).

Zum Weinen neigt sie schon immer, auch bei romantischen Filmen (lacht). Sie kann auch "aus der Haut fahren", kann auf den "Tisch hauen" (lacht und weint gleichzeitig). Sie schreit dann herum, auch Schimpfwörter.
(Ich habe den Eindruck großer nervlicher Labilität.)
"Ich kann schon ganz schön zornig werden, wenn mich einer nervt, wenn mir einer nicht zuhört oder ich nicht gleich recht bekomme" (lacht).
Sie kann Widerspruch nicht gut vertragen. Grausamkeiten und Tierquälerei kann sie sich im Fernsehen nicht anschauen, sie muß abschalten.

Frau S. ist leicht verfroren und neigt zu kalten Füßen. Kälte ist ihr sehr unangenehm. Nachts ist sie stark zugedeckt. Sie muß auch im Sommer immer eine warme Decke haben.
Der Vater ist mit 59 Jahren an Prostatakarzinom verstorben. In der Familie des Vater sind viele Personen durch Krebs gestorben, auch die Brüder des Vaters.

Repertorisation 4.9.95 (!) bedeutet. daß diese Rubrik neu ist.
Rücken; SCHMERZ; Cervicalregion; erstreckt sich zum; Auge
Kopf; STÜTZT DEN KOPF (!)
Weibliche Genitalien; METRORRHAGIE; Stillen, beim
Rectum; DIARRHOE; Menses; während
Gemüt; REIZBARKEIT; Menses; vor,
Gemüt; REIZBARKEIT; genervt (!)
Kopfschmerz; ALLGEMEIN; Muskulatur des Halses, mit Schmerzen in; des Nackens,
Gemüt; ÜBERFORDERT, Gefühl als ob (!)
Gemüt; ANGST; Gewissensangst, als ob man ein Verbrechen begangen hätte,
Gemüt; ZORN, Ärger; heftig; schlägt mit den Fäusten auf den Tisch(!)

Repertorisationsgrafik

Analysen Punkte, Rubriken, Alle Arzneimittel

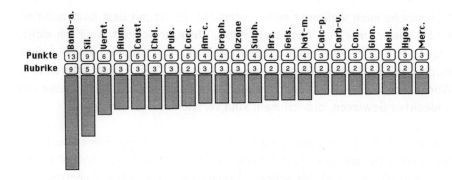

Verordnung: Bambus Q 6 Dil. 1 (Enzian-Apotheke, München)
Erste Dosis: fünf Teelöffel der Dil. 1 im Abstand von zehn Minuten.
Bereits am nächsten Tag erfolgt ein Anruf der Patientin. Sie teilt mit, daß es besser gehe mit den Schmerzen. Sie habe auch viel mehr Unternehmungslust und habe viel mit ihrem Kind gespielt. Der Krampf im Nacken sei bedeutend erleichtert. Deutliche Aufhellung im Gemüt.

Die Dosis wird festgesetzt auf einen Teelöffel der Dil. 1 täglich.

Am 21.9.95 meldet Frau S. im Nacken, besonders beim Bücken, verstärkte Krämpfe. Das Gemüt ist weiterhin "in Ordnung". Dies scheint eine Überdosiserscheinung zu sein. Das Mittel wird drei Tage ganz ausgesetzt und dann in der Dil. 2, einmal täglich einen Teelöffel, weitergenommen.
Am 29.9.95 teilt Frau S. überglücklich mit, daß es ihr "super" gehe, sie sei

"gut drauf" und könne stundenlang arbeiten, ohne Beschwerden zu bekommen.

<u>Wiedervorstellung am 11.10.95</u>
Der Genickschmerz ist gänzlich verschwunden, das schmerzhafte Ziehen in den Kopf ist auch nicht mehr aufgetreten, ebenso kein Stechen oder kein Klopfen mehr. Die Periodenblutung kam ohne Beschwerden, auch bestand keine Reizbarkeit vorher.
Sie fühlt sich teilweise noch überfordert, weil das Kind ständig schreit und unruhig ist. Tagsüber will der Junge nur getragen werden.
Bambus wird in der Dil. 2 noch weitergegeben.

Ein weiterer Termin wurde nicht vereinbart, aber die Behandlung des Kindes begonnen. Bambus wurde Mitte Dezember 1995 abgesetzt. Bis Anfang Juli 1996 ist kein Kopfschmerz mehr aufgetreten. Der jungen Frau geht es wieder so gut, daß die Behandlung des Zervikalsyndroms nach elf beschwerdefreien Monaten als erfolgreich abzusehen ist.

3. Fall
Erschöpfungszustand in der Schwangerschaft
von Karl-Josef Müller [20]

Eine 27-jährige Patientin stellt sich am 31.7.97 vor. Sie ist schlank bis ausgemergelt, dunkelhaarig, hat deutliche Müdigkeitsringe unter den Augen.
„Mit meiner Tochter komme ich überhaupt nicht mehr klar. Die Situation ist wie eine Gefangenschaft. Ich fühle mich so eingeschränkt. Ich hoffe immer, daß ich endlich Zeit für mich selbst habe.
Ich denke, ich bin keine gute Mutter. Ich liebe meine Tochter total, aber ich muß mich überwinden, mit ihr zu spielen. Da ist einfach zu viel Arbeit zu tun. Ich will es perfekt haben. Es muß sauber sein und alles in Ord-

---
[20] Karl-Josef Müller, Maxstr. 11, 66482 Zweibrücken

nung. Was ich mache, will ich auch perfekt machen. Ich will, daß die Leute denken: "Die hat mal was Gutes gemacht." Damit sie nicht denken, ich würde nur Blödes machen.
Wenn ich ausgehe, habe ich ein schlechtes Gewissen. Ich möchte nicht, daß jemand weiß, wie es mir geht. Ich schäme mich, wenn das jemand mitkriegt. Als meine Tochter ganz klein war, hatte ich den ganz starken Gedanken, sie mit dem Kopf gegen die Wand zu schlagen. Manchmal habe ich das Gefühl, ich müßte schreien.
Nun bin ich zum zweiten Mal schwanger, in der 18. Woche. Das ist schlimm. Eigentlich wollte ich ja noch ein zweites Kind. Aber es geht mir schlecht. Wenn ich zwei Kinder habe, ist das Leben vorbei. Ich kann meinen Halbtagsjob nicht mehr ausüben. Aber ich habe mich aufgerappelt und mir überlegt, daß ich mir eine Putzfrau suchen werde zum Aufpassen auf die Kinder.
Trotzdem: Ich komme mir eingesperrt vor. Ich habe vor allem Angst. Vorm Stillen, vor der Geburt - die erste Geburt war so schrecklich. Ich habe totale Angst vor der Geburt und vorm Stillen, das war so schlimm. Die Brustwarzen waren so schlimm, daß nur noch Eiter kam.
Ich freue mich eigentlich schon auf das Kind, nur die Umstände sind so blöde. Mir war auch lange übel, und meine Müdigkeit ist wieder einmal ganz schlimm. Seit ich wieder schwanger bin, ist meine Energie wieder viel weniger."

(Müdigkeit?) „Die Müdigkeit habe ich seit der Geburt meiner Tochter vor zwei Jahren. Ich war ein halbes Jahr lang richtig lahmgelegt. Ich ging auch kaum aus - es war mir alles zuviel. Daß ist ganz wichtig: Daß meine Kraft weg ist seit der Geburt meiner Tochter."

(Schlimme Geburt?) „Ich war von 6.30 bis 11.30 Uhr im Krankenhaus. Ich empfand die Schmerzen als total schlimm. Ich kriegte irgendwas Homöopathisches. Ich flehte sie an, daß sie mir etwas geben. Ich war total weg. Ich dachte, ich wäre tot, ich sah schlimm aus. Innerhalb von vier Wochen habe ich 12 Kilo abgenommen. Ich konnte nichts mehr essen. Ich konnte mich zu gar nichts mehr aufraffen - schlimm. Das Level an Energie von früher habe ich nie mehr erreicht."

(Was war in der Anfangszeit schlimm?) „Ich fühlte mich wie gefangen.

Meine Tochter war 24 Stunden am Tag bei mir. Daß ich nicht mehr rauskam, daß ich nichts mehr machen konnte, ohne jemanden dabei zu haben. Wenn ich noch ein zweites Kind habe, ist das Leben vorbei - dann habe ich nur noch Verantwortung."

(Sonstige Veränderungen?) „Es ist total anders als in der ersten Schwangerschaft vom Essen her. Ich trinke eiskaltes Wasser literweise. Ich tue mir Eiswürfel in die Getränke. Ich habe Lust auf saftiges Obst: Gemüse, Karotten, Nektarinen, Erdbeeren. Und auf eiskalte Milch, einen halben Liter. Ich esse gern Schokolade, Kartoffeln, Nudeln."

(Abneigungen?) „Gegen Wurst. Ich habe viele Blähungen, besonders morgens und bei Aufregung. Und ein bißchen Verstopfung. Im After habe ich Stiche wie von einem Messer."

(Kopf?) „Ich habe Krusten auf dem Kopf, weiße Schuppen, wie meine Mutter. Wenn ich aufgeregt bin, kratze ich am Kopf, bis es blutet - und wenn ich verzweifelt bin. Früher hatte ich oft Migräne, zwei bis drei Mal im Monat."

(Hals?) „Ich bin empfindlich am Hals. Wenn mir jemand dran faßt, bekomme ich Todesangst, selbst wenn es meine Tochter ist. Als Kind hatte ich auch extrem Todesangst, wenn mir jemand die Decke über den Kopf zog - ich strampelte und schrie."

(Zyklus?) „Meine Gebärmutter ist nach hinten geknickt. Der Zyklus war verlängert seit der Geburt meiner Tochter, 32 bis 35 Tage, eine starke und dunkle Blutung. Vorher krampfende Schmerzen im Unterbauch. Früher hatte ich sogar extreme Krämpfe mit Kreislaufkollaps."

(Bewegungsapparat?) „Die Schwäche sitzt mir vor allem in den Oberschenkeln. Ich gehe nicht gerne spazieren. Meine Beine sind oft wie Blei. Ich habe manchmal einen unsicheren Gang. Ich kann nicht genau abschätzen, wann der Boden kommt - ich schaue ja nicht auf den Boden. Als wäre der Boden tiefer oder höher."

(Haut?) „Schuppen."

(Wärmehaushalt?) „Ich bin total verfroren. Ich ziehe nachts im Bett Fellhandschuhe an. Hände, Füße, kalte Stellen am Körper. Ich mag trotzdem kein warmes Zimmer zum Schlafen. Ich mag nicht die Hitze im Sommer; am Meer kriege ich Sonnenallergie.
Mit meinem Mann komme ich nicht zurecht. Das Schlimmste daran ist, daß mir alles so gleichgültig ist - wie alles weitergehen soll, ist mir scheißegal. Ich komme aus der Beziehung nicht heraus, weil ich zu blöde bin, einen Schlußstrich zu ziehen. Ich habe das Gefühl, daß ich mich nicht wehren kann: Ich ziehe immer den Kürzeren. Ich glaube nicht, daß ich die Kraft habe, etwas zu ändern.
Ich bin ziemlich verzweifelt. Daß ich da nicht mehr rauskomme, vor allem nicht allein. Mir ist bewußt geworden: Ich kann da nicht raus. Es ist so aussichtslos, es gibt keinen Weg heraus, ich packe es nicht allein. Ich kann mich auch nicht aufraffen, irgend etwas zu reden. Es ist mir alles zuwider. Ich komme nicht raus aus der Situation - es ist alles so eine Scheiße. Ich sehe keine Lösung.
Ich war bei einer Astrologin, weil ich wissen wollte, ob ich irgendwann aus dem Loch komme. In der Hauptsache ging es um: Gefangen - gelähmt - vergiftet - sich nicht wehren können. Sie sagte, ich bräuchte ein homöopathisches Spinnen- oder Schlangenmittel.
Ich mag nicht, daß mein Mann den Arm um mich legt. Auf der anderen Seite wünsche ich mir total, daß mich jemand in den Arm nimmt, aber nicht er. Ich wollte als Kind nie angefaßt werden, ich schrie dann wie am Spieß. Ich fühle mich total allein. Das Gefühl, total allein zu sein und mit niemandem reden zu können."

(Ein bekanntes Gefühl?) „Ich hatte das mit 13, 14 Jahren. Ich konnte mit keinem reden. Ich traute mich nicht, was zu sagen, wenn andere dabei waren. Die könnten denken, ich sei blöd. Das begann schon in der 7., 8. Klasse. Ich dachte: "Du sprichst jetzt nichts mehr, da kommt sowieso nur Scheiße raus. Ich schwänzte unheimlich gern die Schule. Später dachte ich dann immer, ich hätte dummes Zeug geredet: "Da hast du Blödsinn erzählt!" Es ist mir peinlich, was die anderen von mir denken. Darum sage ich lieber nichts. Damit sie nicht denken, ich wäre blöd.
Ich habe manchmal totale Wortfindungsstörungen. Oder ich kann zwar denken, aber die Wörter nicht richtig artikulieren. Ich sage Wörter oder

Sätze verdreht. Wenn ich aufgeregt bin, sage ich Sätze falsch."

(Zum ersten Mal?) „Ich war mit meiner Mutter einkaufen. Ich stieß ein Mofa um. Ich hatte furchtbar Angst davor, was die anderen denken würden. Ich hatte Angst, der Besitzer findet heraus, wer das war und schnappt mich und zieht mich zur Rechenschaft. Einmal habe ich in einem Bus den Halteknopf gedrückt, um herauszufinden, was dann passiert. Es interessierte mich total, ich konnte es nicht lassen. Dann schämte ich mich komplett. Später vergaß ich einmal eine Monatsbinde auf der Waschmaschine ... eine Tante war zu Besuch und fand sie.
Mit meinen Eltern konnte ich nicht reden, mit meinen Geschwistern auch nicht. Wenn wir in Urlaub waren, fühlte ich mich immer nur verloren, die ganzen Ferien. Ich war total allein und wünschte mir jemanden zum Reden. Es gibt nicht viele Leute, mit denen ich reden kann. Aber wenn ich über meine Probleme rede, geht es mir hinterher schlecht. Ich will nicht, daß Gefühle aufsteigen."

(Hinterher schlecht?) „Ich kann über Gefühle nicht so sprechen, das tut mir nicht gut. In ein Tagebuch schreiben tut mir auch nicht gut, ich würde mich dafür schämen. Ich habe ein Traumbuch angefangen, das ist das höchste der Gefühle! Ich habe Panik vor meinen Gefühlen, sie sind so weit weg. Wenn die Leute mich richtig kennen würden, würde keiner etwas mit mir zu tun haben wollen. Ich habe Angst, wenn ich meine Meinung sage, wollen mich die Leute hinterher nicht mehr."

(Schlaf?) „Morgens bin ich wie gerädert. Meine Tochter wacht immer noch häufig auf. Ich schlafe nachmittags auf der Couch um 17 Uhr ein."

(Träume?) „Viel von Höhen. Ich ging eine ausladende Treppe hoch. Ringsum war kein Geländer. Ich wollte runter, aber es gab keine Treppe mehr runter, nur eine Papiertreppe. Oder ich liege auf einer Plattform weit oben und traue mich nicht zu bewegen."

(Träume?) „Oft von Treppen. Zwischen den Stufen ist zu viel Leerraum. Oder die Stufen werden immer kleiner. Ich muß darüber laufen. Dabei habe ich ein ängstliches Gefühl - der Zwischenraum ist zu groß."

(Träume?) „Ich schaue aus dem Fenster. Ringsum sind viele Hochhäuser. Ich finde den Weg nicht, obwohl ich gar nicht genau weiß, was ich suche."

(Träume?) „Von einer Freundin. Sie war total zusammengefallen und verkrüppelt und war krank. Ich wußte, daß sie bald sterben wird."

(Träume?) „Ich werde oft verfolgt von einem Mörder mit einem Messer. Zum Schluss ist er mit mir in einem Raum, ich weiß genau, daß er mich kriegt."

(Ängste?) „Ich träume vom Fliegen. Ich habe Angst, zu hoch zu fliegen und da nicht mehr wegzukommen. Ich würde zu hoch fliegen. Dann würde ich schweben, höher und weg."

(Ängste?) „Ich habe Angst vor UFO-Sachen, wenn im Fernsehen ein Film ist, wo einer entführt wird. Solche Sachen machen mir total Angst. Ich habe Angst vor ärztlichen Untersuchungen, die sehr schmerzhaft sind - die bei vollem Bewußtsein mitzukriegen. Ich habe in einem Buch über außergewöhnliche Phänomene gelesen, wo Leute von einem UFO entführt worden waren und unter Hypnose berichteten, was die alles mit ihnen angestellt haben.
Ich hatte einmal einen Traum in dieser Richtung. Ich war mit einem Nachbarn in einem Auto. Er wollte unbedingt in eine bestimmte Richtung. Wir sollten da nicht hin, man hätte dort UFOs gesichtet. Ich hatte totale Angst - er redete auf mich ein. In diesem Moment entführten sie sein Kind. Es war total schlimm, es ging in einer Röhre nach oben."

(Höhe/Tiefe?) „Wenn jemand was Gutes gesagt hat, bin ich total euphorisch. Wenn aber ein negativer Anruf kommt, bin ich wieder total am Boden zerstört. Ich springe auch mehr auf Sachen an, die mich runterziehen, als auf positive. Ich wäre ausgeglichener, wenn es nicht so viele Höhen und Tiefen gäbe."

(Ängste?) „Ins Wasser zu fallen. Wasser zieht mich an. Ich mag keinen Teich, wo man den Boden nicht sieht. Ich fahre auch nicht gern ans Meer, da gehe ich nicht mehr hin, auch wegen der Sonne - ich bekomme Sonnenallergie. Irgendwann kam ich darauf, daß Wasser mit Gefühlen zu tun hat. Ich will nicht wissen, was unter der Oberfläche ist."

(Drei Wünsche?) „Meinen Weg finden. Ich würde nie mehr heiraten, mich nie mehr binden. Heiraten war ganz schrecklich für mich, das Gefühl: Jetzt ist alles vorbei! Ich möchte nicht mehr so gebunden sein, nicht mehr für alles verantwortlich - vielleicht in einer Gemeinschaft leben und arbeiten. Ich möchte frei werden von allem, was mich beengt. Daß ich tue, was ich denke. Daß ich frei sprechen kann. Daß ich keine Schuldgefühle habe."

Mittelfindung
Folgende Themenbereiche lassen sich in der Symptomatik/Problematik der Patientin zusammenfassen:

(aussichtslose) Gefangenschaft: „...wie eine Gefangenschaft, so eingeschränkt ... Ich komme mir eingesperrt vor... Das Leben ist vorbei ...ich fühlte mich wie gefangen ... daß ich nicht mehr rauskam ... Ich komme aus der Beziehung nicht heraus ... Ich kann da nicht raus ... Verzweiflung ... es ist so aussichtslos ... es gibt keinen Weg heraus ... komme nicht raus aus der Situation ... sehe keine Lösung ... Traum: Ich finde den Weg nicht ... Traum: Mörder mit einem Messer ... mit mir in einem Raum ... ich weiß genau, daß er mich kriegt ... ein Film ... wo einer entführt wird... von einem UFO entführt worden waren und ... berichteten, was die alles mit ihnen angestellt haben ... entführten sie sein Kind ... es war total schlimm ... Kompensatorisch als Wunsch: Meinen Weg finden ... mich nie mehr binden ... nicht mehr so gebunden sein ... frei werden von allem, was mich beengt."

Scham/Verstecken: „.... schlechtes Gewissen ... ich möchte nicht, daß jemand weiß, wie es mir geht. Ich schäme mich, wenn das jemand mitkriegt ... Wenn die Leute mich richtig kennen würden, würde keiner etwas mit mir zu tun haben wollen. Ich habe Angst, wenn ich meine Meinung sage, wollen mich die Leute hinterher nicht mehr ... Es ist mir peinlich, was die anderen von mir denken. Darum sage ich lieber nichts. Damit sie nicht denken, daß ich blöd bin .... daß die Leute denken: "Die hat mal was Gutes gemacht."

Sie möchte ihre Gefühle sogar vor sich selbst verstecken: „Aber wenn ich über meine Probleme rede, geht es mir hinterher schlecht. Ich will nicht, daß Gefühle aufsteigen ...Ich habe Panik vor meinen Gefühlen - sie sind so weit weg ... ich mag keinen Teich, wo man den Boden nicht sieht ... Irgendwann kam ich darauf, daß Wasser mit Gefühlen zu tun hat. Ich will nicht wissen, was unter der Oberfläche ist."

Dahinter steht ein sehr negatives Selbstbild: „... ich würde nur Blödes machen ... Ich ziehe immer den Kürzeren ... Die denken, ich bin blöd ... du sprichst jetzt nichts mehr, da kommt sowieso nur Scheiße raus ...ich hätte dummes Zeug geredet... Da hast du Blödsinn erzählt!"

Höhe/Tiefe: „Ich habe manchmal einen unsicheren Gang. Ich kann nicht genau abschätzen, wann der Boden kommt - ich schaue ja nicht auf den Boden. Als wäre der Boden tiefer oder höher ... ich wäre ausgeglichener, wenn es nicht so viele Höhen und Tiefen gäbe ... Träume: Viel von Höhen. Ich ging eine ausladende Treppe hoch ... ringsum war kein Geländer ... ich wollte runter ... es gab keine Treppe mehr runter, nur eine Papiertreppe. Oder ich liege auf einer Plattform weit oben und traue mich nicht zu bewegen .... oft von Treppen ... zwischen den Stufen ist zu viel Leerraum. Oder die Stufen werden immer kleiner. Ich muß darüber laufen. Dabei habe ich ein ängstliches Gefühl - der Zwischenraum ist zu groß ... ringsum sind viele Hochhäuser ... Ich träume vom Fliegen. Ich habe Angst, zu hoch zu fliegen und da nicht mehr wegzukommen. Ich würde zu hoch fliegen. Dann würde ich schweben ... höher und weg .... es ging in einer Röhre nach oben."

Das Gefangenschaftsthema durch Schwangerschaft, Kind und Beziehung allein wäre ein recht deutlicher Hinweis auf Cimicifuga.

Die eigenen dunklen Seiten nicht nur vor anderen, sondern sogar vor sich selbst verstecken zu wollen, lässt an eine Salix-Art denken. Ich habe dieses Muster bei Salix purpurea und Salix babylonica beobachtet.

"Gefangenschaft" plus "Verstecken" plus "Höhe" aber ergibt Bambus! Hier nun thematisch geordnet nur einige exemplarische Zitate aus der AMP:

Gefangenschaft:
„Gefühl: Tiger im Käfig."
„Zu große Enge in der Beziehung schneidet mir die Luft ab."
„Falle zurück in Verstrickungen des Gefühls."
„Habe nur Pflichten, Arbeit, Geldverdienen."
„Möchte nicht dauernd für alles und jedes verantwortlich sein."
„Meine Tochter ist sehr anhänglich. Ihre Umklammerung ist mir fast unerträglich."
Traum: „Ein Nachbar erzählt, er habe nun alles geregelt, um in seinem Keller lebendig begraben zu werden. Man müsse nur noch den Betondeckel drauf tun."

Signatur: In Afrika und Asien sind traditionell alle Tierfallen und Käfige aus Bambus. Rilkes Tiger: *„Es ist, als ob es tausend Stäbe gäbe und hinter tausend Stäben keine Welt."*

Verstecken:
„Sehe krank aus. Ich wundere mich, daß mir das jeder ansieht, da ich es ... zu verbergen suche."
„... weil ich in diesem Moment nicht an meinen Gefühlen bin, sondern mehr an der Oberfläche."
„... zu bestimmten Dingen keinen gefühlsmäßigen Bezug ..."
„Bin absolut nicht in der Lage, vor mehreren Menschen zu sprechen ... allein der Gedanke zu sprechen, treibt mir Angstschweiß auf Hände und Achseln.
Traum: „Welle von Wasser ... erfaßte mich ein schrecklicher Schwindel .."
Traum: „... alles ist überschwemmt ..."
Traum: „Überschwemmung droht ..."

Signatur: Bambuszäune (ähnlich Thuja-Hecken), Bambus-Vorhänge, Bambus-Rollos.

Niedriger Selbstwert:
„... fühle mich irgendwie minderwertig .."
„Gefühl, alles geht schief"
„Zweifle abends, ob ich meine Pläne überhaupt schaffen kann."
„Bekomme nichts mehr auf die Reihe." usw."

Höhe:
Traum: „... riesiges Kaufhaus ... wandere durch alle Stockwerke."
Traum: „... Hochhaus ... Chef wurde ... in den obersten Stock geschleppt und von dort runtergeworfen."
„So etwas habe ich noch nie erlebt, solch ein "federndes Gefühl", als ob der Boden wellenartig hoch- und runterschwanken würde."
„Bin nicht im Fahrstuhl gefahren, da ich Angst vor diesem Gefühl habe."
„Das Gefühl, als ob das rechte Bein ständig in ein Loch treten würde."
„Verhalten meines Mannes bringt mich auf die Palme."
„Fühle mich top" ... „Könnte Bäume ausreißen."

Signatur
Bambus wächst röhrenartig am Tag bis zu einem Meter.
Bambus schwankt im Wind. Aus Bambus wird Papier gefertigt. Verblüffend die Ähnlichkeiten zu den Traumbildern der Patientin: „Es ging in einer Röhre nach oben." „Nur eine Papiertreppe."

Und: Zu Bambusa paßt sehr gut - beim Entdecker Bernd Schuster vielfach klinisch bewährt - der extreme Erschöpfungszustand nach der Geburt inklusive Brustentzündung. „Die Müdigkeit habe ich seit der Geburt meiner Tochter vor zwei Jahren. Ich war ein halbes Jahr lang richtig lahmgelegt ... daß meine Kraft weg ist seit der Geburt meiner Tochter .... ich dachte, ich wäre tot ... ich sah schlimm aus. Innerhalb von vier Wochen habe ich 12 Kilo abgenommen. Ich konnte nichts mehr essen. Ich konnte mich zu gar nichts mehr aufraffen - schlimm. Das Level an Energie von früher habe ich nie mehr erreicht ... wie gerädert ... total am Boden zerstört".

Der Traum von ihrer Freundin ist ein Spiegelbild der Patientin selbst: „Sie war total zusammengefallen und verkrüppelt und war krank. Ich wußte, daß sie bald sterben wird."

Der Erschöpfungszustand in der AMP:
„Ein Zustand zum Sterben, will nur meine Ruhe. Will nichts hören und sehen."
„Das Gefühl, daß es nicht zu schaffen ist, macht mich unfähig, irgendetwas zu tun."

„Fühle mich überfordert. Habe mir zu viel aufgeladen."
„... totale Angst, ich könnte die Dinge nicht mehr bewältigen, ..."
„... ein Riesenberg an zu bewältigenden Dingen"
„... erhöhte Gleichgültigkeit ... im Sitzen eingeschlafen ..."
„... zu erschöpft."
„Lustlos, antriebsarm ..." mehrfach, und viele andere ähnliche Symptome.

Ist das Mittel klar, zeichnet sich auch die von Bernd Schuster zum "zentralen Thema von Bambus" erwählte "Suche nach Unterstützung" ab:

„Daß ich da nicht mehr rauskomme ... vor allem nicht allein .... wünsche ich mir total, daß mich jemand in den Arm nimmt ... Ich war total allein und wünschte mir jemanden zum reden."

<u>In der AMP:</u>
„Keiner fragt, ob er mir helfen kann."
„... nie das Gefühl, mich ganz auf meine Frau verlassen zu können."
„... Das Mittel hat mir eine große Unterstützung bedeutet ..."

Signatur: Bambus als Konstruktionsmaterial; der Bambusstock eine typische Stütze für andere Pflanzen. Alles hängt an ihm - er selbst wird nicht gestützt.

Hier auch noch eine Reihe zum Fall passender Repertoriumsrubriken von Bamb-a.:
Abneigung gegen alles, alles ist zuviel
Abneigung, Arbeit, gegen seine
Abneigung Ehemann
Angst, Bewältigung zukünftiger Dinge, vor der
Faulheit, Hausarbeit, Abneigung gegen die gewöhnliche
Faulheit, unfähig etwas zu arbeiten
Furcht, bemerken, daß man ihren Zustand bemerken könne
Furcht, sprechen, zu
Furcht, sprechen, zu, Öffentlichkeit, in der
Gedächtnisschwäche, auszudrücken, sich
Gesellschaft, Abneigung gegen, wünscht allein zu sein
Neurasthenie, Schwäche, Übermüdung, Erschöpfung
Peinlich in Kleinigkeiten, möchte alles perfekt machen
Reizbarkeit, Kindern, gegenüber den, Ruhe, will nur ihre Ruhe haben
Reizbarkeit, Mattigkeit und Schwäche, mit
Ruhe, will seine Ruhe haben

Selbstvertrauen, minderwertig, Gefühl als ob
Teilnahmslosigkeit, aufraffen, kann sich zu nichts
Überfordert, Gefühl als ob
Unzufrieden, eingeschränkt, fühlt sich
Unzufrieden, Pflichten und Arbeit, hat nur
Verlassenes Gefühl
Schwindel, Wellen, als ob der Boden in Wellen schwanken würde
Kopf, Jucken der Kopfhaut
Äußerer Hals, Kleidung verschlechtert
Magen, Verlangen nach, kalten Getränken
Magen, Verlangen nach, saftigen Dingen
Extremitäten, Ungeschicklichkeit, Beine, stößt an Gegenstände
Träume, begraben, wird lebendig, ein Nachbar
Träume Kindern von, verunglücken, Bootsfahren, beim
Extremitäten, Schwäche, Beine
Lebenswärme, Mangel an Wärme,
Zimmerwärme verschlechtert

Therapie:
Bambusa arundinacea C 30 (DHU) in Wasser gelöst über einen Tag.

Verlauf (Praxissitzung fünf Wochen später):

„Die Energie ist wesentlich besser. Von 30% auf 70% Prozent meines Potentials. Ich bin zwar noch müde, aber die Arbeit macht mir nicht mehr so viel aus. Ich bin nicht mehr so geschafft. Ich mache jetzt viel zuhause. Ich habe Blumen umgetopft - zwei haben Bambusstäbe zur Stütze - die waren vorher schlimm dran.
Anfangs ist unheimlich viel passiert. Ich hatte einen großen Krach mit meinem Mann. Er ging zu seiner Mutter und erzählte es weiter - da haben wir noch dickeren Krach gekriegt. Der Krach hat mir sicher gut getan. Es kam alles zur Sprache.
Meine Eltern haben mich dabei nicht unterstützt. „Wer ein zweites Kind kriegt, muß zu seinem Mann halten!" Die Unterstützung von ihnen wäre schön und wichtig gewesen.
In der ersten Nacht nach dem Mittel hatte ich einen Traum: Ich wollte aus einem Land ausreisen, ... ich wußte, ich muß über die Grenze ... ich packte meine Sachen und machte mich auf in Richtung Grenze ... davor war noch eine ganz lange Schlange ... aber ich kam über die Grenze. So etwas habe ich noch nie geträumt, daß ich etwas geschafft habe!
Ich habe mehrfach von Schlangen geträumt. Einmal war ich auf einem Se-

minar, wo man sich von zwei Schlangen in die Handgelenke beißen lassen sollte ... das tat sehr weh.
Später gingen die Träume wieder in die alte Leier über: Ich komme nicht an ... ich komme nicht vorwärts ... wieder viele solcher Träume."

(Psyche jetzt?) „Ich bin nicht so recht glücklich. Ich sehe mich noch sehr stark eingeengt, bin aber auch nicht so recht unglücklich."

(Die Schwangerschaft?) „Verläuft normal. Einmal habe ich vier, fünf Tage nichts vom Kind gespürt, ich dachte, da stimmt was nicht.
Das Mittel hat mir anfangs unheimlich viel Energie und Entwicklung gegeben. Ich habe bis in die Nacht Blumen umgetopft."

Kommentar
„Blumen umgetopft - zwei haben Bambusstäbe zur Stütze - die waren vorher schlimm dran." Daß sie Bambusa als Mittel erhalten hatte, wußte die Patientin, es stand ja auf dem Arzneifläschchen. Daß ihr erster Traum nach dem Mittel ihre eigene Heilung symbolisierte, ist bemerkenswert.

„Es kam alles zur Sprache" - auch hier ein Heiler-Werden, ebenso wie im Traum der ersten Nacht: „.... ich kam über die Grenze. So etwas habe ich noch nie geträumt, daß ich etwas geschafft habe!"
Das Thema "Suche nach Unterstützung" bringt die Patientin nun expressis verbis auf den Tisch: „Meine Eltern haben mich dabei nicht unterstützt, die Unterstützung von ihnen wäre schön und wichtig gewesen."

<u>Therapie: Bambusa arundinacea C 30 (DHU).</u>

<u>Weiterer Verlauf</u>
Die Patientin besorgte sich Bambusa C 30 und Bambusa C 200, um sie nach eigener Einschätzung bei Problemen einzusetzen. Dies geschah - wie sie mir berichtete - in der Schwangerschaft insgesamt fünfmal. Der Erschöpfungszustand und die völlige Verzweiflung kehrten nicht wieder, auch nicht nach der Geburt ihres zweiten Kindes. Das Gefühl, nicht genug für sich tun zu können, blieb zum Teil bestehen, entsprach aber auch der Situation einer Mutter mit zwei Kleinkindern.

Bambusa half während der Schwangerschaft bei rechtsseitigen Ischiasbeschwerden, einmal konnte eine aufkommende Migräne abgefangen werden, einmal eine Halsentzündung. Nach Einnahme einer Dosis Bambus C 200 zur Geburtseinleitung kam es innerhalb von 45 Minuten zu einem problemlosen Partus.

4. Fall
Depression nach der Geburt
von Graziella Sanzo[21]

Eine Frau, 33 Jahre alt, berichtet am 4.12.1997 :
„Ich habe schon länger Probleme, schon bevor meine Tochter (3 Jahre) geboren wurde. Eine Krise, ein Tiefpunkt. Dann kam das Kind. Ich hatte totale Probleme mit der Situation. Es war zuviel Nähe mit dem Kind, zu wenig mit meinem Mann. Das Alleinsein mit ihr war schlimm, den ganzen Tag auf mich gestellt. Ich bin ein eineiiger Zwilling[22]. Ich habe mir immer meinen Freiraum erkämpfen müssen, mußte mich abschotten. Ich habe mich allein und isoliert mit meiner Tochter gefühlt. Es war, wie in ein Loch fallen, alles ist zu viel. Die Probleme ziehen sich durch.

Ich hatte im Oktober eine Fehlgeburt in der 12. Woche. Dann habe ich wieder eine Krise gekriegt. Ich habe körperlich nichts geschafft, bekam gleich am Anfang leichte Blutungen. Ich habe es weit von mir weggeschoben, wollte es nicht wahrhaben. Das hat mich alles so schockiert. Mein Mann hatte einen Durchhänger, ich war relativ stark. Dann kam die Realität, ab sofort war ich nicht mehr schwanger. Ein paar Tage später habe ich getrauert, dann kam die Krise."

„Gegen die Ausschabung habe ich mich total gewehrt. Das wäre eine Tor-

---
[21] Graziella Sanzo, Dekan-Schindler-Str. 3, 66453 Gersheim
[22] Auch die Frau in Fall 1 ist ein Zwilling, auch sie hatte eine Depression nach der Geburt. (Anmerkung des Autors)

tur gewesen, ich wollte das nicht, wollte meine Ruhe. Es ging hin und her. Vielleicht ist es besser so, z.T. habe ich dem Baby nachgeheult. Ich war trotzig, das konnte nicht sein. Ich war total hin- und hergerissen, konnte mich nicht entscheiden, was ich will.

Jetzt habe ich Arbeit gefunden. Ich habe sie mit meiner Zusage drei Wochen hingehalten. Ich war so im Zwiespalt. An einem Tag wollte ich so, am nächsten so. Ich habe es nicht gelernt, Entscheidungen zu treffen. Man mußte sich schnell entscheiden, sonst war der andere Zwilling tonangebend, führend. Wenn ich allein entscheiden soll, bin ich im Zwiespalt. Zuerst bin ich unsicher, im nächsten Moment sicher, dann kommen wieder Zweifel.

Im Moment ist alles nur Routine, Alltagsleben. Alles ist eingespielt, es gibt wenig Abwechslung. Es muß jetzt was passieren. Ich bin nicht gut drauf, schlecht gelaunt, nörglerisch. Ich fühle mich antriebslos, alles ist zu viel, ich will mich da nicht reinfallen lassen. Die Krisen kommen in Momenten, in denen ich Ruhe habe. Ich bin auch im Zwiespalt mit der Firma. Ich habe erst vier Tage hinter mir. Ein Tag ist super, der nächste Scheiße. Ich bin hin- und hergerissen. Ich bin total erledigt, null Antrieb, habe Mühe, mich aufzuraffen. Der Antrieb fehlt total. Nachmittags oder abends habe ich oft Kopfschmerzen, meist einseitig, ziehend in Stirn und Schläfen. Beginnt meist um 14 Uhr. Ich bekomme es auch am Wochenende, brauche Aspirin."

„In der Kindheit hatten wir ständig Zoff, Kampf, Gerangel. Unsere Eltern sagten nur: "Vertragt euch." Sie versuchten nicht, es zu lösen und zu helfen. Wir wurden oft exponiert und zur Schau gestellt. Wir wurden immer angeglotzt. Im Nachhinein denke ich, es war absolute Kacke. Man war nie auf sich selbst gestellt. Ich würde Zwillinge trennen. Wir waren immer auf uns gestellt. Meine Eltern hatten eine Gaststätte, Vater hat noch außer Haus gearbeitet. Als ich zehn Jahre alt war, wurde er Frührentner. Wir waren immer beschäftigt, wurden immer eingebunden. Wir waren immer zusammen. Mit elf Jahren bekamen wir ein Pony gekauft. Wir haben viel gezankt, weil nur eins da war. Ich hätte immer noch Interesse an Pferden, aber der Antrieb ist nicht so da, es allein zu machen. Meine Schwester wohnt jetzt in Frankfurt. Sie fehlt mir schon aus organisatorischen Gründen. Schlimm für mich war, daß wir nie mit Namen gerufen wurden, nur Martha-Lona (Martha und Ilona) oder Zwilling. Wir hatten nur gemeinsame Freundinnen. Die Beziehungen sind anders ohne sie. Ich bin mit meinem Namen gar nicht klargekommen. Später habe ich ihn gar nicht mehr leiden können. Ich habe mich nicht mit ihm identifiziert."

„Das Schlimmste für mich war die Geburt meiner Tochter. Ein Horror. Ich hatte eine Bilderbuchschwangerschaft, keine Beschwerden. Die Wehen waren anfangs ziemlich harmlos. Dann habe ich mich die ganze Nacht rumgequält, dann war der Muttermund einen Zentimeter geöffnet. Meine Schwester hatte eine 52-Stunden-Geburt, das hatte ich verdrängt. Ich war ziemlich gefrustet. Später haben mich die Wehen total umgehauen, ich hatte keine Energie mehr. Ich habe gejammert, habe es nicht mehr verkraftet. Ich hatte keine Geduld, keine Motivation, keine Energie. Es war eine ziemliche Quälerei. Ich hatte drei Stunden Dauerwehen."

(Eigene Geburt?) „Mutter wußte nicht, daß sie Zwillinge kriegt. Wir hatten beide sieben Pfund. Wir kamen drei Wochen vor dem Termin, Vater war dabei. Es war eine langwierige Geburt. Ich kam zuerst, vier Minuten später meine Schwester."

„Ich bin erschöpft, starke Müdigkeit, um 19 Uhr könnte ich mich schon ins Bett legen. Das ist so, seit meine Tochter auf der Welt ist. Als sie ein Jahr alt war, fing es an, daß sie mich oft nachts geweckt hat. Das ist eine ätzende Erfahrung, sie hatte oft Infekte. Die Abstände, in denen sie wach wurde, wurden immer kürzer. Dann habe ich nachts aufgehört zu stillen. Einmal war meine Tochter krank, hatte über 12 Stunden nichts gegessen. Sie hat nur noch geschrien, war total panisch. Im Krankenhaus haben die uns in einen so komischen Stall eingesperrt. Das war ein Glaskasten, dort mußten wir warten, wie ein Hasenstall. Wir mußten drin bleiben. Ich habe mich total verlassen und abgeschoben gefühlt, ich hatte keine Angst ums Kind. Sie hat nichts mehr getrunken, konnte nicht einschlafen in so einem engen Raum. Es war wie im Gefängnis, wir durften nicht raus, waren total eingesperrt. Wir wollten das Kind rumtragen, wir mußten in dem kleinen Raum hin- und hertigern. Ich dachte: "Wie die mit uns umgehen, unter aller Sau." Ich habe mich so geärgert, nicht aufgehoben gefühlt.
Meine Schwiegermutter ist mit sich selbst überfordert. Das Thema in ihrer Familie sind Wehwehchen. Sie ist hektisch, verjammert, nur Haus-

frau. Sie beschäftigt sich ständig mit unseren Angelegenheiten. Sie war schon bei 1000 Ärzten. Sie ruft dauernd an, kommt ungelegen. Sie nervt, beschäftigt sich nur mit Lappalien. Sie hat mich nicht verstanden, daß ich mit dem Baby am Anfang überfordert war. Sie hat mich nicht entlastet. Mit dem Kind zu leben ist eine totale Umstellung. Nach ein paar Monaten habe ich mich nur noch verlassen und allein gefühlt. Ich habe viel organisiert, um mit ihr fortzugehen. Ich war total entsetzt, allen ging es gut, nur mir nicht. Ich war die einzige, die Probleme hatte."
(Ängste?) „Längere Zeit allein zu sein, den ganzen Tag. Dieses Entscheiden, ob ich zuerst einkaufen gehen oder die Küche machen soll. Ich fühle mich schlecht in der Situation, ich muß mich ablenken. Zum Heulen. Gefühl, es macht überhaupt nichts mehr Spaß, jammere nur rum. Meine erste Stelle hatte ich in einer Stadt 400 km entfernt. Ich war ganz allein, habe verzweifelt versucht, etwas zu organisieren. Abends beim Alleinsein habe ich mich unwohl, allein und verloren gefühlt. Ich habe die Abende sinnlos verbracht. Ich bin dann heimgezogen, ich habe Verlangen nach Gesellschaft. Ich habe Zukunftsängste. Angst vorm Altwerden. Ich war bei einer Veranstaltung, da wurde die Frage gestellt: „Stellt euch vor, ihr wärt Oma oder Opa." Ich habe vor dem Blatt gesessen und bin in Tränen ausgebrochen. Ich konnte mich nicht hineinversetzen. Alte Leute sind immer einsam und allein. Sie haben keine Aufgabe mehr, man ist für nichts mehr gut. Mein Bild von alten Leuten ist: Sie jammern, sind allein, gehen auf die Nerven. Man muß es vorbereiten, um es anders zu haben.
Als Kind hatte ich Angst, hinterm Bushäuschen steht jemand. Vor zwei Jahren machte ich einen Selbstverteidigungskurs. Jetzt habe ich keine Angst mehr, fühle mich sicher. Ich habe eine Abneigung gegen Rollenklischees. So, jetzt bist du das Hausmütterchen. Das wird von dir erwartet, deinen Mann zu versorgen."

„Als mein Freund Schluß gemacht hatte, dachte ich, er kommt bald wieder. Ich wollte es nicht wahrhaben, habe es von mir weggeschoben. Ich habe versucht, es zu lösen."

(Träume?) „Laufen, wegrennen, ich komme nicht an. Ich habe eine Abneigung gegen körperliche Nähe. Es ist mir zuviel, wenn mein Mann mich in den Arm nimmt. Händchen halten ja, alles andere ist zu viel. Vor meiner Tochter ging es mir nicht so. Ihm paßt das auch nicht, er ist enttäuscht und hilflos. Er ist oft sachlich und distanziert. Ich fühle mich belästigt, denke, er will mit mir schlafen. Die Depression gestehe ich mir selbst nicht ein. Ich habe manchmal Hüftschmerzen und Gelenkbeschwerden. Mein Kind ist schon mein Lebensinhalt, will mich aber nicht an sie binden. Ich will ein selbständiges Kind. Mein eigenes Leben führen, geht nur durch den Beruf."

„Ein paar Tage vor den Menses bin ich depressiv und verstimmt, bekomme dann die Krise. Wenn die Blutung beginnt, habe ich einen halben Tag Krämpfe. Starke Bauch- und Rückenschmerzen."

(Essen?) „Verlangen nach Obst und Gemüse, Abneigung gegen grüne Bohnen, der Geruch und Geschmack sind fürchterlich. Ich glaube, als Kind mußte ich einmal saure Bohnen essen, als ich krank war. Den Geschmack von Marzipan mag ich überhaupt nicht. Mein Magen ist unempfindlich, wie ein Pferdemagen."

(Tiere?) „Ich mag Pferde. Unser Pony war so gutmütig. Es freute sich, wenn man kam. Ich mag kein Tier im Haus, komme damit absolut nicht klar. Ich habe Ekel vor Katzenhaaren im Teppich."
(Pflanzen?) „Der Aufwand ist mir zu groß."

(Wünsche?) „Das ist schwer. Weniger oft miese Laune zu haben, fröhlich zu sein. Insgeheim den Wunsch, eine Großfamilie zu haben. Vielleicht gibt es nur Probleme, vielleicht ist es doch nicht ideal. Der dritte Wunsch ist Weltverbesserung, z.B. bei der Umweltverschmutzung. Oder daß die Leute friedlicher und harmonischer miteinander umgehen, z.B. in der Firma. Ich bin harmoniebedürftig, Konflikte stören mich. Es ist relativ schwierig, Konflikte zu lösen. Ich mag keine sturen, oberflächlichen Menschen, die überheblich und fies sind. Die Scheiß-egal-Haltung in Firmen, es ist nicht teamorientiert."

„Als ich schwanger war, war meine Schwester auch schwanger. Purer Zufall. Ich war total erschreckt, wir hatten den gleichen Entbindungstermin, alles so parallel. Für unsere Eltern war das normal, für mich ist es absurd, diese Duplizität. Ich hatte das Gefühl, das darf nicht wahr sein, warum muß das jetzt gleichzeitig passieren. Es ist nicht nur Zufall, es ist

absurd. Auch wieder so ein Zwiespalt. Auf der einen Seite war es spannend, auf der anderen Seite war ich total erschrocken. Ich war trotzig, ich wollte die Schwangerschaft nicht teilen."
„Ich weine relativ schnell, bin schnell gerührt. Bei der Trauerfeier von Diana, bei Filmen mit traurigem Ende, bei Hochzeiten. Wenn das Kind was Rührendes sagt. Lieder lösen Tränen aus. Es sind eher positive Sachen. Ich wehre mich dagegen, zu erbrechen."
Ich fühle mich oft bedrängt, übernehme alles für andere. Ich bin zu gutmütig, würde besser öfter "Nein" sagen. Als Kind war ich verschüchtert, zurückhaltend, eher introvertiert. Das wurde erst nach dem Abi anders, da wurde ich selbstbewußter. Mit ca. 13 Jahren hatte ich totalen Haarausfall an der Stirn, danach bekam ich krauses Haar.
Es ist mir sehr wichtig, daß mein Mann mich bestätigt, daß er sagt, daß er mich lieb hat. Ich will, daß er mich aufbaut, das macht er aber nicht so. Ich bin eher offen bei Diskussionen, es dauert eine Zeitlang, bis ich mir eine Meinung gebildet habe. Ich lasse mich schnell von anderen Möglichkeiten überzeugen. Ich friere eher schnell, brauche es warm, über 20 Grad. Ich trinke viel, ca. zwei Liter pro Tag."
Schlußwort: „Ständig muß ich Entscheidungen treffen, meine Schwester hat immer schneller geantwortet. Enge Beziehungen sind Horror für mich."

Repertorisationsgrafik[23] :

	Bamb-a.	Calc.	Puls.	Lach.
Punkte	14	13	12	9
Rubriken	9	7	6	5
1. Gemüt; FURCHT; engen Raum, im -oder eingeengt zu werden-	2	2	2	2
2. SCHWANGERSCHAFT, Beschwerden in der; nach der Schwangerschaft	2			
3. Gemüt; ÜBERFORDERT, Gefühl als ob	2			
4. Gemüt; WILLEN; Widerspruch im				
5. Gemüt; STIMMUNG; wechselnd	1	1	2	
6. Kopfschmerz; ZIEHEND; nachmittags	1			
7. Allgemeines; SCHWÄCHE, Entkräftung; Geburt, nach einer	2			
8. Gemüt; VERLASSENES Gefühl	1	1	3	2
9. Gemüt; ANGST; Zukunft, um die	1	3	2	2
10. Gemüt; HARMONIE, ausgeprägtes Verlangen nach		1	1	
11. Gemüt; WEINEN, zu Tränen geneigt; Filmen, beim Anschauen von		2	2	1
12. Allgemeines; LEBENSWÄRME, Mangel an	2	3		2

---

[23] Die Autorin hat ihre Arzneimittelwahl nicht näher begründet, so daß ich eine Repertorisation hinzugefügt habe, um den Fall klarer zu machen. (Schuster)

Therapie: Bambusa C 30/C 200 (DHU)
Verlauf Termin am 19.02.1998
"Was Tolles ist nicht passiert. Ich habe geträumt, ich wäre zu Hause bei meinen Eltern. Ich flüchte vor Verfolgern, habe mich vor ihnen versteckt. Habe es geschafft, zu entkommen."
(Arbeit?) "Es geht mir wesentlich besser. Ich habe ziemlich Streß, aber es geht. Ich habe mich mit der Fehlgeburt versöhnt. Ich habe gepokert mit der Schwangerschaft. Probiere mal, ob es klappt. Ich war hin- und hergerissen. Ich habe erwartet, daß mir jemand etwas abnimmt.
Entscheidungen zu Hause fallen mir leichter. Ich habe ja auch weniger Zeit zu überlegen, durch die Arbeit. Ich hatte die letzten sechs Wochen kein Kopfweh mehr. Die Monatsblutung war relativ einfach. Sie kam verspätet, war aber so unproblematisch wie noch nie. Ich hatte keine Krise davor."
(Müdigkeit?) "Kurz vor und nach dem Vollmond bin ich mit drei bis vier Stunden Schlaf ausgekommen. Ich hätte Bäume ausreißen können. Ich hatte viele Nächte, wo ich wenig Schlaf brauchte.
Wir haben einen Kindergarten gegründet. Das möchte ich weitermachen. Viele Leute sind so isoliert und allein zu Hause, so kommt man dann raus. Über das Alleinsein mache ich mir keine Gedanken mehr. Ich mache mir mehr Gedanken, wie ich alles unter den Hut bringe."
(Schwiegermutter?) "Das Verhältnis ist distanzierter, ich lasse sie links liegen. Es ist auch ein zeitliches Problem, die Zeit ist sehr eingeschränkt. Ich fühle mich gut dabei. Sie haben uns zum Skifahren eingeladen. Wegen des Zwists wollte ich zuerst nicht, habe mich jetzt doch durchgerungen hinzufahren. Es hat irgendwie nicht mehr den Stellenwert. Die Beziehung zu meinem Mann kommt zu kurz. Er muß auch lange arbeiten. Wir sehen uns nicht oft. Er ist gereizt und gestreßt, es hängt alles an mir.
Ich fahre mit meiner Zwillingsschwester nach London. Aus meinem Antrieb ist es nicht gekommen. Ich überlege mir, mehr Stunden zu arbeiten und dafür einen Tag frei zu haben."

"Die Hüftschmerzen und Gelenkbeschwerden habe ich nicht mehr. Durch die Arbeit ist mein Freiraum eingeschränkt, das hat mir nichts ausgemacht. Wenn ich das Gefühl habe, ich werde kritisiert, explodiere ich. Der Haushalt muß zwangsläufig liegenbleiben. Wenn mein Mann dann eine

Bemerkung macht, explodiere ich. Mein Mann ist sehr extrem mit Putzen. Ich war überhaupt nicht krank, trotz des ganzen Streß."

Therapie: Kein Mittel, abwarten

Weiterer Verlauf 10.02.1999 (Telefon)
„Im Moment bin ich müde, ich bin in der 6. Woche schwanger. Vor der Schwangerschaft war ich nicht mehr so müde, das hat sich verbessert. Das habe ich aber auch auf den neuen Job zurückgeführt. Mir ging es wesentlich besser. Es ist im Grunde auch besser. Ich war fit bis abends, energiegeladen, konnte gut mit meinem Kind spielen. Aber wenn sie mal einen Tag ganz zu Hause ist, habe ich nicht so die Geduld, weil sie mir ständig am Rockzipfel hängt. Ich habe seit der Einnahme kein Kopfweh mehr gehabt."
(Entscheidungsschwierigkeiten?) „Das ist auf jeden Fall besser geworden. Aber auch wegen des Jobs. Ich muß halt alles in der Zeit erledigen, die ich habe. Ich fühle mich nicht mehr allein, ich bin ja nicht viel allein. Über das Altwerden denke ich nicht mehr nach. Ich hatte damals das Gefühl, durch das Kind alt geworden zu sein. Jetzt bin ich in der Firma unter Erwachsenen und habe zu meinem Kind wieder die richtige Position. Hüft- und Gelenkschmerzen treten gar nicht mehr auf. Ich mache auch wieder Sport, gehe ins Training. Vor der Einnahme konnte ich mich ja gar nicht aufraffen. Die Krise vor den Menses ist weg, auch die Schmerzen. Miese Laune habe ich viel weniger, aber das ist auch durch den Job."

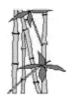

5. Fall
Familiäre Überlastung: vier Kinder in fünf Jahren[24]
von Bernd Schuster

Eine Frau, 35 Jahre alt, kommt zur Anamnese am 25.8.98.
Sie erzählt: „Ich komme wegen eines Erschöpfungszustandes. Ich bin im Erziehungsurlaub meines vierten Kindes, das ich vor einem halben Jahr bekommen habe. Das erste Kind habe ich vor fünf Jahren geboren. Das war sehr anstrengend. Wir haben eine Hof mit Tieren, mit Kühen, Pferden, Schafen, von daher sind wir voll ausgelastet. Mir geht es einfach schlecht, ich habe keine Nerven mehr, bin nur noch am Heulen, nur noch am Schreien. Ich habe das Gefühl, das bin nicht mehr ich." (Patientin stützt den Kopf in die Hand.)
(Wer sind Sie dann?)
„Ich komme mir vor wie eine Furie. Ich kenne mich so gar nicht. Ich habe eine Reizbarkeit gegen alles, was laut ist, gegen meine Kinder, gegenüber meinem Mann (beginnt zu weinen). Ich bin nur am Brüllen und schicke die Kinder hoch. Das ist kein Zustand, da werde ich meinen Kindern nicht mehr gerecht. Gegenüber meinem Mann ist es genauso."
(Was darf der nicht mehr?)
„Der darf gar nichts mehr. Das finde ich so schlimm, der muß nur noch sehen, daß er irgendwelche Kinder nimmt."
(Sie fühlen sich überlastet?)
„Ja, die Arbeit ist mir zu viel (weint stark), ich habe nie soviel gearbeitet. Aber es ist noch etwas, was mit <u>mir</u> zu tun hat. Ich fühle mich überhaupt nicht gesund, habe Kopfschmerzen, fühle mich so schwach. Das kenne ich nicht an mir."
(Wann haben Sie mal Zeit für sich selber?)
„Nie!! Ich habe es verpaßt, mir von Anfang an diesen Freiraum zu nehmen. In drei Jahren ist es wieder besser, aber das halte ich nicht aus bis dahin. Die Kinder sind eben noch alle klein. Ständig will jemand etwas von mir."
(Wenn Sie zaubern könnten und keiner wäre böse, was würden Sie wegzaubern?)
„Alle, alle würde ich wegzaubern (lacht). Alle würde ich wegzaubern, damit ich mal allein bin, mal für mich. Früher habe ich viel gemalt, war

---
[24] Dieser Fall ist exemplarisch für viele ähnlich gelagerte Fälle, die mit Bambus gebessert und geheilt werden konnten.

immer viel allein. Es ja O.K., daß sie da sind, aber eben nicht immer. Mir fehlt chronisch Schlaf."
(Könnten Sie Hilfe brauchen, ein Hausmädchen und eine Kinderfrau?)
„Das habe ich schon oft überlegt. Nein, das wären ja noch zwei mehr! Ich will niemand zusätzlich."
(Hätten Sie gerne jemand weniger?)
„Das hört sich so schlimm an, ich habe da gleich ein schlechtes Gewissen! Ich habe total tolle Kinder. Ich habe ein chronisch schlechtes Gewissen. Die Tiere kann man auch nicht stehenlassen, die müssen auch versorgt werden. In Moment ist bei mir „der Ofen aus", ich weiß nicht, wie ich das schaffen soll."
(Stillen Sie noch?)
„Ja. In den letzten Jahren habe ich nur gestillt oder war schwanger. Das vierte Kind saugt sehr an mir." (Die Patientin stützt ohne Pause den Kopf, weint ohne Unterlaß.)
(Sie sind gefangen in dieser Situation?)
„Ich muß da durch, fühle mich total gefangen. Ich bin unter Zeitdruck, oder mein Mann macht Druck, weil er aufs Feld muß. Der ist ein Arbeitstier und kennt solche Bedürfnisse nicht, das hat sich erst jetzt herauskristallisiert."
(Sind sie enttäuscht?)
„Ja! Mein Mann sieht das nicht, er erkennt das nicht an. Es ist mit einem ständigen Kampf verbunden. Es ist immer Druck da, wenn ich mal das Bedürfnis habe, allein zu sein. Das ist ihm sehr fremd. Das enttäuscht mich immer mehr. Ich habe nicht den Freiraum, den ich brauche. Er nimmt mir die Kinder nicht ab, ich kann nicht weggehen, muß immer da sein. Es ist nur möglich, allein zu sein, wenn ich weggehe. Das geht aber nur mit einem schlechten Gewissen. Es liegt auch sehr an mir. Ich klammere sehr an den Kindern. Ich bin sehr ängstlich. Ich denke beim Autofahren immer, es passiert etwas den Kindern oder mir. Die Ängste sind nicht mehr O.K."
(Wie mitfühlend sind Sie, nur bei den Kindern oder auch für die Welt?)
„Sehr! Aber von der Welt bekomme ich nichts mit! Ich bin so eingebunden. Ich habe ständig ein schlechtes Gewissen. Es soll allen gutgehen, aber wenn ich merke, daß es denen durch meine Brüllerei nicht mehr gutgeht, bekomme ich das schlechte Gewissen. Ich stelle mir dann die Situation meiner Kinder vor." (Weint stark.)

(Kopfschmerzen?)
„Ja, so ein Gefühl, als seien die Kopfschmerzen nicht da, als haue einem einer auf den Kopf. Oft ist das morgens, dann habe das Gefühl, ich habe Kopfschmerzen, aber ich habe keine. Ich habe immer das Gefühl, ich habe einen „dicken Kopf". So wie ein Kater. Ich habe Verlangen nach frischer Luft, weil mir immer die Nase zugeht."
(Nase voll?)
„Ja, und Rückenschmerzen habe ich. Vor allen nachts und morgens. Die Schmerzen kommen von unten nach oben. Das ist eine Steifigkeit, eine Unelastizität der Lendenwirbelsäule und in der Gegend der Schulterblätter. Ich bin nicht geschmeidig.
Die Kinder habe ich zwischen neun Monaten und einem Jahr gestillt. Die Kinder, vor allem die ersten beiden, waren stark gewollt. Ich bin sehr fruchtbar, bin sofort schwanger. Das setzt mich jetzt auch unter Druck, weil ich über eine Sterilisation nachdenke. Ich habe panische Angst, wieder schwanger zu werden. Die Kinder liegen alle in unserem Bett. Das ist nicht gut für die Beziehung, ich fühle mich unverstanden."
(Können Sie mit den Satz: "Es ging nie um mich." etwas anfangen?)
„Ja! (weint) Ich möchte gerne wieder aufsteigen. Ich habe die ganze Zeit viel zu wenig auf mich geschaut. Mein Mann ist total froh, der hätte am liebsten sechs Kinder. Wenn ich nicht so rumbrüllen würde, könnten wir alle eigentlich ganz glücklich sein. Die Kinder wenden sich jetzt mehr dem Papa zu."
(Geruchsempfindlich?)
„Sehr, gegen Fisch und gegen Fleisch. Gebratenes kann ich nicht riechen, konnte ich noch nie. Wenn mich jemand nicht mag, merke ich das am Geruch. Mein Mann stinkt mir auch manchmal, das schockiert mich auch. Der soll mir zur Zeit nicht auf die Pelle rücken, Sex ist nicht."
(War das früher schon so?)
„Nein, das ist nach dem vierten Kind neu. Das kenne ich eigentlich überhaupt nicht an mir. Auch die Angst vor einer neuen Schwangerschaft spielt eine Rolle."
(Können Sie Widerspruch vertragen?)
„Schlecht. Der Wunsch, daß es wieder harmonisch wird bei uns, ist stark."
(Was essen Sie gerne?)
„Schokolade! Das ist wie Nervennahrung. Auch gerne Butter und Kartoffeln. Ich esse gerne fett, auch Käse. Ich habe den Eindruck, ich brauche

das. Ich hatte früher immer eine Neigung zu Durchfall, oft bei Streß und Aufregung, nach dem letzten Kind habe ich Verstopfung."
(Was sind Sie für ein Mensch gewesen vor den Kindern?)
„Früher war ich oft krank mit dem Darm, hatte immer Koliken. Ich habe immer viel gemalt, habe mich gesund gemalt. Ich war immer viel allein, habe gemacht, was ich wollte. Als ich dann gesund war, habe ich meinen Mann getroffen, und dann wollte ich auch Kinder haben. Früher war ich nur mit mir beschäftigt, und heute bin ich gar nicht mehr mit mir beschäftigt."
(Wo geht es Ihnen am besten, in welchem Klima, in welcher Landschaft?)
„Bei uns auf dem Land geht es mir gut. Ich könnte mich nie von dem Haus trennen, wo wir leben, obwohl es eine Baustelle ist. Es ist ein ganz altes Haus, an dem wir noch viel machen müssen. Ich bin schon ein Gewohnheitstier."
(Fühlen Sie sich angespannt?)
„Ja, ich bin immer angespannt. Ich denke immer, was noch alles zu machen ist. Es fehlt mir völlig das Gefühl, in meiner Mitte zu sein."
(Lachen?)
„Ich bin viel ernster geworden, kann nicht mehr lachen.
Bin schlapp, träge, lustlos. Ich kann nicht mehr."

Repertorisationsgrafik

	Bamb-a.	Sep.	Nat-m.
Punkte	18	15	13
Rubriken	13	6	6
SCHWANGERSCHAFT, Beschwerden in der; nach der Schwangerschaft	2		
2. Gemüt; REIZBARKEIT; Kindern, gegenüber den	1		
3. Gemüt; ÜBERFORDERT, Gefühl als ob	2		
4. Gemüt; GESELLSCHAFT; Abneigung gegen; besser durch Alleinsein		3	2
5. ANGST; Gewissensangst, als ob man ein Verbrechen begangen hätte	1		2
6. Gemüt; GEFANGEN, Lebenssituation, in einer	1		
7. WEINEN, zu Tränen geneigt; erzählt, wenn sie von ihrer Krankheit	1	3	3
8. Gemüt; FURCHT; Unheil, Übel, vor		2	2
9. Kopf; "BRUMMSCHÄDEL"	1		
10. Nase; VERSTOPFUNG der Nase	2	2	3
11. GERUCHSSINN; scharf; empfindlich gegen den Geruch von; Speisen	1	3	
12. Magen; VERLANGEN nach; Schokolade	2	2	1
13. Gemüt; ANGESPANNT	2		
14. Gemüt; ERNST; lachen, kann kaum	1		
15. Gemüt; SCHLAPP, träge, lustlos	1		

<u>Verordnung</u> Bambus Q 6 Dil 1, (Enzian-Apotheke, München), 1xtäglich.

Follow-up vom 25.9.98

Patientin sieht ganz anders aus, erholt, nicht weinerlich.
(Sie haben mir vor vier Wochen Ihr Leid geklagt, daß alles schlimm ist.)
„Ja, das muß ganz schlimm gewesen sein (lacht).
Es geht mir besser, ich war sehr erschöpft. Es ist noch nicht gut, aber viel besser. Meine Reserven sind noch nicht groß. Es ist erstaunlich, ich kann wieder mehr aushalten. Ich bin nicht mehr so am Brüllen. Mit meinem Mann, das wechselt noch, es geht aber besser. Das schlechte Gewissen ist nicht mehr so, muß nicht mehr weinen. Auch meine Ängste, daß etwas passiert, sind besser. Der Brummkopf ist erstaunlich gut.
Der Rücken war besser, hat aber diese Woche wieder angefangen. Ich habe Beschwerden morgens bei den Schulterblättern, als müßte ich mich strecken. (Überdosis?) Habe allerdings auch ständig ein Kind auf dem Arm. Meine Geruchsempfindlichkeit ist auch weniger.
Verlangen nach Schokolade habe ich noch, auch nach Butter.
Ich fühle mich nicht mehr so ausgezehrt. Die Anspannung ist besser. Sex ist ein bißchen besser. Anfangs hatte ich Entzugserscheinungen vom Kaffee (wurde verboten), ich habe allerdings auch mindestens zwei Kannen davon täglich getrunken. Hatte das Gefühl es zu brauchen. Ich hatte den Wunsch, mich zu „puschen".

<u>Verordnung:</u> Bambus Q 6 Dil 1, alle 2 Tage, soll sich bei Bedarf melden.

<u>Kommentar:</u>
Ein außerordentlich klarer und exemplarischer Fall für Bambus. Vier Kinder in fünf Jahren, Haus und Hof, Tiere und Feld und nie einmal Ruhe, wer kann das schon aushalten? Hier ist eine Stütze nötig, die Bambus glänzend gegeben hat.
Auch das „burn out", das Ausbrennen durch die „Blüte", die Vermehrung und die damit verbundenen Belastungen, sind klar zu erkennen.
Alle Symptome sprachen für Bambus, das sowohl durch Repertorisation in meinem Repertorium als auch durch die Idee der Störung und durch das Erkennen einer typischen Lebenssituation klar gesehen werden konnte.
<u>Weiterer Verlauf:</u> Wegen der klaren Besserung auf allen Ebenen wurde keine Wiedervorstellung festgelegt. Bei Bedarf sollte sich die Patientin melden, was bisher nicht erforderlich war. Anruf Dezember 1998:
Es geht gut, keine weitere Behandlung nötig.

6. Kasus
Akne, Schwangerschaft und Überlastung
von Bernd Schuster

Die 1966 geborene Frau kommt am 20. Mai 1997 zur Anamnese wegen einer chronischen Akne. Diese sei erst Mitte 20 aufgetreten, früher habe sie reine Haut gehabt. Sie hat alle (ungeeigneten) schulmedizinischen Maßnahmen wie Antibiotikakuren, Kortison, Peeling und Diane (Hormonpräparat) hinter sich. In der Schwangerschaft war es besser mit der Gesichtshaut. Kurz vor der Periode ist die Haut schlechter. Bis vor acht Wochen hat sie ihr erstes Kind gestillt, insgesamt hat sie 14 Monate gestillt. Die Periode ist seit fünf Monaten wieder erschienen. Vor dieser Schwangerschaft hatte sie einen Abort, der sich durch eine Blutung ankündigte. Wenn sie schwanger ist, hat sie sofort starke Brustschwellung mit Spannungsgefühl. In der ersten erfolgreichen Schwangerschaft hatte sie eine Cerclage und mußte viel leiden, um das Kind zu halten. Frau A. bekam in der Schwangerschaft dunkle Pigmentflecken im Gesicht, die noch bestehen.

Beim Sex habe es beim Stillen „einen Einbruch gegeben". Sie sei viel müder nach der Geburt als vorher. Sie hatte oft Vaginalmykosen (Nystatin). Beim Cervixabstrich wurde ein PAP 3D (Zellentartung) festgestellt und eine Conisierung vorgeschlagen.

<u>Ihr Bruder hat Morbus Bechterew.</u> Sie war immer ein wildes Kind.
Sie mag gerne Suppen und Soßen. Abneigung besteht gegen Spinat und Eier, zusammen gegessen.
Sie bezeichnet sich als emotional unausgeglichen, unzufrieden und reizbar. Sie weiß, was sie will: „Ich mag es nicht, wenn mir jemand sagt, wo es langgeht!" Ab und zu muß sie alleine sein und Zeit für sich selbst haben. Sie legt sich dann gerne in die Badewanne. Sie fühlt eine Unruhe, die sie zwingt, immer in Bewegung und Beschäftigung zu sein. Sie spricht im Schlaf. Weinen bei rührenden Szenen oder Filmen. Morgens ist sie verschlafen und kommt nicht aus dem Bett.
Es besteht Geruchsempfindlichkeit gegen Speisen. Wenn sie zum Beispiel bei einer Schlachtung zugesehen hat, braucht sie lange kein Fleisch mehr zu essen. Frau. A. mag gerne Thunfisch. Oft Stuhlverstopfung.
Sie schläft bevorzugt auf dem Bauch.

Rubriken
Brust; SCHMERZ; allgem.; Mammae; Schwangerschaft, während*
GENERALITIES; PREGNANCY; amel. (nur zwei Mittel: sep.18, tub.535, Schwangerschaft bessert)
FEMALE; ABORTION; tendency to (Neigung zum Abort)
Magen; VERLANGEN nach; warmen Speisen*
Nase; GERUCHSSINN; scharf; empfindlich gegen den Geruch von; Speisen*
Schlaf; LAGE; Bauch, auf dem*
Gemüt; SPRECHEN; Schlaf, im*
Gemüt; BESCHÄFTIGUNG; bessert*
Gemüt; WEINEN, zu Tränen geneigt; Filmen, beim Anschauen von*
Schlaf; SCHLÄFRIGKEIT; morgens*

Verschreibung: Sepia LM 6 Dil. 1 (Arcana)
Verlauf
18.6.97 Es geht gut. Sie fühlt sich viel gelassenener und weniger reizbar. Sie ist nicht mehr so streitsüchtig.
Die Geruchsempfindlichkeit gegenüber Speisen ist weniger.
Die Obstipation ist besser. Mehr Lust zum Coitus.
Sepia weiter, alle zwei Tage eine Dil. 1

14.10.97 Sie ist wieder schwanger in der 10. Woche. Klagt sehr über extreme Übelkeit, kann aber schlecht erbrechen. Die Übelkeit ist besser durch essen. Nach wie vor mag sie am liebsten Fisch essen und würde im Urlaub gerne am Meeresstrand sein.
Sie ist total müde und könnte den ganzen Tag im Bett liegen und schlafen.
Verschreibung: Sepia LM 12 Dil. 1 (Arcana)

29.10.97 Alles O.K., keine Übelkeit mehr. Sepia alle zwei Tage.
13.11.97 Eine Warze an der Hand ist gekommen. Sie kann kein Fleisch anfassen, ohne sich zu ekeln. Geruch von kaltem Qualm ist ihr ein Graus.
22.12.97 Bekommt wieder eine Cerclage.
12.2.98 Starke Erkältung, starker Husten. Total schlapp. Eisenwert 11,4.
Ferrum D 4 Tabl. Bekommt die Grippe nicht mehr los.
9.3.98 Das Kind liegt falsch, „es sitzt im Bauch".
Verschreibung: Tub. GT C 200 (DHU), 3 Glob. in Wasserauflösung, drei Teelöffel in einer halben Stunde.
Rubrik: Weibliche Genitalien; KINDSLAGE, falsche: 3tub.1184, 2med.1184, puls.1184

Zusammen mit der persistierenden Grippe, dem Husten und der Besserung der Akne in der ersten Schwangerschaft, der Unruhe, dem Verlagen zu reisen, der Unzufriedenheit usw. eine klare Entscheidung für Tuberkulinum GT (das mildeste nach meiner Erfahrung). Das Kind dreht sich nach drei Tagen in die richtige Lage.

<u>16.4.98</u> Geburt eines Mädchens.
<u>27.7.98</u> Sie beschwert sich, daß sie nicht recht abnimmt.
Sie fühlt sich müde und geschafft. Keine Lust auf Sex, dafür aber extreme Lust zu rauchen und zu essen, keine Tafel Schokolade ist vor ihr sicher. Salat verträgt sie nicht gut.
„Ich bin überhaupt nicht mehr belastbar! Es fehlt mir der Umgang mit Leuten, die auch mal was anderes sprechen als über Kinder. Überall sind die Kinder das Thema Nr. 1. Das ödet mich an. Früher hatte ich eine Aufgabe, einen Auftrag, da ging ich drin auf... Jetzt habe ich nur Kindererziehung und sitze zu Hause. Abends reiße ich aus, fahre mal eine Stunde weg, muß mal was anderes sehen. Ich gehe zur Visagistin, ins Theater, das brauche ich.
In der letzten Zeit schmerzhafte Versteifung der Halswirbelsäule, öfter Kopfweh „von hinten hoch".
<u>Grafik vom 27.7.98</u>

	Bamb-a.	Kola.	Carb-v.	Sil.	Lyc.	Calc.	Carc.
Punkte	10	4	3	3	2	2	2
Rubriken	7	4	2	1	2	1	1
1. Magen; VERLANGEN nach; Schokolade	2	1					2
2. Magen; VERLANGEN nach; Tabak; Rauchen	1	1			1		
3. SCHWANGERSCHAFT, Beschwerden in der; nach der...	2						
4. Gemüt; REIZBARKEIT; Laune, mit schlechter	2	1					
5. Gemüt; GEFANGEN, Lebenssituation, in einer	1						
6. Allgemeines; NAHRUNGSMITTEL; Salat verschlechtert	1		1			1	2
7. SCHMERZ; Cervicalregion; erstreckt sich zum; Kopf	1	1	2	3			

<u>Verordnung: Bambus C 30</u>, 3 Globuli (Enzian-Apotheke, München) in Wasserauflösung, 1. Tag: 3 Teelöffel, 2. Tag: 2 Teelöffel, 3. Tag: 1 Teelöffel.
<u>Verlauf</u>
„Nervenkostüm O.K., Halswirbelsäule O.K, Kopfweh O.K.

24.8.98
„Ich bin völlig genervt und fertig! Die Kinder schlafen nicht! Bis die Kinder groß sind, sind wir in der Nervenheilanstalt! Ich kann nicht schlafen, bin völlig übermüdet, nur Kindergeschrei von morgens bis abends! Ich bin voll am Stillen, kann nicht weglaufen! Ich habe überhaupt keine Minute Zeit mehr für MICH!"

(Das bekannte Bambusbild: Nach der Schwangerschaft folgt eine Überlastung, die überempfindlich macht für zusätzliche Schwierigkeiten wie schlaflose Kinder. Angebunden und gefesselt durch das Stillen, kann sie nicht mehr weggehen wie früher, ist nicht in der Lage, sich zu erholen und Ruhe oder Abwechslung zu finden. Die C 30 war großartig in der Wirkung, aber nach vier Wochen verbraucht. Die Symptome scheinen mir beständiger zu sein, sie erfordern jetzt kontinuierliches Eingreifen. Damals dachte ich noch, dies sei eine vorübergehende Episode, nun ist die Frau wirklich am Ende mit ihrer Kraft und braucht eine fortwährende Stütze durch die tägliche Gabe einer Q-Potenz.)

Verordnung: Bambus Q 6 (Enzian) Dil 1, 1x tägl.

Ich höre nichts von ihr (was immer ein gutes Zeichen ist) bis zum
11.5.99
„Ich brauche etwas für meine Nerven! Ich bin gereizt und schwierig.
     ICH KOMME ZU KURZ!
Ich habe ein schlechtes Gewissen, weil mir die Kinder so auf den Nerv fallen. Ich habe ein schlechtes Gewissen, wenn ich mal allein weggehe! Ich brauche die Tropfen wieder, damals war ich super gelaunt."

Verordnung: Bambus Q 6 (Enzian) Dil 1, 1x tägl.
Sie ruft erst wieder im Juli 1999 an wegen eines Brechdurchfalls nach einem auswärtigen Essen. Sie erwähnt die Beschwerden vom Mai mit keinem Wort. Die Akne ist langfristig besser geworden, wird nicht mehr beanstandet.

7. Kasus

Überforderung und Entzug der Unterstützung
von Bernd Schuster

Am 19.3.1997 kommt eine 47 Jahre alte Frau zur Anamnese.
Man sieht auf den ersten Blick, daß sie ein Leben voller Arbeit führt. Ihre Hände sind rissig, rauh und „verschafft", sie wirkt unelastisch, geht steif und „wenig fraulich". Sie spricht langsam und zögerlich, als hätte sie Furcht, von sich selbst zu berichten.
Sie klagt leise über ein Zuviel an Arbeit in einer Gärtnerei. Sie muß oft im Bett liegen, weil sie keine Kraft mehr hat, auf zu sein, sich völlig erschöpft, müde und „kaputt" fühlt. Frau R. hat Stiche im Kopf und Taubheitsgefühl im Bereich der Ohren. Seit mehreren Jahren besteht ein Bandscheibenproblem, das sich nach Vitamin B 12-Injektionen bessert.
Zwanzig Jahre habe sie in einem ungeheizten, kalten Blumenladen arbeiten müssen und habe dadurch oft an Nierenbeckenentzündungen[25], fast in jedem Winter, gelitten.
Vor 17 Jahren habe sie es „mit den Nerven gehabt". Sie habe Haloperidol® (antipsychotische Wirkung, stationäre Behandlung) verordnet bekommen, das sie seitdem einnehme. Damals seien die Kinder noch klein (3 und 6 Jahre) gewesen, das Haus sei umgebaut worden, und dazu habe sie mit den Schwiegereltern unter einem Dach wohnen müssen. *(Die Patientin stützt ohne Unterbrechung den Kopf in die Hand.)*
„Das war eine richtige geistige Verwirrung. Ich mußte viel arbeiten. Es hat mich alles sehr strapaziert. Die Schwiegermutter kann sehr aggressiv werden."
(Müssen Sie das schlucken? Pat. unterdrückt die Tränen.)
„Die Schwiegermutter ist ein großes Problem. *(weint)* Sie ist böse. Sie ist in allem neidisch. Sie wird immer gleich ausfallend. Sie kommt morgens runter, und schon fängt der Ärger an, sie ist schon aggressiv, wenn der Hund da sitzt. Ich kann das alles gar nicht sagen. Sie schneidet auch Kleider kaputt und so Sachen... Sie schneidet Löcher rein, geht auch an die Wäscheschränke. Wir haben zusammen eine Küche."

---

[25] Das Bandscheibenproblem ist ein Symbol der Überlastung, die rezidivierende Nierenentzündung ein Symbol dafür, wie sehr ihr die Situation „an die Nieren" geht.

(Hilft Ihnen Ihr Mann dagegen?)
„Na, ja. Wenn sie merkt, daß mein Mann zu mir hält, zerschneidet sie auch seine Sachen."
(Sie können aus der Situation gar nicht raus?)
„Na ja, wir haben das Haus übernommen, ich kann ihr verbieten, in die Zimmer zu gehen, aber sie geht ja trotzdem rein. Ich kann mich nicht wehren. Sie spricht schlecht über mich. Es geht trotzdem alles einigermaßen gut, weil ich im Geschäft bin. Ich bin nur zum Kochen zu Hause. Aber wenn ich kochen will, will sie auch immer kochen. Sie kocht für sich, und wir kochen für uns. Wenn wir etwas Gutes kochen, ist sie neidisch. Anderen soll es nicht gutgehen."

Die Periode ist noch normal, am ersten Tag fühlt sie sich müde und kaputt. Reizbar vor den Menses, sie bremst sich da aber. „Ich hatte schwere Geburten, einmal sogar Fieber, weil die Nachgeburt sich nicht gelöst hat und ein Rest erst nach vier Tagen abging." Den Jungen habe sie nachts dreimal stillen müssen, das habe sie total fertiggemacht. „Ich war nach dem Stillen immer furchtbar müde. Es ging erst aufwärts, als ich nicht mehr stillen mußte. Ich hatte viel Milch." (Siehe Fall 1 auf Seite 175.)

Die Arbeit ist ihr Hobby. Großes Schweregefühl im Kopf mit Druck auf den Ohren. Muß sich oft umlegen. Totale Verspannung im Cervical-Schulter-Bereich. Massagen helfen wenig. Sie war zweimal ganz steif wegen Bandscheibenproblemen. Schmerzen im Unterarm. Sie ist sehr ordentlich und genau. (Reibt sich ständig das Genick.)
Manchmal will sie nichts hören und sehen. „Sonntags will ich meine Ruhe, keinen Besuch. Ich will in den Wald und will meine Ruhe."
(Sie sind ganz schön eingespannt, wie ein Ochse im Geschirr?)
„Ja, deshalb fasse ich mir da hin." (*lacht*)
(Wann haben Sie denn mal Zeit für sich selber?)
„Im Urlaub, wir gehen 14 Tage in Urlaub, oder im Garten, aber da habe ich wieder Arbeit. Ich liebe die Natur. Ich freue mich, wenn ein Vogel auf dem Ast sitzt."
Teilweise weiß sie nicht, was sie tun wollte.
„Manchmal will der Kopf nicht."
(Wenn Sie zaubern könnten, wen würden Sie wegzaubern?)
„Na ja, die Schwiegermutter,...auf den Mond."

Repertorisationsgrafik:

	Nat-m.	Bamb-a.	Puls.	Sulph.
Punkte	20	18	17	17
Rubriken	8	14	8	8
1. Gemüt; ANGESPANNT; Überlastung, durch		1		
2. Kopfschmerz; STECHEND	2	1	3	3
3. Gemüt; PEINLICH in Kleinigkeiten	2	1	1	2
4. Gesicht; SCHMERZ; Ziehend; links		1		2
5. WEINEN, zu Tränen geneigt; erzählt, wenn sie von ihrer Krankheit	3	1	3	1
6. Gemüt; KUMMER; Beschwerden durch Kummer	3	1	2	
7. Gemüt; DEMÜTIGUNG, Beschwerden nach	3		2	2
8. Gemüt; GEFANGEN, Lebenssituation, in einer		1		
9. Gemüt; REIZBARKEIT; Menses; vor	2	1	2	
10. Kopf; STÜTZT DEN KOPF		2		
11. Kopf; SCHWERE	3	1	2	3
12. Rücken; SPANNUNG; Cervicalregion	2	3	2	2
13. Gemüt; GEDÄCHTNISSCHWÄCHE; tun wollte, was er gerade		1		2
14. Gemüt; RUHE; will seine R. haben		2		
15. Schlaf; SCHLAFLOSIGKEIT; abends; Zubettgehen, nach dem		1		

Verordnung: Bambus Q 6 Dil. 1
Verlauf
23.4.97
Die Patientin sieht erholt und entspannt aus.[26] „Es geht mir sehr gut mit dem Mittel! Ich brauche nicht mehr zu ruhen, habe mehr Kraft, es geht mir auch allgemein viel besser. Meine Kopfschmerzen sind nicht mehr gekommen, auch die Gesichtsschmerzen waren nicht mehr da. Mein Rücken ist in Ordnung. Der Druck auf den Ohren ist verschwunden. Mein Schlaf ist gut, die Sehnenscheidenentzündung ist besser. Ich habe den Eindruck, daß die Tropfen in der letzten Zeit zu stark sind, ich werde unruhig davon."
Verordnung: Bambus Q 6 Dil. 2

13.11.97
Der Patientin ging es bisher gut. Sie ruft an wegen Zwischenblutungen, gegen die sie bereits erfolglos Schafgarbe genommen hat.
Die Zwischenblutung erfolgt in der Zyklusmitte (Spotting).
Verordnung: Bambus Q 6 Dil. 2, drei Tage lang, zweimal täglich.

---

[26] Diese fast unglaubliche Besserung löste auch bei den Teilnehmern eines Seminars über Bambus Erstaunen aus! Ich würde diesen Fall nicht berichten, wenn er nicht mit Video dokumentiert wäre.

17.11.97
Blutung ist gestoppt. Keine weiteren Beschwerden. Ich empfehle, eine Zeitlang Ferrum D 6 Tabletten einzunehmen.

Dieser Fall ist ein **Beispiel der "Gefangenschaft" in einer Lebenssituation**. Weit eindringlicher und beklemmender, als es die dürren Worte einer Kasuistik vermögen, wirken die Bilder des Videos. Es beeindruckte mich in diesem Fall die Ausweglosigkeit, das unendliche Ertragen von Demütigungen bis hin zum seelischen Zusammenbruch, die unaufhörliche Arbeit und der Entzug oder Mangel an Unterstützung von seiten des Mannes.
Schon äußerlich war die Anspannung und Versteifung der Frau zu sehen.
Schön finde ich es am Rande, daß sie in der Gärtnerei Bambus zum Verkauf anbot. Der Bambus war ihr so nah, und doch war der Weg so weit bis zur Verschreibung des heilenden Mittels. Bambus ist das Material, aus dem in ganz Asien Fallen und Käfige gebaut werden. Die Bambusstäbe können also auch Gitterstäbe sein.

8. Kasus

Wegfall der Stütze
von Bernd Schuster

Dieser Bericht ist eine Episode aus einem umfangreicheren Fall, die mir lebhaft in Erinnerung geblieben ist.
Die Patientin kam am 6.9.1996 zur Anamnese. Grund dafür waren Lipome und Warzen. Auch liegt eine Überlastung durch Kinder und Haushalt vor.
Warzen befanden sich an den Fingern der linken Hand. Die Haut der Hände ist rissig. Die Fußsohlen sind hornig. Sie streckt nachts die Füße aus der Decke und liebt offene Schuhe. Die Zehennägel zeigen einen Na-

gelpilz. Ärger schlägt ihr auf den Magen. Sie ärgert sich, wenn ihre Haushaltshilfe nichts versteht, sie ist zornig und schreit sie an. Sie berichtet von einer zunehmenden Furcht, die gestellten Aufgaben nicht mehr erfüllen zu können, nicht mehr allen Ansprüchen genügen zu können.
Sicherheit spielt in ihrem Leben eine große Rolle. „Finanzielle Sicherheit ist ganz wichtig, damit wir nicht irgendwann unter der Brücke schlafen müssen." Sie haßt Inkompetenz und arrogante Frauen, legt selbst größten Wert auf die Anerkennung und positive Einschätzung durch ihre Mitmenschen. Frau M. ist abends ängstlich beim Alleinsein und kann keine Krimis oder gar Horrorfilme ansehen. Sie hat das „Gefühl, nicht alt zu werden". Sie kann vor Angst nicht den Kopf unter Wasser halten.

<u>Grafik vom 6.9.96</u>

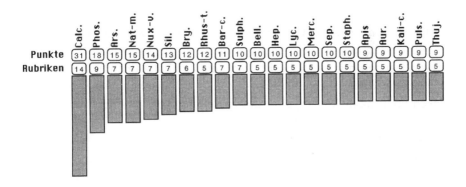

Beim Autofahren hat sie Angst zu überholen, weil es zu unsicher ist.
Die Patientin liebt Milch. Sie hat ihre drei Kinder gerne gestillt.
Eier mag sie nicht. Schleimige Dinge, wie Breie, verabscheut sie.

<u>Verordnung: Calcium carbonicum LM 6, Dil. 1</u>
Calcium tat ihr sehr gut, vor allem steigerte es ihre Kraft und gab ihr wieder mehr Sicherheit. Das Mittel wurde bis zum 20.3.1997 gegeben.

Nun kommt die Episode, die ich eigentlich erzählen will, die aber ohne die Vorgeschichte vielleicht nicht so verständlich wäre.
Am 20.3.97 hatte sie Praxistermin, mit ihrer Tochter und zusätzlich mit einer neuen Patientin aus ihrem Wohnort, die ich mir ansehen sollte.

Da die Familie Verspätung hatte, stand ich am Fenster, als ein Van mit den beiden Frauen vorne und hinten einer Horde Kinder in den Praxishof fuhr. Ich dachte mir schon; „Au weh, was für ein Streß!"
Frau M. ließ sich in den Sprechzimmerstuhl fallen und stöhnte: „Ich bin völlig am Ende! Meine Haushaltshilfe ist weg! Ich sehe krank aus. Von einem Tag auf den anderen bin ich ohne Unterstützung, ohne Hilfe! Ich habe soviel zu tun! Ich bin völlig niedergedrückt, fühle mich wie kleiner, es zieht mich runter! (*Sie stützt ständig den Kopf in die Hand, während der kleine Sohn auf ihr herumturnt.*) Ich investiere mehr Kraft und Zeit in das Problem, Hilfe zu bekommen, als es bringt. Ich bin total überfordert. Zum Beispiel der Termin heute! Da hat mir heute morgen eine Freundin abgesagt, die die Kinder nehmen wollte! Gestern hatte ich einen wichtigen Termin, da war die Nachbarin, die zugesagt hatte, die Kinder zu nehmen, einfach nicht zu Hause! Ich mußte absagen. Ich stehe zu Hause und könnte heulen! Es geht einfach nicht mehr! Es gibt so viele Sachen, die man ohne Oma nebenan eigentlich nicht machen kann. Eigentlich wollte ich heute nicht kommen. Ich dachte : Du gehst jetzt zum Hautarzt hier am Ort, da werden die weggemacht, und dann ist Ruhe (lacht). Mit den Kindern geht weder das eine noch das andere. Ich mache mir unheimlich Gedanken über meine Kinder, über die Erziehung, aber das darf man eigentlich nicht in meiner Situation."
(Was ist das für eine Situation, in der Sie sind?)
„Ich will alles sehr gut machen. Ich kann aber vieles gar nicht, weil ich die Zeit nicht habe. Ich bin sehr vorsichtig, was meine Kinder anbetrifft, zum Beispiel im Straßenverkehr. Meine Kinder wollen raus zum radfahren, aber ich kann mich nicht dazustellen, weil ich auch mal kochen muß und weil ich mal aufräumen muß. Da denke ich, entweder läßt du die Kinder einfach raus und betest, daß nichts passiert - oder du mußt dich zweiteilen. Wenn ich mich dazustelle und ich komme wieder rein, habe ich das nicht gemacht und jenes nicht geregelt. Ich mache nur das Nötigste. Die Kinder müssen essen, ich muß einkaufen, die Wäsche muß gemacht werden. Dafür brauche ich eine Hilfe, aber ich bekomme keine Hilfe! Ich bin so enttäuscht von der Menschheit. Noch nicht mal auf die Nachbarin kann ich mich verlassen. Dann hatte ich eine, die hat so gelogen, die Kinder leiden jetzt noch darunter. Die hat mich total enttäuscht, weil ich einen so guten Eindruck hatte. Warum sagen die Leute, sie helfen, und dann kommt das Gegenteil heraus?"

(Sie sind in einer Lebenssituation, in der Sie ohne Hilfe einfach nicht zurechtkommen?)
„Ich bin mit den Krankheiten und den Schwierigkeiten, die mein Mann zur Zeit hat, wo ich abends auch zuhören und helfen muß, überlastet. Ich komme zu kurz, ich kann mein eigenes Ding überhaupt nicht mehr machen."
(Wie halten Sie das aus?)
„Mit Ausbrüchen abends. Zweimal in der Woche gehe ich abends weg. Ich breche aus, aus meinem Haus. Ich lerne Gitarre oder gehe zu einem Seminar. Das macht aber auch Probleme, weil ich danach morgens übermüdet bin. Die Kinder sind morgens um 7:00 Uhr fit. Oder, wenn alle im Bett sind, auch mein Mann, setze ich mich in Ruhe hin und lese die Zeitung und trinke Wein."

Dazu noch: Warzen an den Händen, kamen in der Schwangerschaft, am linken Fuß, auch an der linken Fußsohle. Schmerzen am kleinen Zeh, dort wurde eine Warze (unklarer Befund, Granulom?) operiert. Verstopfte Nase nachts, Nebelsehen, verspanntes Genick, empfindlich gegen Erkältung.

(Was würden Sie zaubern, wenn Sie einen Zauberstab hätten?)
„Zwei Omas in der Nachbarschaft. Dann würde ich mir wünschen, daß ich endlich jemanden finden kann, auf den ich mich verlassen kann. Ich habe auch einen Auftrag von meinem Arbeitgeber, aber ich komme einfach nicht dazu. Meine Kinder wollte ich nicht weggeben, weil ich die total klasse finde, das ist nicht das Problem. Es muß im Haus jemand was machen, damit ich Zeit für die Kinder habe."
(Die Devise ist: „Flüchten oder Standhalten", was würden Sie vorziehen?)
„Standhalten, ich hätte gerne die Kraft dazu. Ich würde gerne in drei Jahren sagen, daß ich es geschafft habe."

<u>Verordnung: Bambus Q 6 Dil. 1</u> (Siehe Grafik Seite 218)
<u>Verlauf: Praxis 28.4.97</u>
„Ich habe Bambus drei Tage genommen, dann ging es mir total gut! Das ist ein Zaubertrank, ein Zaubermittel! Ich hatte Power, ich weiß nicht, wie ich die letzten vier Wochen überstanden hätte. Was passiert ist: Ich habe angefangen zu lächeln, sonst lief ich total griesgrämig herum. Ich habe vor ein paar Tagen in den Spiegel gesehen und habe mich an-

gelächelt! (lacht.) Ich habe den Eindruck, meine Gesichtsmuskulatur zieht auf einmal die Mundwinkel nach oben. Das finde ich sensationell. Die Verspannung im Genick ist eigentlich schlimmer geworden. Ich habe die Tropfen bis gestern eingenommen."

(Es ist zu hoch dosiert. Nehmen Sie es nur noch alle zwei Tage.)
„Ich bin ganz glücklich. Ich habe noch mehr Warzen bekommen. Mein Stuhl ist hart geworden, sonst war er weich. Ich habe mehr Hornhaut bekommen an den Füßen. Die Periode ist stärker geworden, so wie vor den Schwangerschaften. Die Bauchschmerzen, die ich sonst vor der Blutung hatte, sind weg, es läuft jetzt einfach."

<u>Grafik vom 20.3.97</u>

Rubriken	Bamb-a	Ars.	Sulph.	Calc.	Caust.	Lyc.	Sep.	Bar-c.	Bell.
Punkte	18	18	18	17	16	16	15	15	15
Rubriken	11	8	8	8	7	7	8	7	6
1. WAHNIDEEN; klein; Gefühl, kleiner geworden zu sein				1					
2. Gemüt; ÜBERFORDERT, Gefühl als ob	2								
3. ÜBERFORDERT, Gefühl als ob; Unterstützung, sucht	3								
4. Gemüt; PEINLICH in Kleinigkeiten	1	2	2			2	1	2	
5. Gemüt; GEFANGEN, Lebenssituation, in einer	1								
6. Haut; WARZEN		2	3	3	3	1	2	3	3
7. Gemüt; ENTFLIEHEN, versucht zu	1	2	1		1			1	3
8. Gemüt; REIZBARKEIT	2	2	3	3	3	3	3	2	3
9. Rücken; SPANNUNG; Cervicalregion	3		2	1	2	2	1	2	3
10. KÄLTE; Kaltwerden, Abkühlung, durch	2	3	1	2	2	3	3	3	1
11. Nase; VERSTOPFUNG der Nase; nachts	1	2		2	2	3	1		
12. VERLANGEN nach; alkoholischen Getränken; Wein	1	2	3	2		2			
13. Sehen; NEBELSEHEN	1	3	3	3	3	2	2	2	2

<u>9.10.97</u>
Die Patientin ruft an, sie sei wieder saft- und kraftlos, sie sei erkältet und habe Kopfschmerzen. Das Granulom am kleinen Zeh hat sie wegmachen lassen. Sie fragt an, ob sie nun wieder Bambus nehmen könne, was ich bejahe.
Die Patientin ruft gelegentlich an. Einmal wegen einer Cystitis, die Berberis erfordert (April 98) und im Februar 1999 wegen einer Bronchitis, für die ich Causticum verschreibe.

Diese Fälle sind Beispiele zum Thema „Überlastung" und „Gefangen in einer Lebenssituation". Die Erfolge von Bambus bei diesem Beschwerdebild sind sehr beeindruckend, so beeindruckend, daß es mir unverständlich ist, wieso Kolleginnen und Kollegen auf dieses wunderbare Mittel in der Verordnung bisher verzichten. Das Sprichwort „Ohne Fleiß kein Preis" hat auch in der Homöopathie Gültigkeit. Nur unablässiges Studieren kann dazu führen, daß wir unser Handwerkszeug, die Materia Medica, sicher beherrschen, obwohl es jedem Fortgeschrittenen klarwerden wird, daß eine Lebenszeit nicht ausreichen kann, alles zu lernen, was es zu wissen gilt. Durch die vielen Arzneimittelprüfungen, die in der letzten Zeit durchgeführt wurden, ist es recht schwierig, herauszufinden, welche Mittel sich zu studieren lohnen. Wenn ich eine Empfehlung geben darf, die gar nichts damit zu tun hat, daß ich nun derjenige bin, der Bambus geprüft und in die Homöopathie eingeführt hat, eben durch die ungewöhnlich positive Praxiserfahrung: Bambus zu studieren lohnt!

„Gefangen in einer Lebenssituation"
(Das Bambusgefängnis)

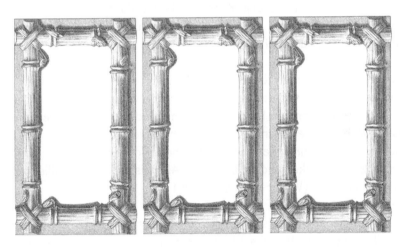

Bambus ist in Asien als Material für Fallen, Käfige und Gefängnisgitter sehr beliebt.

2.3.3 Hormonelle Probleme

9. Kasus
Dysmenorrhoe
von Bernd Schuster

Eine Frau, 1946 geboren, zwei Kinder, davon eine Tochter, die zeitweise unter Magersucht litt und anschließend nicht mehr menstruierte, kommt am 11.3.93 wegen einer seit der Menarche bestehenden Dysmenorrhoe schlimmsten Grades.

Der Vater hatte Tuberkulose, die Mutter Rheuma und Gicht.
Vor den Menses: Depression, Weinkrampf, Reizbarkeit, Ruhelosigkeit, Spannen der Brüste, Übelkeit. Beim Einsetzen der Blutung: krampfhafte Leibschmerzen, Migräne, kann nicht aus dem Bett aufstehen, macht kalte Umschläge, dazu Übelkeit mit Galleerbrechen, Durchfall, total fertig mit der Welt. Daneben bestehen Magen- und Pankreasprobleme, kann gar nichts Fettes essen. Sodbrennen, saures Aufstoßen, Völlegefühl nach Essen. Durchfall nach Eiern. Kann nur kleine Portionen vertragen. Durst fehlt, muß sich zwingen zum Trinken. Angst um die Zukunft, leicht zum Weinen geneigt, auch bei Filmen.

Sie hatte oft Blasenentzündung. Unwillkürlicher Urinabgang beim Husten. Kann keine Sonne vertragen. Kopfschmerzen von der Sonne. Öfter Anämie. Schwindel morgens beim Aufstehen. Druck auf den Ohren, sie hatte früher Mittelohrvereiterung. Schlechter Schlaf, erwacht oft um 3 Uhr. Häufig Rückenschmerzen, besonders nach langem Sitzen. Stechende Schmerzen im Rücken und im Ellbogen. Allergisch gegen Kamillentee, kann ihn nicht riechen. (Weint beim Erzählen.)

Es wurden gegeben: Pulsatilla LM 6 und später LM 12 (Arcana), verdünnt bis Dil. 3, weil das Mittel schlecht vertragen wurde. Es gelang immer, die Magen-Darm-Probleme zu bessern, nicht aber die furchtbaren Menstruationsbeschwerden. Dies gelang auch nicht mit den in der Folge gegebenen Mitteln: Sulfur, Lycopodium und Lachesis.
Sie wurde wegen eines akuten Bandscheibenvorfalls in der LWS stationär

mit Kortison behandelt, was sie völlig krank machte. Insbesondere hatte sie Magenschmerzen und starke Übelkeit mit Erbrechen. Nux vomica C 200 behob diese Beschwerden und besserte auch die folgende Menstruation etwas.

5.5.95
Starke Schmerzen in der HWS, im Nacken, strahlen in den Hinterkopf aus. Die bekannten Mensesbeschwerden. Bandscheibenvorfall in der BWS, starke Schmerzen in den Armen und Schultern. Eine Bandscheibe in der LWS ist nicht in Ordnung. Taubheitsgefühl in den Beinen.
Sehr empfindlich gegen Kälte. Sie fühlt sich mit der Wirtschaft, die sie betreibt, und dem Hausbau der Tochter, bei dem sie auch noch helfen soll, total überfordert, zumal sie mit dem kranken Rücken nicht helfen kann.

Repertorisationsgrafik

	Bamb-a.	Puls.	Lyc.	Kreos.
Punkte	20	18	14	12
Rubriken	15	9	7	7
1. Abdomen; SCHMERZ; ziehend	1		2	1
2. Kopfschmerz; ALLGEMEIN; Menses; vor	2	2	2	3
3. Rücken; SCHMERZ; Cervicalregion; erstreckt sich zum; Kopf	1	2		
4. Gemüt; SCHWERMUT, Depression, Traurigkeit; Menses; vor	1	3	2	
5. Gemüt; REIZBARKEIT; Menses; vor	1	2	2	1
6. Magen; ERBRECHEN; allgem.; Menses; vor	1	2		2
7. Magen; ÜBELKEIT; Menses; vor	1	2	2	1
SCHMERZ; Dorsalregion; erstreckt sich zu; Schultern, zu den	1			
9. Rücken; SCHMERZ; Dorsalregion; erstreckt sich zu; Arm rechts	1			
10. Rücken; SCHMERZ; stechend, schießend	2	2	3	2
11. Gemüt; ÜBERFORDERT, Gefühl als ob	2			
12. Gliederschm.; BEINE; Ischias; links	1			
13. Allgemeines; BADEN; warm; bessert	2			
14. Rectum; DIARRHOE; Menses; während	1	2		2
15. Stuhl; SCHIESST heraus	2	1	1	

Verordnung: Bambusa Q 12[27] Dil.1
Verlauf: 17.5.95 Es geht besser. Die Periode ist da, zum ersten Mal im Leben ohne Beschwerden!

---

[27] Bambus war zu dieser Zeit noch kaum verfügbar. Wenn noch eine Flasche Q 6 vorrätig gewesen wäre, hätte ich diese gegeben.

2.6.95
Der Ischiasschmerz links ist weg. Die Rückenbeschwerden sind viel besser geworden. Alle Beschwerden in Armen, Schulter und Bein sind gebessert. Anfangs auf das Mittel „etwas kribbelig", eine gewisse Unruhe. Beschwerden mit den Hämorrhoiden. Bambus ist weiter einzunehmen.

18.7.95
Auch die zweite Menstruation war ohne Beschwerden. Sie kann es noch gar nicht glauben, da sie seit 35 Jahren (!) damit große Beschwerden hat. Hat öfter Durchfall nach dem Essen (Überdosierungserscheinung?).
Bambus wird reduziert auf Dil. 2. Sie soll es weglassen bis eine Woche vor der Periode.

10.8.95
Periode mit leichten Beschwerden, etwas Nackenkopfschmerz, leichte Übelkeit, aber kein Erbrechen oder Schmerzen im Leib. Es fällt etwas schwer, die exakte Dosis zu bestimmen, die weder Überdosiserscheinungen macht noch durch zu langes Weglassen die Wirkung einbrechen läßt. Bambus ist bei weitem das bisher beste Mittel.

5.10.95
Prämenstruelle Beschwerden weiter sehr gebessert. Sie „bekommt zuviel Power, wenn sie Bambus täglich nimmt". Sie hat manchmal Hitzewallungen nachts. Etwas Verschlechterung des Rückens, es zieht bisweilen wieder schmerzhaft ins Bein. Schmerzen der Handgelenke.

Diagnose: Überdosis.
Bambus Q 12 abgesetzt. Versuch einer Umstellung auf C-Potenzen. Ich schicke eine C 200 zu, die acht Tage vor der Menstruation genommen werden soll.

11.12.95
Eine Krise. Die Menstruation dauert zu lange. Kopfschmerzen und Übelkeit morgens. Deutliche Reizbarkeit. Schmerz in der Lumbalregion. Abneigung gegen Süßes. Alles wird schlechter durch Wein.
Verordnung: Nux-vomica C 200, fünfmal fraktioniert.

13.12.95
Es ist wieder alles in Ordnung. Die Rückenschmerzen sind deutlich besser.

09.02.96
Der Rücken ist weiter gut. Beim Frauenarzt wird eine Uteruszyste festgestellt. Akute Kopfschmerzen aus dem Hinterkopf nach oben ausstrahlend mit Steifigkeit des Nackens. Die Patientin bietet eine gute Bambus-Symptomatik. Allerdings hat das Mittel in der letzten Zeit Probleme gemacht, die durch eine Weiterverordnung wieder entstehen würden.
Ich entscheide mich deshalb für das Komplementärmittel <u>Silicea LM 6</u>, weil von Bambus bisher keine positive klinische Erfahrung bei Uteruszysten vorliegt, wohl aber mit Silicea. Hier muß das Forschungsinteresse dem Interesse der Patientin untergeordnet werden, denn immer noch gilt § 1 des Organon:

„Des Arztes höchster und einziger Beruf ist, kranke Menschen gesund zu machen, was man Heilen nennt (47).

47) Nicht aber (womit so viele Aerzte bisher Kräfte und Zeit ruhmsüchtig verschwendeten) das Zusammenspinnen leerer Einfälle und Hypothesen über das innere Wesen des Lebensvorgangs und der Krankheitsentstehungen im unsichtbaren Innern zu sogenannten Systemen, oder die unzähligen Erklärungsversuche über die Erscheinungen in Krankheiten und die, ihnen stets verborgen gebliebene, nächste Ursache derselben u.s.w. in unverständliche Worte und einen Schwulst abstracter Redensarten gehüllt, welche gelehrt klingen sollen, um den Unwissenden in Erstaunen zu setzen, während die kranke Welt vergebens nach Hülfe seufzte. Solcher gelehrter Schwärmereien (man nennt es theoretische Arzneikunst und hat sogar eigne Professuren dazu) haben wir nun gerade genug, und es wird hohe Zeit, daß, was sich Arzt nennt, endlich einmal aufhöre, die armen Menschen mit Geschwätze zu täuschen, und dagegen nun anfange zu handeln, das ist, wirklich zu helfen und zu heilen." (Samuel Hahnemann)

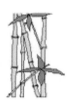

10. Kasus

Prämenstruelles Syndrom und Mammaeschmerzen
von Bernd Schuster

Am 15.12.94 kommt eine junge Frau, 1967 geboren, in meine Praxis.
Ihre Hauptbeschwerde ist schmerzhaftes Spannen und Schwellen der Brüste in der zweiten Zyklushälfte. Diese Beschwerden plagen sie bereits seit zehn Jahren und haben bisher allen Therapieversuchen widerstanden. Sie bemerkt schmerzhaft die Ovulation als einen wunden Schmerz, der sich beim Urinieren im Leib zeigt. Die Periode kommt nur alle fünf Wochen. Klumpiges Blut. Sie ist sehr verfroren und leicht erkältet. Hat Socken im Bett an. Trockene Haut, Kopfschuppen. Kleine, runde Warzen. Empfindlich gegen Wind, bekommt dann Augentränen. Geruchsempfindlich bis zur Übelkeit, besonders bei Autoabgasen. Starke Verspannung der HWS und der Schultern. Hatte vor kurzem drei Wochen lang Schmerzen in der Kreuzbeingegend. Ißt seit zehn Jahren kein Fleisch mehr. Sehr empfindlich gegen Grausamkeiten und bei Berichten von Schlachttiertransporten. So etwas kann sie nicht sehen, muß das Fernsehen ausschalten. Diese Bilder verfolgen sie dann bis in die Träume.
Oft das Gefühl, es wächst ihr alles über den Kopf. Furcht, von anderen Menschen beurteilt zu werden. Ißt gerne scharf gewürzt, indonesisch, chinesisch. Heuschnupfen und Allergie. Lebhafte Träume, oft vom Wasser. Sie hat seit der Geburt einen „Storchenbiß" auf dem Rücken.

Repertorisation 1
Brust; SCHWELLUNG; Mammae; Menses; vor
Brust; SCHMERZ; allgem.; Mammae; Menses; vor
Blase; SCHMERZ, allgem.; Urinieren; während.
Weibliche Genitalien; MENSES; spät, zu langes Intervall
Weibliche Genitalien; MENSES; klumpig, geronnen
Extremitäten; KÄLTE; Fuß; abends; Bett, im
Auge; TRÄNENFLUSS; Wind, im
Magen; VERLANGEN nach; gewürzten, stark g. Speisen
Gemüt; EMPFINDLICH, überempfindlich; Grausamkeiten hört, wenn er von
Gemüt; WAHNIDEEN; Bilder, Phantome; schreckliche
Gemüt; FURCHT; Beurteilung durch andere (Nachtrag von mir: **Calc.**)
Gemüt; FURCHT; Carcinom, vor

Repertorisationsgrafik 1

Analysen Punkte, Rubriken, Alle Arzneimittel

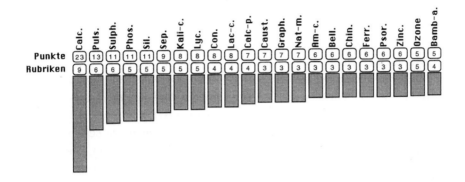

1. Verordnung : Calcium-carbonicum LM 6

15.3. 95

Leider half das Mittel nur wenig. Die Menses kamen pünktlich, aber mit Brustspannen. Ich wartete noch die nächste Menstruation ab, die ebenfalls wieder unter sehr schmerzhaftem Brustspannen kam. Bei der Untersuchung war mir ein leichter Husten aufgefallen. Das Abhören hatte aber nichts ergeben, was mir Sorgen machte. Sie leckte ständig ihre Lippen und saß die ganze Zeit mit gefalteten Händen vor mir, wie in der Kirche.

Repertorisation 2

Face; LICKING lips (Lippenlecken)
Chest; SWELLING; Mammae; menses; before (Mammaeschwellung vor den Menses)
Chest; PAIN; General; Mammae; menses; before (Mammaeschmerz vor den Menses)
Chest; INFLAMMATION; Bronchial tubes (Bronchitis)
Allgemeines; KÄLTE; Erkältungsneigung
Husten; HUSTENREIZ in den Luftwegen; Kehlkopf
Husten; KITZELN, Kitzelhusten; Kehlkopf, im
Auge; TRÄNENFLUSS; Wind, im
Gemüt; GEBÄRDEN, macht; Handbewegungen, unfreiwillige; faltet die Hände (Pulsatilla allein!)
Gemüt; STIMMUNG; wechselnd

2. Verordnung: Pulsatilla LM 6 (Arcana)

Leider entwickelte sich eine heftige Bronchitis. Die Patientin nahm deshalb nicht Pulsatilla, sondern Kortison! Da ich nicht unterrichtet wurde, konnte ich auch nichts tun. Sie war zehn Wochen krank.
Als die Bronchitis abgeklungen war, wurde (eigenmächtig) mit <u>Pulsatilla LM 6</u> begonnen, das aber auch keine Wirkung auf die schmerzhaften Brüste vor der Regel nahm. Im Juli 1995 gab ich der Patientin u.a. wegen der unterdrückten Bronchitis und der nach wie vor bestehenden Symptomatik <u>Tuberkulinum GT C 200 (DHU)</u>. Auch dieses konnte das Brüstespannen, das ja zu den Tuberkulinum-Symptomen zählt, nicht beenden!
Als bei der nächsten Regel immer noch keine Änderung zu sehen war, verordnete ich <u>Bambus C 6 (DHU) Globuli,</u> mit der Anweisung, diese in der zweiten Zyklushälfte, einmal täglich fünf Globuli, zu nehmen.
Diese einfache, eigentlich klinische Verordnung brachte erstmals Besserung. Keinerlei Beschwerden in den Brüsten, allerdings kam die Periode erst nach fünf Wochen. Sonst bestes Befinden.
Ich hatte zwei Mittel gegeben, die Einfluß auf die Hypophyse haben: Pulsatilla und Calcium-carbonicum. (Generalities; Hypophysis disfunction, ein Nachtrag von Boericke, siehe Complete Repertory 3.0, Calc. ist einziges Mittel!). Bambus scheint bereits in niedrigen Potenzen eine starke Wirkung auf die Adenohypophyse zu haben.

Repertorisationsgrafik 3

	Bamb-a.	Lyc.	Sulph.	Bell.	Nat-m.	Calc.	Graph.	Puls.
Punkte	21	17	16	15	15	15	15	15
Rubriken	10	7	7	7	7	6	6	6
1. SPANNUNGSGEFÜHL; Mammae, in den; vor der Menses	3							
2. Allgemeines; KÄLTE; allgemein, verschlechtert	3	3	2	2	2	3	3	2
3. Weibliche Genitalien; MENSES; klumpig, geronnen	1	2	2	3	2	3		3
4. MENSES; spät, zu langes Intervall	2	3	3	2			3	3
5. Rücken; SPANNUNG; Cervicalregion	3	2	2	3	2	1	1	2
6. Magen; ABNEIGUNG gegen; Fleisch	1	2	3	1	2	3	3	3
7. Gemüt; ÜBERFORDERT, Gefühl als ob	2							
8. Schlaf; TRÄUME; lebhaft	1	3	3	2	3	2	3	2
9. Schlaf; TRÄUME; Wasser, von	2	2	1	2	1		2	
10. Brust; SCHMERZ; allgem.; Mammae; Menses; vor	3						3	

Bambus ist auf dem ersten Rangplatz, ist in allen Rubriken vertreten. Es hat sogar die Träume vom Wasser.

6.10.95
Es geht gut.
Keine Brustschmerzen vor der Periode. Sie hat öfter Kopfweh.
Reagiert teilweise (allerdings auch schon vor Bambus) gereizt.

24.11.95
Bezüglich der Brustschmerzen ist sie sehr zufrieden. Reizbar vor der Periode. Schwellung der Brüste ist vor dem Einsetzen der Blutung noch vorhanden, aber ohne Schmerzen. Das Intervall ist immer noch länger als 28 Tage. Sie ist sehr verfroren und kälteempfindlich.

Sie hat ein „Bedürfnis nach Veränderung", will ihren Beruf wechseln, ist unzufrieden, fühlt sich überfordert. Sie ist „ziemlich auf ihre Eltern fixiert", wohnt noch zu Hause. Sie hat Angst schwanger zu werden. Sie lehnt im Falle einer Schwangerschaft das Stillen des Kindes ab, ist selbst nur vier Wochen gestillt worden.
Sie wollte eigentlich „nie Brüste bekommen",wollte nie erwachsen werden.
<u>Verordnung: Bambus Q 6 Dil 1, jeden 2. Tag einen Teelöffel.</u>

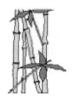

11. Kasus

Blutung während des Stillens
von Bernd Schuster

Eine 1964 geborene Frau, die nach der Geburt ihres dritten Kindes reizbar und nervös ist, zu heftigem Zorn neigt, keinen Widerspruch vertragen kann und ziemlich viel mit ihrem Mann streitet, sehr geruchsempfindlich ist und Schwindel beim Aufstehen hat, bekam von mir am 23.1.1995 Nuxvomica LM 6 mit gutem Erfolg. Beim Stillen entwickelte sie eine Mastitis. Die Milch war zäh und wenig flüssig. Phytolacca C 200 half sofort. Nach sechs Monaten stellte sich trotz Stillens die erste Menstruation ein. Problematisch war allerdings, daß die Blutung nie wieder ganz aufhörte, sondern über den Zeitraum von zwei Monaten spärlich („Spotting") weiterbestand.

Die Frauenärztin wollte wegen des Stillens nicht eingreifen und war der Meinung, die Blutung würde von selbst aufhören, was leider nicht eintrat. Dieses Problem war aber nicht der Grund für den Termin bei mir, sondern ergab sich beiläufig aus der Anamnese. Hauptgrund war wieder die Reizbarkeit, Gefühl, überfordert zu sein, genervt zu sein, Gefühl, alles wächst über den Kopf.

Beim Gespräch am 25.8.1995 massierte die Patientin (Video) ständig ihren Nacken, der völlig verspannt war. Sie hat stechende Gliederschmerzen in Händen und Füßen. Nachts hungrig. Kann am Hals keine Kleidung leiden. Enge oder zu große Nähe sind ohnehin ein Problem für sie. Ihre Mutter hat starke Psoriasis und ist dialysepflichtig nierenkrank.

Da ich an diesem Tag keine Q-Potenz des Mittels mehr zur Verfügung hatte, gab ich Bambus (DHU) C 6 Globuli mit der Anweisung, täglich drei Globuli in etwas Wasser aufzulösen und dann drei kleine Schlucke zu trinken. Der Grund für die Fortdauer der Blutung schien mir ein Mangel an Progesteron zu sein, in jedem Fall aber eine hormonelle, wahrscheinlich hypophysäre Störung.

Repertorisationsgrafik 25.8.95

Rubriken	Punkte	Bamb-a.	Lyc.	Puls.	Kali-c.	Sil.	Caust.	Lach.	Sulph.	Bell.	Apis
	Punkte	18	8	8	7	7	7	7	7	7	6
	Rubriken	14	5	4	5	5	4	4	4	3	4
1. Gemüt; VERLASSENES Gefühl		1		3	1			2			
2. Gemüt; REIZBARKEIT; genervt		1									
METRORRHAGIE; Stillen, beim		2				2					
4. Magen; APPETIT; dauernd		1									
5. Magen; APPETIT; Heißhunger; nachts		1	2			1			1		
6. Gemüt; ÜBERFORDERT, Gefühl als ob		2									
7. Rücken; SPANNUNG; Cervicalregion		3	2	2	1	1	2		2	3	2
8. Gemüt; HARTNÄCKIGKEIT		1									
9. Gliederschm.; STECHEND; Hand		1	1	1	2	1	2	1	2	2	1
10. Gliederschm.; STECHEND; Zehen		1	2	2	1	2	2	1	2		1
FURCHT; Kopf; Kopf, es wächst ihr alles über den		1									
12. Gemüt; STREITSUCHT; Kleinigkeiten, um		1									
13. Gemüt; ERNST; lachen, kann kaum		1									
14. Äußerer Hals; KLEIDUNG verschlechtert		1	1		2			1	3		2	2

Bambus C 6 beendete die Blutung innerhalb eines Tages bei bestem Befinden der Patientin!
Besonders interessant ist in diesem Kasus die Rubrik: „Weibliche Genitalien; Metrorrhagie; beim Stillen", die Silicea allein zeigt. Dies ist wieder ein Hinweis auf die Ähnlichkeit von Bambus und Silicea.
Bambus scheint ein Akutmittel zu Silicea zu sein, wie Belladonna ein Akutmittel zu Calcium ist.

12. Kasus

Vorzeitige Menopause
von Bernd Schuster

Am 10.10.95 kommt eine 42 Jahre alte Patientin zu mir mit vorzeitigen Wechseljahrsbeschwerden. Sie ist groß und muskulös, hat eine tiefe Stimme und wirkt etwas „derb". Sie leidet unter Hitze- und Schweißausbrüchen seit März des Jahres. Die Menstruation ist ausgeblieben. Bereits im letzten Jahr sei sie zweimal ausgefallen. Die Patientin wurde - auf Drängen ihres Mannes - mit 35 Jahren erstmals schwanger. Schwangerschaft und Geburt der Tochter waren problemlos. Sie selbst habe nie einen Kinderwunsch gehabt.

Sie habe in den letzten sechs Monaten zehn Kilo zugenommen.
Ihre Schilddrüse sei untersucht worden, und es sei eine Vergrößerung festgestellt worden. Am schlimmsten seien die Hitzewallungen, die von unten nach oben abliefen und mit einem furchtbaren Schweißausbruch endeten. Das Gesicht ist dann tropfnaß. Sie schlafe nachts ohne jede Decke und habe alle verfügbaren Fenster und Türen weit geöffnet, um Luft und Kühlung zu bekommen. Sie konnte allerdings noch nie Wärme gut vertragen. Erwacht regelmäßig um 2 Uhr nachts. (Die Patientin sitzt während des ganzen Gespräches mit beiden Ellbogen auf meinen Tisch gestützt.)

Frau H. hat oft Rückenschmerzen, neigt zu „Hexenschuß". Oft bestehen Schmerzen in der Lendenwirbelsäule und der linken Hüfte, besser durch Bewegung. Große Rückenbeschwerden nach der Schwangerschaft.
Steifigkeit des Rückens morgens nach dem Aufstehen.
Sie ist ihrer Tochter gegenüber sehr reizbar, fühlt sich von dem Kind oft „genervt", „flippt dann aus". Sie schlägt vor Zorn auf den Tisch. Es besteht keinerlei Neigung zum Weinen. Sie sei erst vor kurzem in ein kleines Dorf gezogen, und ihr Mann sei den ganzen Tag für den eigenen Betrieb unterwegs. Er komme abends „total platt" nach Hause, und sie könne von keiner Seite irgendeine Unterstützung erwarten.
Fühlt sich ziemlich verlassen.

Sie ekelt sich vor fettem Fleisch, mag gerne Käse. Morgens total müde und „morgenmuffelig", kann keine Ansprache leiden, ist froh, daß ihr Mann schon aus den Haus ist.

Verordnung; Bambus Q 6, Dil 1. einmal täglich (siehe Grafik Seite 64)

Verlauf 26.10.95
Sie hatte am ersten Tag der Einnahme Kopfschmerzen. Nach drei Tagen waren die Rückenbeschwerden weg. Nach einer Woche besserten sich die Hitzewallungen und Schweißausbrüche. Fühlt sich, vor allem im Gemüt, deutlich aufgehellt und gebessert, hat „viel Power". Lacht ständig, fast wie betrunken, am Telefon. (Dies ist ein Prüfsymptom.) Heißhunger auf Schokolade.
Bambus wird reduziert auf eine Gabe nur jeden 2. Tag.

Repertorisationsgrafik 10.10.95

	Bamb-a.	Rhus-t.	Puls.	Calc.	Lach.	Sep.
Punkte	12	9	8	7	7	7
Rubriken	9	4	3	4	3	3
1. Weibliche Genitalien; MENSES; unterdrückt		2	3	2	3	2
2. Allgemeines; HITZEWALLUNGEN; Schweiß, mit					2	2
3. Allgemeines; HITZEWALLUNGEN; von unten nach oben				2		3
4. Schlaf; ERWACHEN; Schweiß, durch	1					
5. Kopf; STÜTZT DEN KOPF	2					
6. Rücken; STEIFHEIT; schmerzhaft	2	3	2	2		
7. Rücken; STEIFHEIT; Bewegung, bei; besser	1	3				
8. Gemüt; VERLASSENES Gefühl	1	1	3	1	2	
9. Gemüt; NACKT sein, möchte; Wärmegefühl, wegen	1					
10. Gemüt; REIZBARKEIT; Kindern, gegenüber den	1					
ZORN, Ärger; heftig; schlägt mit den Fäusten auf den Tisch	1					
12. Gemüt; HILFLOSIGKEIT, Gefühl der; Unterstützung, sucht	2					

09.11.95
Viel Hunger. Sie hat teilweise ein Ziehen im Uterus, als wolle die Periode kommen. Hitzewallungen und Schwitzen nachts sind völlig verschwunden. Kann gut schlafen. Hat viel mehr Schwung (stützt sich immer noch schwer auf den Schreibtisch!).

10.1.96
Klimaxbeschwerden sind weiterhin völlig verschwunden. Sie hat wieder etwas Rückensteifigkeit morgens. Reizbarkeit besteht gelegentlich noch.

Sie hatte eine Menstruationsblutung im Dezember und im Januar, davor leichtes Brustspannen. Sie hat sechs Kilo abgenommen.

<u>Verordnung: Bambus Q 12, Dil. 1, jeden zweiten Tag.</u>
<u>Verlauf: 9.4.96</u>
Zustand nicht befriedigend, Mensesblutung kam in den letzten Monaten regelmäßig. Sie hat 10 kg abgenommen, klagt über starke Steifigkeit im Rücken und Hitze im Gesicht. Leichtes Schwitzen im Gesicht mit geröteten Wangen. Sonst geht es gut.
<u>Verordnung: Bambus Q 12 in der Dil 2, 5 Gaben in einer Stunde.</u>
Ich möchte feststellen, ob das Mittel „aus der Wirkung läuft".
Es folgt eine Besserung, so daß ich Bambus Q 12 wieder täglich einnehmen lasse.

14.6.96
Die Hitzewallungen sind erneut verstärkt. Die Menses sind seit Februar wieder verschwunden. Sie klagt über drückende Kopfschmerzen morgens. Schlimmer in der Sonne. Sie neigt in der letzten Zeit dazu, bei jeder Möglichkeit die Kleidung zu öffnen, zieht den BH zu Hause aus, kann am Hals nichts leiden. Im Haushalt ist sie hektisch und fängt in drei Zimmern gleichzeitig an zu räumen, ohne effektiv etwas fertigzubekommen.
Überall müssen Türen und Fenster offen sein, sonst hat sie das Gefühl zu ersticken. Sie berichtet von einem Ekel vor Schlangen.

<u>Rubriken:</u>
Allgemeines; WÄRME; verschlechtert*
Allgemeines; SONNE, durch; Sonnenbestrahlung, Folgen von*
Gesicht; HITZE; Hitzewellen*
Gesicht; FARBE; rot*
Kopfschmerz; DRÜCKEND; morgens*
Äußerer Hals; KLEIDUNG verschlechtert*
Atmung; ATEMNOT; offen; will Tür und Fenster offen haben*
Gemüt; UNTERNEHMEN; unternimmt vieles, vollendet nichts*
Gemüt; FURCHT; Schlangen, vor*

Da dies der erste Fall von Wechseljahrsbeschwerden ist, den ich mit Bambus behandelte, fehlt mir die Sicherheit, bei dem Mittel zu bleiben, und <u>ich wechsele zu Lachesis LM 6.</u> Lachesis ist ein Mittel, das sich stark in den Symptomen der Patientin zeigt und das oft im Verlauf einer homöopa-

thischen Kur, die Bambus als Verschreibung fordert, als Alternative oder als Differentialdiagnose zu bedenken ist.
Vorsichtshalber gebe ich eine Dilution 2, einmal täglich.

3.7.96
Die Patientin hat sich mit dem Mittel bisher gut gefühlt. Besondere Erleichterung hatte sie bei den nächtlichen Hitzewallungen. Das Mittel wird in wechselnder Dosis bis zum 17.2.97 beibehalten.

Repertorisationsgrafik vom 17.2.97

	Sep.	Sulph.	Bamb-a.	Lyc.
Punkte	21	16	13	14
Rubriken	9	8	10	7
1. Brust; BEKLEMMUNG; Gehen; beim	2	1		1
2. Gesicht; SCHWEISS; warme Speisen und Getränke, durch	1			
3. Schweiß; REICHLICH; nachts		3	2	2
4. Allgemeines; HITZEWALLUNGEN	3	3	1	3
5. Allgemeines; HITZEWALLUNGEN; von unten nach oben	3	2		2
6. Allgemeines; HITZEWALLUNGEN; Schweiß, mit	2	2		
7. Gemüt; SONNE, Verlangen nach			1	
8. Schlaf; SCHLÄFRIGKEIT; morgens	3	3	2	1
9. Kopf; STÜTZT DEN KOPF			2	
10. Gemüt; REIZBARKEIT; Kindern, gegenüber den			1	
11. Magen; ABNEIGUNG gegen; Fleisch; fettes			1	
12. GERUCHSSINN; scharf; empfindlich gegen den Geruch von; Speisen	3		1	
13. Abdomen; KLEIDUNG, Gürtel, empfindlich gegen	2	1	1	3
14. Magen; VERLANGEN nach; kalten Getränken	2	1	1	2

17.2.97
Die Patientin stellt fest, daß es ihr mit Lachesis nicht schlecht geht, sie sich aber mit Bambus doch deutlich wohler gefühlt habe. Im Gegensatz zum Sommer 1996 erzählt sie nun von einem großen Verlangen nach Sonne.[28] (Am Ende des Winters ein verständlicher Wunsch!) Sie sei ihrer Tochter gegenüber zu reizbar. Wenn diese frech sei, fahre sie völlig aus der Haut. Sie berichtet von einer Beklemmung in der Brust beim Gehen in frischer Luft. Die Klimaxbeschwerden zeigen sich zur Zeit durch starkes Schwitzen im Gesicht beim Mittagessen und nachts im Bett. Wallungen hat sie von unten nach oben, die von Schweißausbrüchen begleitet sind. Morgens ist sie müde und kann kaum aufstehen.

---

[28] In der Repertorisationsgrafik ist „Verlagen nach Sonne" einwertig eingetragen, eine Beobachtung aus der Praxis.

Es besteht eine Abneigung gegen Fleisch, insbesondere gegen fettes Fleisch. Deutliche Geruchsempfindlichkeit gegenüber Speisen. Sie hat ein Faible für kalte Zitronenlimonade. Der Kopf erscheint zentnerschwer und wird ständig aufgestützt.

<u>Verordnung: Bambus Q 18, alle zwei Tage einmal einen Teelöffel Dil. 1</u>

8.9.97
Ich habe den ganzen Sommer nichts von Frau H. gehört. Es ging sehr gut. Nun ist die Flasche mit der Q 18 aufgebraucht, und <u>ich verschreibe eine Q 20</u> in der Dil. 1, von der sie einen Teelöffel alle drei Tage einnehmen soll.

15.9. 98
Wieder ist ein ganzes Jahr vergangen, ohne daß die Patientin meine Hilfe in Anspruch nehmen mußte. Es ging gut. Nun ist die Q 20[29] aufgebraucht und sie fragt, wie es weitergehen soll.
<u>Als Folgemittel gebe ich Bambus Q 22,</u> alle drei Tage eine Gabe der Dil. 1.

15.3.99
Sie beklagt, daß sie nach der Einnahme von Bambus nachts eine starke Hitze entwickele und daß sie neuerdings Alpträume habe. Die Träume, die sie erzählt, finden sich fast alle in der Arzneimittelprüfung von Bambus wieder. Es handelt sich um eine Spätverschlimmerung, die anzeigt, daß die Lebenskraft das Mittel nicht mehr braucht. Bambus wird abgesetzt.
Ihre Beschwerden verschwinden.

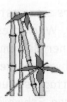

---
[29] Man könnte hier fragen, warum ich nicht um sechs Potenzschritte hochgehe, also auf die Q (oder LM) 24. Meine Erfahrungen mit der 24. Potenz sind nicht gut. Ich vermeide immer, sie zuverschreiben, weil sie oft unwirksam war, ohne daß ich dafür eine Erklärung hätte.

13. Kasus
Klimaxbeschwerden und Morbus Bechterew
von Monika Kreutzer[30]

Eine 49 Jahre alte Lehrerin kommt am 26.10.98 zur Fallaufnahme.

Grund für den Besuch der Homöopathin ist der Wunsch, "in ihre Balance" zu kommen. Seit einigen Monaten hat sie klimakterische Beschwerden wie Schweiß und Hitzewallungen, Einschlafstörungen und Ängste. Reizbarkeit vor den Menses. Im Mai 1998 bestanden Hautausschläge an Armen und Beinen.

In ihrem 24. Lebensjahr ist Morbus Bechterew festgestellt worden. Vorher litt sie unter Hüftschmerzen, die zum Arzt führten. Ihre Mutter hat ebenfalls Bechterew. Die Krankheit wurde vor den beiden Schwangerschaften diagnostiziert. In der ersten Schwangerschaft hatte sie starke Rückenschmerzen. Sie sagt: „Ich komme gut damit klar. Ab und zu brauche ich Voltaren®." Sie hat eine steife Haltung in der Halswirbelsäule. Wenn sie den Kopf dreht, dreht sie den Oberkörper mit. Den Kopf hält sie leicht nach vorn geneigt.

Zu den Beschwerden im einzelnen:

Schweiß und Hitzewallungen
Reichlich Schweiß nach geringer körperlicher Anstrengung am ganzen Körper. Nach Radfahren schwitzt sie drei Unterhemden durch. Das Schwitzen an sich ist wohltuend, sie hat aber Panik, den Schweiß nicht zu ertragen. Sie sagt: "Durch den Schweiß fühle ich mich wie in einer engen Plastiktüte, ich habe das Gefühl, nicht mehr atmen zu können." Sie muß dann sofort duschen. Sie ist extrem empfindlich bei Abkühlung des Rückens (z.B. nach Schwitzen oder wenn sie friert). Dann bekommt sie sofort eine schmerzhafte Steifigkeit des Rückens. Die Beschwerden halten wochenlang an. Voltaren® lindert.

Einschlafstörungen / Reizbarkeit
Seit einigen Monaten schläft sie erst spät ein. Sie hat Furcht vor Einbre-

---
[30] Monika Kreutzer, Übergasse 10, 55606 Kirn

chern, besonders abends und nachts, wenn sie zu Bett geht. Der Zustand ist schlimmer, wenn sie allein zu Hause ist. Diese Angst hatte sie schon immer hin und wieder, jetzt ist sie besonders ausgeprägt. Sie leidet sehr darunter. Sie mußte schon mal nachts die Polizei holen - grundlos. Starke Reizbarkeit vor den Menses im Frühjahr, jetzt etwas besser.

Hautausschläge

Im Mai 1998 nach einer längeren Fahrt im heißen Auto Hautausschläge an Kniekehlen und Unterarmen, rote Flecke. Deshalb Vorstellung beim Hautarzt, der auch "homöopathisch" arbeitet. Verordnung: Cortisonsalbe und Lachesis D 12 täglich. Hautausschlag wurde besser. Das Mittel nahm sie ein bis zur heutigen Fallaufnahme (d.h. ca. fünf Monate ununterbrochen, ohne zwischenzeitliche Kontrolle). Sie sagt, ihre Reizbarkeit vor den Menses sei seither etwas geringer.

Gelenkte Anamnese und sonstige Auffälligkeiten

Ihre Sprache ist sehr laut. Sie trägt Kleidung mit weitem Halsausschnitt. Enge Kleidung erträgt sie nicht, besonders nicht am Hals, aber sie braucht Tuch um Hals.
Essen: empfindlich gegen Zwiebeln und Zucker, dann Kneifen im Darm, Abgang von Blähungen bessert.
Menses: jetzt unregelmäßiger (alle 24 bis 38 Tage), seit zwei Jahren: Schwellung/Spannung der Mammae vor den Menses.
Auffällig im Gesicht: Warze am Kinn. "Wenn ich einen Infekt habe, bekomme ich dort Eiterpickel."

Auswertung

Die wesentlichen Symptome weisen nach wie vor auf Lachesis:
- Verschlechterung im Frühjahr
- Empfindlichkeit auf Hitze
- Furcht vor Einbrechern nachts
- Empfindlichkeit gegen enge Kleidung
Ihre Beschreibung, sich nach Schwitzen wie in einer engen Plastiktüte zu fühlen, gehört möglicherweise in diese Rubrik.

Zur unkontrollierten Lachesis-Einnahme: Es ist problematisch, eindeutig die Wirkung zu beurteilen. Die Vermutung besteht, daß es in der D 12 durch die monatelange tägliche Einnahme Symptome produziert hat (Verschlimmerung der Ängste, des Schweißes). Andererseits scheint eine Teilwirkung eingetreten zu sein, wie die geringere Reizbarkeit vor den Menses.

Verordnung: Lachesis LM 18 (Arcana) Dil. 1, zwei Wochen

bambus 1 / kreutzer
Diese Analyse umfaßt 241 Arzneimittel und 17 Symptome.
Intensität wurde berücksichtigt

	1 lach.	2 lyc.	3 sep.	4 ars.	5 calc.	6 nat-s.	7 bamb
Kleine Rubriken →	1303	1236	1000	977	873	782	781
Schweiß - Anstrengung - während geringer Anstrengung	3	1	3	3	2	3	3	1
Schweiß - Symptome - amel. während dem Schwitzen	1	2	1	-	2	-	-	-
Allgemeines - Hitze - Hitzewallungen - erstreckt sich zu - oben, nach	1	1	2	3	1	2	1	1
Allgemeines - Schweiß - während - agg.	3	-	1	3	3	1	-	-
Extremitäten - Hautausschläge - Unterarm	1	-	-	-	1	-	-	-
Gemüt - Furcht - Räubern, vor	3	2	-	-	4	-	-	-
Gemüt - Furcht - Räubern, vor - nachts	1	1	-	-	-	-	-	-
Allgemeines - Schwäche - Hitze - Sommerhitze, in der	1	2	-	-	2	-	-	-
Allgemeines - Kleidung - Druck der Kleidung	3	3	3	2	-	3	1	-
). Gemüt - Sprache - laut	1	3	-	-	1	-	-	-
. Frost - Einwirkungen, durch bestimmte - Nässe, von - Naßwerden; dur	1	-	-	1	-	2	2	-
!. Rücken - Steifheit - Frost; während	2	-	2	-	-	-	2	-
i. Rücken - Steifheit - kalt - wenn	1	-	-	-	-	-	-	1
l. Gesicht - Warzen - Kinn	1	-	2	2	-	-	-	-
i. Schlaf - Einschlafen - spät	1	2	2	3	3	3	2	-
i. Brust - Schwellung - Mammae - Menses - vor	1	-	-	-	-	2	-	1
'. Gemüt - Reizbarkeit, Gereiztheit - Menses - vor	3	1	2	2	-	1	-	1

[31] An Rangplatz 7 sieht man Bambus erscheinen.

Anruf der Patientin zwei Wochen später

An der Rückseite des linken Oberschenkels hat sich ein dicker Pickel gebildet, der sich zu einem Abszeß entwickelte. Stechender Schmerz, Berührung und Hitze werden nicht ertragen. Sie ist extrem schlapp. Arztbesuch: Penicillin wegen drohender Sepsis, inzwischen geschwollene Leistenlymphknoten. Homöopathisch wurde aufgrund der Symptome Apis C 200 fraktioniert gegeben. Reaktion: In der Nacht entwickelte sie erstmals seit Jahren leichtes Fieber; sie fühlte sich danach kräftiger.

---

[31] Die Grafiken sind in diesem Fall mit dem Programm RADAR hergestellt. Bezugsquelle z. B.: Peter Irl, Neurieder Str. 8, D-82131 Buchendorf oder Sunrise-Versand, Jörgleweg 11, D-79271 St. Peter.

Follow-up 23.11. 1998 (drei Tage nach Anruf)
Hautschwellung und Rötung sind zurückgegangen. Sie hatte das Penicillin genommen und befürchtet nun, wie früher, als Reaktion darauf einen "Vaginalpilz" zu bekommen, der gewöhnlich mit Jucken, flockigem Ausfluß und Schwellung der äußeren Genitalien einhergeht.

Befragung zum sonstigen Befinden nach Lachesis:
• Schlaf und Ängste: Ängste deutlich weniger, schläft besser ein. Sie sagt, sie habe sich ausgeglichener erlebt.
• Hitzewallungen und Schweiß: scheint inzwischen weniger zu sein, muß weiter beobachtet werden.
• Sie spricht etwas leiser.
• Reizbarkeit.
Sie sagt, sie gerät unter Druck und wird reizbar, wenn andere etwas von ihr erwarten. Sie fühlt sich überfordert, weil sie sich selbst überfordert, denn sie will perfekt sein (will "gute Lehrerin" sein). Vor Bühnenauftritt mit Schülergruppe war sie angespannt. Gefühl wie erkältet. Schmerz kleine Stelle Sternum, Gefühl wie Schwellung, sie hatte Angst vor neuem Bechterew-Schub (sie nahm Voltaren®). Sie betont die Empfindlichkeit des Rückens auf Frost: schmerzhafte Steifheit folgt.

Auswertung
Lachesis hat gut gewirkt. Schlaf und Ängste (eine der Hauptbeschwerden) deutlich verbessert. Abszeß-Entwicklung evtl. als Folge von unterdrücktem Hautausschlag, geht mit Fieber einher (erstmals seit Jahren), d.h. gute Reaktionskraft des Organismus. Die verbleibenden Symptome weisen auf Lycopodium hin: Furcht vor dem Auftreten in der Öffentlichkeit (setzt sie so unter Anspannung, daß dann neuer Bechterew-Schub droht), Rücken steif bei Frost, Zwiebeln und Zucker verschlechtern, Jucken Vagina und Fluor weiß führen zur Verordnung: Lycopodium LM 18 (Arcana) Dil. 1, für zwei Wochen.

Follow-up drei Wochen später:
Der "Vaginalpilz" nach dem Antibiotikum ist ausgeblieben, lediglich ein wenig Jucken außen, keine Schwellung, kein Ausfluß. Durchfall faulig, blutig, hell, mit Schleimabsonderung und Gluckern im Bauch vorausgehend

(sie hatte vor Jahren Colitis ulcerosa!). Zweimal Anflug von Erkältung, kam jedoch nicht durch, auch kein steifer Hals, wie er regelmäßig einer Erkältung folgt. Sie beobachtet nach Lycopodium eine "angenehme Wachheit, die mich nicht entspannen ließ". Hitzewallungen und Schweiß: wenig Auffallendes, evtl. leichte Besserung (sie klagt nicht). Nach dem Mittagsschlaf ist sie schneller wach als vorher. "Der Kreislauf ist schnell oben." Psychisch: Ängste abends weiterhin O.K. Sie kann mehr und ausdauernd arbeiten, aber: sie wünscht sich ein wenig mehr "scheiß-egal-Stimmung". Sie macht sich Druck.: es muß alles gut gelingen! "Gute Lehrerin". Bei Streß vor den Ferien (Entscheidung für zusätzliche Tätigkeit): plötzliche Steifheit zervikal, mußte Kopf im Nacken abstützen. Sie ist unfähig, den Kopf aus eigener Kraft zu halten. Sie muß das Gewicht abfangen durch Anlehnen oder Aufstützen des Kopfes. Spannung des Rückens. Massieren und Wärme im Nacken tun gut.

<u>Auswertung und Verordnung</u>
Lycopodium bewirkte weitere Verbesserung hinsichtlich ihrer Antriebskraft, minderte vermutlich die Auswirkung des Antibiotikums. Der auftretende Durchfall, der sie an ihre frühere Colitis erinnerte, kann auch als evtl. aufgetretenes altes Symptom (Heilwirkung) diskutiert werden. Dazu müßte näher auf die Vorgeschichte eingegangen werden, zumal die Colitis vermutlich vor dem Auftreten des Morbus Bechterew erschien. Die verbleibenden Symptome weisen nunmehr deutlich auf Bambus hin:
- muß den Kopf stützen
- Steifheit zervikal
- Spannung Rücken
- gewissenhaft, peinlich in Kleinigkeiten
- M. Bechterew, verknöcherte Wirbelsäule, Beziehung zum Bambusstab

<u>Grafik Dezember 1998</u>

bambus 3 / kreutzer
Diese Analyse umfaßt 114 Arzneimittel und 5 Symptome.
Intensität wurde berücksichtigt

		1 ars.	2 bamb-a.	3 puls.	4 lyc.	5 nux-v.	6 sulph.	7 bry.	8 mez.	9 ign.	10 nat-c
Hervorstechende Arzneimittel →		1150	780	735	710	660	639	630	600	589	589
1. Gemüt - Gewissenhaft, peinlich genau in bezug auf Kleinigkeiten	3	■	□	■	■	■	■	□	□	■	■
2. Kopf - Halten - hochzuhalten; unfähig, den Kopf	1	-	-	■	□	□	-	-	□	-	-
3. Rücken - Steifheit - Zervikalregion - Drehen des Kopfes; beim	1	-	■	-	-	-	-	-	■	-	-
4. Rücken - Spannung	2	■	■	■	■	□	■	□	□	□	□
5. Rücken - Steifheit - kalt - wenn	1	-	□	-	-	-	-	-	-	-	-

Verordnung: Bambus Q 18 (Enzian Apotheke) Dil. 1, drei Wochen lang

Follow-Up 24.02.1999
Sie nahm das Mittel gerne. Beim Schreiben der Zeugnisse geriet sie nicht in Druck wie sonst. Sie ist erstaunt, daß sie eine so lange Phase hatte, in der sie ruhig und gelassen ihre Arbeit tun konnte. Sie war belastbarer. Im Januar 1999 leichte Grippe ohne Rückenbeschwerden und Steifheit. Jedoch ein schmerzhaftes Ziehen von der Halswirbelsäule zum Mittelfinger rechts (altes Symptom, früher beidseits). "Gefühl eines Ziehens im Inneren der Knochenröhre." Während des Schmerzes Schweiß an den Schultern, dann sie trägt ein Wolltuch. Extrem empfindlich gegen Zugluft, aber die zervikale Steifheit blieb aus. Was den Rücken betrifft, fühlt sie keine Dauerspannung wie sonst. Sie sagt: „Es gab sonst immer Phasen, wo latent was wehtat." Sie brauchte kein Voltaren®.

Schlaf und Ängste: weiterhin in Ordnung.
Hitze / Schweiß: unauffällig.
Zur Verdauung sagt sie: eher weicher Stuhl nach Bambus, sonst eher fest.

Sie wird im Mai 50 Jahre alt und sagte sich: „Jetzt wünschst du dir was für dich allein." Sie plant eine Kur. „Ich war trotz Bechterew nie krank in der Schule, jetzt tue ich was für mich."

Verordnung: Bambus Q 18 weiternehmen

Nächstes Follow-up, geplant im März, sagte sie ab. Es gehe ihr gut.

Telefonische Nachfrage der Behandlerin am 22.07.1999
Es gehe ihr gut. Sie habe bei den Vorbereitungen zur Kur noch Rückenschmerzen gehabt. Sie hatte "das Bedürfnis, sich abzustützen", das Tragen der Tasche war ihr Ballast. Sie nahm kein Schmerzmittel. Die warmen Moorbäder in der Kur taten ihr gut.
Sie setzte das Mittel selbst vor ca. drei Wochen ab. Sie empfand keine Verschlechterung nach dem Absetzen. Was den Rücken betrifft, bisher längstes beschwerdefreies Intervall seit einigen Jahren.

Follow-up am 26.08.1999

Es geht ihr nach wie vor nach dem Absetzen von Bambus körperlich und stimmungsmäßig gut. Ihr Rücken ist relativ weich. Nach einem mehrtägigen Wanderurlaub in den Bergen spürte sie im Lumbalbereich eine extreme Steifheit, wie einen Muskelschmerz. Sie nahm eine Voltaren®. Ihre Menses waren zu diesem Zeitpunkt eine Woche überfällig. Die Rückenschmerzen besserten sich nach dem Schmerzmittel, es folgten jedoch Schmerzen im Abdomen und die Menses traten ein. Sie sagte, seit etwa 2 Jahren spüre sie vor den Menses ab und zu diese Schmerzen im Rücken, das habe sie aber diesesmal nicht mit den Menses in Verbindung gebracht. Der Rücken ist seither wieder beschwerdefrei. Ihre Angst vor Einbrechern ist nach wie vor „weit weg". Sie hat Angst vor dem Fliegen. Sie hat den starken Wunsch, mit der Erde verbunden zu bleiben. „Es zerreißt mich zwischen Himmel und Erde beim Abheben des Flugzeuges!"
Der Schlaf ist gut. Sie erwacht öfter durch Schweißausbrüche, besonders vor den Menses. Die prämenstruellen Beschwerden, wie Spannen und Anschwellen der Brüste, sind „erstaunlich weniger". Sie meint, daß sie zur Zeit kein Mittel braucht. Keine Verordnung

Grafik 26.8.99[32]

bambus 3 / kreutzer
Diese Analyse umfaßt 134 Arzneimittel und 8 Symptome.
Intensität wurde berücksichtigt

	1 bamb-a.	2 sep.	3 sulph.	4 lyc.	5 nat-m.	6 nux-v.	7 puls
Summe der Symptome →	9	8	8	7	7	7	7
. Gemüt - Gewissenhaft, peinlich genau in bezug auf Kleinigkeiten	3	1	1	3	2	1	2	2
. Kopf - Halten - hochzuhalten; unfähig, den Kopf	1	-	-	-	1	-	1	2
. Rücken - Steifheit - Zervikalregion - Drehen des Kopfes; beim	1	2	-	-	-	-	-	-
. Rücken - Spannung	2	2	1	2	2	1	1	2
. Rücken - Steifheit - kalt - wenn	1	1	-	-	-	-	-	-
. Schweiß - Menses - vor	1	-	1	2	1	-	-	-
. Schweiß - Nachts (22 - 6 h) - Erwachen, beim	1	1	1	1	-	1	1	-
. Rücken - Schmerz - Lumbalregion - Menses - vor	1	1	3	2	-	1	-	1

Kommentar

Ein ungewöhnlich langer beschwerdefreier Zeitraum, was ihre Rückenschmerzen angeht, ist festzustellen. Die Beschwerden bei der Wanderung waren wohl auf eine Überanstrengung zurückzuführen. Die prämenstruellen Beschwerden sind besser. Ingesamt fühl sich die Patientin wohl.

---

[32] Symptom 2: „Kopf-Halten usw. sollte eigentlich heißen: Kopf-Stützen, Verlagen den Kopf zu stützen. Hier müßte Bambus zweiwertig erscheinen. (Schuster)

14. Kasus

Unerfüllter Kinderwunsch
von Bernd Schuster

Frau B. (34 Jahre) kommt am 4.11.96 zur Anamnese.
Sie hat die „Pille" seit einem Jahr abgesetzt und wünscht sich sehr ein Kind. Eine erfolgreiche Schwangerschaft war bisher nicht möglich.

Im März/April 1996 trat zwar eine Schwangerschaft ein, die aber wegen Blutungen nicht mit Erfolg verlief. Sie hat die Menses regelmäßig alle 29 Tage, allerdings sehr kurz (drei Tage) und auffällig schwach.
Die Menarche war mit 14 Jahren. Mit 16 Jahren begann sie die „Pille" zu nehmen, weil die Blutung völlig unregelmäßig kam, meist zu spät und schwach. Sie nahm den Ovulationshemmer 16 Jahre lang. Nach dem Absetzen kamen die Menses drei Monate nicht mehr selbständig. Ihr Östrogenspiegel ist niedrig. Es wurde gelegentlich ein Eisenmangel festgestellt.

Sie berichtet von einer Abneigung gegen Coitus und einer auffallenden Geruchsempfindlichkeit. Bis zum 30. Lebensjahr hat sie überhaupt nicht daran gedacht, selbst Kinder zu bekommen. Dies mag mit einer Liebesbeziehung in Zusammenhang stehen, in der wenig Vertrauen herrschte und die wegen Untreue beendet wurde. Sie ist allergisch gegen Lügen. Morgens fällt ihr das Aufstehen schwer. Sie beklagt, daß sie oft kalte Hände und Füße hat. Der Stuhlgang ist in Ordnung. Als Kind hatte sie Masern, Röteln, oft Angina, einmal Bronchitis, die mit Antibiotika unterdrückt wurde.

Der Versuch, auffallende Gemütszeichen zu finden, beschränkt sich auf die Angst beim Autofahren. Sonst ist alles andere gewöhnlich und nicht bemerkenswert trotz großer Bemühung meinerseits, doch noch etwas ans Tageslicht zu bringen.

Der Verlauf der Fallaufnahme zeigte sehr wenig individuelle Zeichen, wenig an Begründung oder Erklärung für die Unfruchtbarkeit. Ungünstig ist die lange, ununterbrochene Einnahme der Pille. Homöopathisch bedeutet das wenig Hoffnung, weil sich eine Arzneimittelwahl nicht mit letzter

Sicherheit durchführen läßt. Die wenigen zuverlässigen Symptome weisen zusammen mit der Erfahrung in der Praxis darauf hin, es zuerst einmal mit Sepia zu versuchen.

Grafik vom 4.11.96

	Sep.	Phos.	Puls.
Punkte	20	12	10
Rubriken	8	5	4
1. FEMALE; METRORRHAGIA; pregnancy, during	2	3	2
2. FEMALE; LEUCORRHEA; brown	2		
3. FEMALE; LEUCORRHEA; pregnancy; during	3		2
4. Weibliche Genitalien; MENSES; spärlich	3	3	3
5. Weibliche Genitalien; MENSES; spät, zu langes Intervall	3	2	3
ENTZÜNDUNG; Bronchien; Verschleppte, unterdrückte Bronchitis	2	2	
7. Weibliche Genitalien; COITUS; Abneigung gegen	3	2	
8. Gemüt; FURCHT; Fahren im Wagen, beim	2		

Verordnung: Sepia LM 6, Dil. 1
Verlauf:
Trotz entsprechender Aktivitäten zur rechten Zeit tritt auch im folgenden Monat keine Schwangerschaft ein. Die folgende Menstruation ist schwach und vier Tage lang.
Am 20. 12. 96 ruft sie wegen einer Bronchitis an, die mit 38,6 Grad Fieber einhergeht. Dies ist wahrscheinlich die Folge einer Verkühlung.
Sie hat Schluckbeschwerden und Halsschmerzen. Trockener Husten abends mit zähem Auswurf von gelber Farbe. Hinter dem Brustbein ein Schmerz beim Husten. Ich repertorisiere den Fall und erkenne, daß Sepia hinter Hepar sulfuris läuft. Ich gebe kein anderes Mittel und bleibe bei Sepia, das nach meiner Erfahrung ein hervorragendes Bronchitismittel ist.

8.1.97
Die Bronchitis ist abgeheilt, die Periode war schwach und dunkel.
5.2.97
Die Periode ist wieder ganz schwach, keine Empfängnis.
19.2.97 Praxistermin
Sie beginnt ängstlich auf ihre Vaginaltemperaturkurve zu reagieren. Andere Frauen mit kleinen Kindern machen sie traurig. Sonst leider keine neuen Erkenntnisse. Die Repertorisation sieht aus wie ein Schweizer Käse,

nicht ein Mittel läuft klar durch oder gibt eine Idee, wonach zu forschen wäre. Sepia weiter zu geben, macht auch keinen Sinn.
Wenn man die Fakten:
1. Menses kurz und schwach, 2. Sterilität, 3. **Östrogenmangel** diagnostiziert, 4. Nie an eigene Kinder gedacht bis zum 30. Jahr, zusammensieht, so kann dies leicht auch ein Hinweis auf Bambus sein. Bambus hat in der Forschung (siehe Teil 1 des Buches) seine Qualität als Östrogenlocker gezeigt. Einen Versuch ist das wert!
<u>Verordnung: Bambus Q 6, Dil. 1 (wie immer Enzian-Apotheke)</u>
7.3.97
Schwache Menses für drei Tage.
9.4.97
Wieder schwache Blutung, sie braucht keine Binde dafür.
9.5.97
Keine Mensesblutung!
26.5.97
Schwangerschaft in der achten Woche! Die Empfängnis war schon Ende März! Die Blutung am 9.4.97 war also bereits nach der Empfängnis.
Bambus hat ganze Arbeit geleistet. Bambus abgesetzt.
2.12.97 Schwangerschaft in der 36. Woche.
7.12.97 Das Kind ist schon da. Alles in Ordnung. Es ist ein Junge. Der errechnete Termin war in fünf Wochen. Geburtsgewicht 2330 g, Länge 48 cm. Die Geburt war problemlos. Das Stillen gelingt gut.

<u>Repertorisation nach Lösung des Falls:</u>

	Sep.	Graph.	Nat-m.	Bamb-a.	Ferr.
Punkte	11	9	9	8	8
Rubriken	5	4	4	6	4
1. Weibliche Genitalien; MENSES; spärlich	3	3	3	1	2
2. FEMALE; MENSES; dark	2	2	1		2
3. Weibliche Genitalien; SEXUELLES Verlangen; vermindert	2	2	2	1	2
4. Schlaf; SCHLÄFRIGKEIT; morgens; Erwachen, beim	1			1	
5. Gemüt; ANGESPANNT				2	
6. Gemüt; TRÄGHEIT, Schwerfälligkeit; morgens; Erwachen, beim				1	
7. Weibliche Genitalien; STERILITÄT	3	2	3	2	2

16. Kasus
Sterilität und Mensesprobleme
von Bernd Schuster

Dieser Bericht ist eine Episode aus einer umfangreichen Patientenakte. Durch die Abfolge jeweils verwandter Mittel **Silicea - Calcium - Bambus - Sepia - Natrium-muriaticum - (Sepia - Bambus)** erfolgt nach fast zehn Jahren Coitus eine nicht mehr für möglich gehaltene Schwangerschaft.
Die 1968 geborene Frau kommt am 2.4.93 erstmals zu mir wegen einer Steißbeinfistel, die ihr erhebliche Beschwerden bereitet. Sie kann schlecht sitzen und hat starke Schmerzen bei jeder Berührung. Dazu besteht eine chronische Akne mit dicken, entzündeten Verhärtungen unter der Haut, die sich nicht nach außen öffnen. Sie hat wiederholt Antibiotikakuren ohne nennenswerten Erfolg gemacht. Frau M. ist nur 1,50 m groß. Sie hat oft Angina tonsillaris, ist total verfroren und neigt zu Spannungen im Genick. Bei den Menses besteht oft ein Kopfschmerz, der aus dem Nacken in den Kopf zieht. Vor dem Einsetzen der Blutung ist sie reizbar und zornig. Die „Pille" kann sie nicht vertragen, weil sie dann überall unerwünschten Haarwuchs bekommt. Die Nägel sind riefig und krumm.
Während der Menstruation, die sehr unregelmäßig ist, hat sie Rückenschmerzen und abwärtszerrende Bauchschmerzen. Sie spricht und weint im Schlaf. Sie ist weichherzig und sehr mitfühlend, besonders bei Grobheiten und Grausamkeiten, wozu auch die in Aussicht gestellte Operation der Steißbeinfistel zählt. Vor Schlangen hat sie Furcht. Keine eigenen Kinder trotz fehlender Verhütung.
Mit zehn Jahren hatte sie einen Herpes zoster. Der Vater hatte Kinderlähmung, die Mutter trinkt. Zwei Geschwister mit extremen Schlafproblemen.

Verordnung: Silicea LM 6 Dil 1

Im Verlauf heilt die Steißbeinfistel völlig ab.
Zwischenzeitliche Verschreibung von Calcium LM 6 und Sepia LM 6 nach den jeweiligen Symptomen.

Wir steigen in den Fall am 17.6.96 ein wieder.
Zwei Jahre lang habe ich die Patientin nicht gesehen.

„Es geht eigentlich gut, aber ich befinde mich in einer Phase der Veränderung. Früher war es ganz klar, daß ich nie eigene Kinder haben wollte, weil ich dachte, das kann ich nicht. Aber jetzt kann ich das nicht mehr mit Sicherheit sagen. Ich mag Kinder, ich spiele mit ihnen, ich kann gar nicht ertragen zu hören, daß denen was passiert ist, das nimmt mich unheimlich mit."
(Ist das der Grund, daß Sie kommen, diese Veränderung?)
„Ja, auch, aber ich komme wegen meiner Periode. Die ist so, daß ich wegen Beschwerden damit zwei Tage nicht arbeiten gehen kann. Ich habe Schmerzen, einfach nur Schmerzen. Ich habe Bauchschmerzen, Rückenschmerzen, die bis in die Knie gehen. Eine Woche vorher bin ich gereizt und ziemlich traurig. Mein Mann bekommt es ab, weil er eben da ist. Schwermut, Weinen, ganz furchtbar reale Träume vor den Menses. Es macht mich so fertig, denn die Bilder gehen mir den ganzen nächsten Tag nicht aus dem Kopf. Ich spüre alles! Ich habe geträumt, ich bekäme ein Kind, ich hatte einen riesengroßen Bauch, der Frauenarzt kam mit einer riesengroßen Schere. Ich sagte, daß sie mir doch jetzt nicht den Bauch aufschneiden könnten! Ich bin dann aufgewacht und habe nicht gewußt, was jetzt Sache ist!"
(Haben Sie das Kind im Arm gehalten?)
„Nein, dazu kam es nicht. Ich hatte auch keine Wehen, nur den riesengroßen Bauch. Als der Arzt mit der Schere kam, hatte ich so eine Panik, daß ich aufgewacht bin. Die Nacht war dann rum."
(Beschwerden bei der Periode?)
„Ich bin körperlich schlapp. Ich habe Probleme mit Schorf auf dem Kopf, das ist eine Woche vorher sehr schlimm. Ich habe große Krusten auf dem Kopf. Rückenschmerzen in der Lendenwirbelsäule vor dem Einsetzen. Ich bekomme es meist abends. Das fühlt sich an wie eine Nierenbeckenentzündung. Es ist mir da kalt. Ich habe dann das Bedürfnis, mich da ganz warm einzupacken und an die Heizung zu setzen. Ich bin verfroren. Kalt ist mir morgens, die erste Stunde der Arbeit und wenn ich müde bin, und im Bett habe ich eiskalte Füße. Bauchschmerzen dabei nach unten, als ob alles rausfallen würde. Das ist im ganzen Unterleib. Ein Gefühl, als sei alles geschwollen und dick."
(Was macht die Geruchsempfindlichkeit gegen Plastik, Zwiebeln, Rauch?)
„Ich habe aufgehört zu rauchen seit einem Jahr. Es ist besser. Ich esse kaum Fleisch, kein Kaffee, kaum Cola. Ich habe acht Kilo zuge-

nommen. Ich esse weniger als früher, bin oft verstopft. Ich habe Schmerzen beim Stuhlgang, der ist so fest, ich quäle mich. Ich mag kein Fett, so ölige Sachen, wo man nicht definieren kann, was drin ist. Tortellini, da ist was drin, man weiß nicht was.
Ich habe aber noch diese Kopfschmerzen vom Halsgenick hoch, bevor ich die Periode bekomme. Das ist alles steif, bilde ich mir ein, ein Gefühl von Unwohlsein im Nacken. Ich kann den Kopf dann nicht so bewegen wie sonst.
(Kind?)
„Ich mache alles für die Kinder anderer. Ich nehme von der Freundin die Kinder. Ich könnte mir auch vorstellen, ein Kind zu stillen. Das gehört dazu, das ist kein Thema. Einmal habe ich die Pille genommen, da habe ich Haare bekommen am ganzen Körper, die ich bis heute nicht losgeworden bin. Im Gesicht (Kinn) habe ich Haare bekommen, aber das Unwohlsein bei der Periode hatte ich trotzdem. Ich hatte Freßgelüste! Ich war eigentlich nie mit der Pille einverstanden. Wir haben nie verhütet, wir „passen nicht auf", es gibt keine Kinder. Das war mir die ganze Zeit recht."
(Auch in der fruchtbaren Zeit keine Verhütung, da stimmt aber was nicht!) (Patientin lacht)
„Ich merke meinen Eisprung und sage meinem Mann, du mußt kucken. Aber der kuckt nicht."
(Vor was Angst?)
„Angst, daß ich mein Zuhause verliere und daß ich das mit dem Gewicht nicht in den Griff bekomme. Ich habe den Eindruck: Alles sinnlos!

Grafik 17.7.96

	Caust.	Calc.	Lach.	Bamb-a.	Nat-m.	Nit-ac.
Punkte	12	11	11	9	10	10
Rubriken	5	5	5	8	4	4
1. Gemüt; REIZBARKEIT; Menses; vor	2	1	1	1	2	
SCHWERMUT, Depression, Traurigkeit; Menses; vor	2	2	2	1	3	2
3. Schlaf; TRÄUME; realistisch, bunt, lebhaft				1		
Rücken; SCHMERZ; Lumbalregion; Menses; im Beginn der	2		3	1		2
5. Allgemeines; LEBENSWÄRME, Mangel an	3	3	2	2	2	3
SCHMERZ; abwärtszerrend; Menses; Einsetzen, beim				1		
7. Rücken; STEIFHEIT; Cervicalregion; Menses, während		2		1		
8. Rectum; OBSTIPATION	3	3	3	1	3	3

Verordnung: Bambus Q 6, Dil. 1
Verlauf: 28.8. 96
Die Menses kommen nach vier Wochen, nicht zu früh, wie in der letzten Zeit. Keine Alpträume mehr, kein Weinen oder Sprechen im Schlaf. Im Urlaub hatte sie Heimweh (ein Bambussymptom!), was sie sonst nicht kennt. Die schorfigen Ausschläge auf dem Kopf sind besser. Die Beschwerden beim Einsetzen der Menses sind noch nicht viel besser. Sie fühlt sich schlapp und benebelt, der Bauch ist vorher dick, und sie hat ihre üblichen Schmerzen. Die Beschwerden mit den Stuhl sind weniger. Sie hat verbotswidrig im Urlaub einige Male Kaffee getrunken, was die Beurteilung der Wirkung erschwert.

Verordnung: Bambus Q 6 weiter

2.10.96
Periode war sieben Tage zu spät. Sie berichtet von einem ungewöhnlichen Abgang dicker Blutklumpen. Die Vergeßlichkeit ist weg, der Kopf ist klar. Sie hat viel Kraft und fühlt sich recht gut.

22.1.97
Die Symptomatik erscheint etwas geändert. Sie berichtet von Übelkeit bei Gerüchen. Muß bei den Menses nach wie vor Schmerzmittel (10 Paracetamoltabletten) nehmen, schreit bei den Schmerzen und ist extrem reizbar. Akne schlimmer vor den Menses. Wieder keine Schwangerschaft.
(Wir sprechen über die Rolle als Frau, was bei anhaltenden Mensesbeschwerden (Schmerzen der Gebär*mutter*) angezeigt ist und oft einen Mutterkonflikt aufdeckt.)
Sie berichtet, daß sie den Vorgang der Pubertät und die Frauwerdung sehr „bedauert" habe. Ihre Einstellung zu Kindern ist wieder verändert, Wenn sie ungewollt schwanger würde, neigt sie jetzt dazu, es „wegmachen" zu lassen. „Das ist sowas Endgültiges mit einem Kind!"

Verordnung: Wechsel von Bambus zu Sepia LM 12, Dil 1 (hatte LM 6 früher schon)

12.3.97
Sie fühlt „eine Reizung in der Vagina". Wir sprechen weiter über die Mut-

ter, die trinkt und Kettenraucherin ist. Sie ist mit 14 Jahren ausgezogen. Der Vater hat sie oft verprügelt. Es interessierte niemanden, wie sie klarkommt. Sie lehnt ihre Mutter ab, auch deren Verhalten gegenüber den jüngeren Geschwistern wird verurteilt und mißbilligt.
Das Mutterproblem beherrscht bemerkenswert ihre Gedanken.

<u>Verordnung: Natrium muriaticum C 200</u>

<u>30.7.1997 Sie ist im dritten Monat schwanger!</u>
Sie hat Ekel vor allem, Übelkeit beim Geruch von Essen. Ihr Mann stinkt ihr neuerdings. Sie hat Hunger und kann nichts essen. Es besteht ein großer Konflikt in der Beziehung, da ein Kind für gar nicht denkbar gehalten wurde. Beide haben ihr Leben ganz so eingerichtet, als ob sie nie Kinder haben werden. Beide fahren ein eigenes Motorrad. Ihr Mann steht der Schwangerschaft ablehnend gegenüber, will sie aber „nicht hängenlassen". Einmal war sie wegen einer Schmierblutung im Krankenhaus vorstellig geworden, dort aber wieder heimgeschickt worden. Sie klagt über ein Gefühl von Unruhe im Bauch. Ihre Freundin meinte, daß die erste Schwangerschaft meist sowieso schiefgeht, was sie beunruhigt. Eine Idee an Abtreibung hat sie gar nicht. Der Urin ist ungewöhnlich scharf.

Grafik 30.7.97

	Sep.	Phos.	Puls.
Punkte	30	19	14
Rubriken	12	9	7
1. Gemüt; WIDERWILLEN	2	1	3
2. GERUCHSSINN; scharf; empfindlich gegen den Geruch von; Speisen	3		
3. Magen; ÜBELKEIT; Gerüche, durch	2		
4. Magen; APPETIT; fehlt	3	3	3
5. Magen; ÜBELKEIT; Schwangerschaft, während	3	2	2
6. FEMALE; METRORRHAGIA; pregnancy, during	2	3	2
7. Magen; ERBRECHEN; Galle; morgens	3		
8. Abdomen; UNRUHE, Unbehaglichkeit	3	3	2
9. Kopf; HAUTAUSSCHLAG; Schuppen	2	1	
10. Zähne; SCHMERZ; Allgemein; Unterkiefers, Zähne des	3	2	1
11. Urin; SCHARF, wundmachend	2	2	1
12. Urin; GERUCH; stark	2	2	

18.3.98
Sie berichtet, daß sie ein Mädchen geboren hat. Das Kind ist sehr anstrengend, will nur bei ihr auf dem Arm sein, schreit sofort, wenn es abgelegt wird. Totaler Streß mit der Kleinen.

23.4.98
Fühlt sich „BÄÄH", bekommt Haare am Kinn, Rückenschmerzen durch das ständige Tragen des Kindes. Das Kind ist den ganzen Tag auf ihr, sie kann weder in Ruhe auf die Toilette noch sich richtig waschen, duschen oder baden. Keine Minute Zeit für sich selbst. Fühlt sich schlapp und fertig. Abends schmerzen die Füße beim Gehen. Wenn sie doch jemanden zur Unterstützung hätte!
<u>Verordnung: Bambus Q 6 Dil. 1</u>
<u>Verlauf:</u> Es erfolgt die Besserung aller Beschwerden.

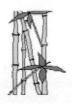

2.3.3 Bambus bei Rückenschmerzen, Rheuma und Bechterew

17. Kasus
Rückenschmerzen, Kopfschmerzen und Überlastung
von Bernd Schuster

Die 1952 geborene Patientin kam 1984 erstmals in meine Behandlung. Ihr Hauptbeschwerde waren Kopfschmerzen, die seit zehn Jahren verstärkt auftraten. Bereits seit der Menarche leidet sie unter Kopfweh. Die Schmerzen sind einseitig rechts oder links, setzen sich über den Augen fest und kommen bis zu dreimal in der Woche. Ein kalter Waschlappen lindert.
Seit etwa 1970 hat sie Rückenschmerzen, besonders in der Lendenwirbelsäule. Diese Schmerzen treten oft nach Stehen, Anstrengungen und langem Bücken auf. Starke Verschlechterung der Kopfschmerzen in der zweiten Zyklushälfte, etwa ab dem 10. Tag vor dem Einsetzen der Menses. Starkes Stechen in der Stirn, schlimmer bei jeder Bewegung.
Gefühl, „als wolle der Kopf platzen" bei jedem Bücken und als ob „die Augen aus dem Kopf hervortreten würden". Beschwerden mit dem Magen, jeder Ärger schlägt auf den Magen.
Schilddrüsen-Überfunktion. Sehr wetterempfindlich, jedes Herannahen von kaltem Wetter verschlechtert.
Schwindel und Kopfschmerz bei Wetterwechsel.
Viele Myogelosen im Rücken, total verspannt.
Zwei Schwangerschaften mit natürlicher Entbindung, zwei Mädchen.

<u>Verordnung:</u> Bryonia C 12

<u>Verlauf:</u> Besser innerhalb von 14 Tagen.
Magen ist auch besser. Probleme mit den Bandscheiben, besonders L 4/5. Immer wieder Probleme mit verspanntem Rücken.

Wiedervorstellung Herbst 1986 mit Schlafproblemen.
Kann nicht schlafen, wenn sie etwas vorhat.
Sie hat Schmerzen im rechten Bein, besser durch Bewegung. Hat zu schwer gehoben. Es besteht ein schmerzhaftes Ziehen aus der LWS in den „Unterleib", dann zum Oberschenkel außen.

Sie hat gestern geschwitzt und sich möglicherweise erkältet.
Stechende Schmerzen in der linken Schulter, im Beginn der Bewegung schlimmer. Die Schmerzen kommen und gehen plötzlich.
Wird nachts wach durch stechende Schmerzen im Rücken.
Steif morgens. Zerschlagenheitsgefühl im Rücken.
Ist als Kind in ein Silo gefallen.

Verordnung: Rhus-toxicodendron LM 18

Verlauf: Langsame Besserung.
Weiterhin Beschwerden durch degenerative Bandscheiben in der LWS.

Februar 1987
Patientin kommt Anfang 1987 ins Krankenhaus wegen Kreuzschmerzen, in Verbindung mit Schmerzen, die in den linken Arm ziehen. Belastungs-EKG zeigt „Herzrasen" und Blutdruckabfall.
Zyste am linken Ovar. Übelkeit vom Magen her. Muß erbrechen, was bessert. Stechen am Herzen, besonders nach dem Essen. Gefühl, „wie ein heißer Stein im Magen". Kann sich nicht zusammenkrümmen, weil das Schmerzen bereitet. Wieder mehr Kopfschmerzen in der letzten Zeit, starkes Stechen, meist einseitig rechts.
Verordnung: Bryonia LM 6
Verlauf: Besser. Übelkeit weg, Herzstechen weg, keine Kreuzschmerzen, kein Ziehen in den linken Arm, kein Herzrasen.

Wiedervorstellung 8.1.1990

Sehr nervös und unruhig, Gastritis, Pankreatitis.
Nach dem Essen Herzschmerzen.
Oft Rückenprobleme und Schmerzen. Eindeutig besser durch Bewegung, schlimmer am Anfang der Bewegung. Rücken wieder total verspannt.
Total zerschlagen.

Verordnung: Rhus-tox. C 200

Reaktion: Kopfschmerzen anfangs, Rücken aber besser.
Zerschlagenheit besser.

Wiedervorstellung 15.1.90

Sie kommt wieder wegen starker Kopfschmerzen, vom Nacken nach oben ausstrahlend, die drei Tage vor der Periode begonnen haben. Gestern war der Schmerz links, jetzt rechts. Hat sich in die heiße Badewanne gelegt, was besserte.
Gefühl einer Zange im Nacken, die alles abklemmt (wie 1995!).
Gefühl, als sei im Nacken „alles verstopft". Legt sich heiße Bettflasche in den Nacken. Hat sich in Decken eingewickelt. Total verfroren bei Kopfschmerzen. Ist gerne in der Sonne.

Verordnung: Silicea C 30
Verlauf: Besserung innerhalb von zwei Stunden.
In den folgenden Tagen alles schlechter, der ganze Rücken tut weh. Schmerzen ziehen bis in die Knie. Starke Verspannung des ganzen Rückens. Jede Bewegung verschlimmert. Kann nur bewegungslos liegen.

Verordnung: Bryonia C 30
Verlauf: Wieder alles besser. Kein Kopfweh trotz Regen und Sturm.

12.5.1995

Kommt wegen Tennisarm, Epikondilitis rechts, obwohl sie nicht Tennis spielt.[33] Die Untersuchung zeigt keine der klassischen Entzündungszeichen.
Beschwerden bestehen seit zwei Monaten. Schon immer Kopfschmerzen vor den Menses und bei Wetterwechsel, vor der Periode stärker verschlimmert. Die Schmerzen kommen aus dem Nacken, mit dem Gefühl, es „setzt jemand die Klammer an und drückt mir die Durchblutung zu". Ein Gefühl, als ob nach vorne, ins Gesicht, nichts durchkommt. Gefühl von schmerzhafter Spannung und Zusammenschnüren im Nacken. Wenn es ganz schlimm ist, geht der Kopfschmerz bis in die Zähne des Oberkiefers. Hämmernder Schmerz mit dem Gefühl, die Augen stehen 20 cm vor dem Kopf.
Vor der Periode extremes Spannen in den Brüsten, besonders links, war

---

[33] Der Schmerz am Epikondilus gehört zu den Beschwerden des HWS-Syndroms. Wenn dort keine entzündlichen Erscheinungen zu bemerken sind, sollte man immer auch an eine Nervenirritation aus der HWS denken.

deshalb schon bei der Frauenärztin. Beschwerden waren so stark, daß sie dachte, sie hätte einen Knoten in der Brust. Schmerzen besonders unter den Armen.
Diese Beschwerden kamen im Zusammenhang mit dem Tod des Schwiegervaters. Die Ärztin meinte deshalb, daß Streß die Ursache sein könne. Die Mammographie zeigt eine „Drüsenverhärtung", die später wieder von allein zurückging.
Menses alle 28 Tage, regelmäßig. Am zweiten Tag der Periode „wahnsinnige Bauchschmerzen". Liegt dann mit einer Wärmflasche im Bett. Starke Uteruskrämpfe, „als ob es nicht richtig durchgeht".
Mittlerweile keine Beschwerden mehr in der LWS, aber schmerzhafter Bandscheibenvorfall in der HWS zwischen dem 5. und 6. Wirbel.
Schmerzen in der rechten Schulter, ausstrahlend in den Ellbogen, besonders beim Heben oder Abwinkeln des Armes. Wenn sie Hausarbeit macht, starke Schmerzen im Epikondilus. Plötzlicher, stechender Schmerz, wie mit einem Messer gestochen. Die früher bestehenden Magenbeschwerden sind verschwunden. Sie ist auch ruhiger als früher.
Steifigkeit im Nacken beim Beugen des Kopfes nach vorne.
Auch sonst sehr „hartnäckig", wenn sie sich etwas in den Kopf gesetzt hat. Sie zieht jede Arbeit durch, „egal, wie schwer die ist". Ehrgeizig, läßt sich „nicht hängen". Überfordert sich selbst.

„Es hängt sehr viel an mir, mein Mann ist nie da, die Eltern sind jetzt hergezogen, die wollen auch ständig etwas. Ich muß auch sonst körperlich viele Arbeiten machen, die sonst keine Frau macht. Alle kommen nur, wenn sie was wollen, aber es ist keiner da, der fragt, ob er mir mal was helfen kann. Manchmal ist mir das schon zuviel. Das belastet mich auch für die Zukunft, wenn ich mal krank bin, ist keiner da. Die laden nur bei mir ab, ich bin immer auf Trapp. Wenn ich mal was habe und komme zu meiner Mutter, dann heißt es, dir geht es doch gut! Ich muß immer sehen, wie ich allein zurechtkomme."
Fährt ungern weg, weil sie gleich Heimweh bekommt.
Sehr bodenständig[34] und häuslich. Liebt alles, was sie sich aufgebaut hat.
Fühlt sich, im Gegensatz zu früher, ausgeglichen.
„Ich gehe immer vorneweg und ziehe die ganze Familie nach, auch meinen Mann. Ich war schon immer das Zugpferd für alle."

---

[34] Bambus ist ebenfalls sehr bodenständig. Er wird zum Beispiel in Kolumbien dazu verwendet, Uferböschungen zu befestigen. Er hält durch seine Wurzeln die Erde zusammen.

(Es entsteht der Eindruck: das Zugpferd hat sich den Rücken kaputtgemacht.)

Repertorisationsgrafik 12.5.95

Analysen Punkte, Alle Arzneimittel

	Bamb-a.	Calc.	Sil.	Bell.	Sep.	Ferr.
Punkte	22	14	13	13	12	12
Rubriken	13	8	7	6	7	6
1. Kopfschmerz; ALLGEMEIN; Menses; vor	2	2	1	2	1	1
2. SCHMERZ; Cervicalregion; erstreckt sich zum; oben, nach	1	1	3		1	
3. Kopfschmerz; HÄMMERND	1	1	3	3		3
4. BERSTEND, als ob der Kopf bersten wollte; Stirn	1	2	1	2	1	2
5. Rücken; SPANNUNG; schmerzhaft	2					
6. SPANNUNGSGEFÜHL; Mammae, in den; vor der Menses	3					
7. Gliederschm.; SCHULTER; rechts	1	2				
8. Gliederschm.; SCHULTER; rechts; erstreckt sich zur Hand	1					
9. Gliederschm.; STECHEND	3	2	1	1	2	2
10. Rücken; STEIFHEIT; Cervicalregion	3	3	3	3	2	2
11. Gemüt; HARTNÄCKIGKEIT	1					
12. Gemüt; ÜBERFORDERT, Gefühl als ob	2					
13. Gemüt; BESCHÄFTIGUNG; bessert	1	1	1		3	2

<u>Verordnung: Bambusa Q 6 Dil. 1 (Enzian-Apotheke, München)</u>
<u>Verlauf</u>
In den ersten drei Monaten nach der Verordnung keine Beschwerden mit der Periode. Kein Brustspannen, keine Schmerzen am 2. Tag, sie konnte arbeiten wie immer. Die Schmerzen in der Schulter sind gebessert, im Epikondilus nach schwerer Arbeit leichte Schmerzen, gelegentlich, nicht dramatisch. Ingesamt lockerer und „wurstiger", kann auch mal was liegenlassen. Hat wochenlang bei 30 Grad Hitze Randsteine allein gesetzt und allein 60 Meter Zaun neu angestrichen. Keine Probleme mit dem Rücken. Hat sich noch nie so wohlgefühlt. Ist gar nicht zu bremsen. Fühlt sich ganz harmonisch, ist auch anderen Leuten aufgefallen.
Keinerlei Kopfschmerzen, auch nicht in der extremen Hitze oder bei Belastung.
<u>Kommentar</u>
Dies ist möglicherweise ein Bambusfall von Anbeginn. Hätte ich die Symptome von Bambus schon vor 1984 gekannt, wären der Patientin vermutlich

einige Schmerzen erspart geblieben. Sie selbst stuft Bambus als das bisher beste Mittel ein. Es hatte in ihrem Fall keinerlei Nebenwirkungen. Läuft in der Q 6, alle zwei Tage, weiter, bis die Flasche leer ist oder eine Spätverschlimmerung kommt.

1.3.1996
Es sind keine Beschwerden aufgetreten. Der Rücken ist in Ordnung, das prämenstruelle Syndrom weiterhin sehr gebessert. Die Patientin fühlt sich wohl. Bambus wurde nach Ende der Q 6 abgesetzt.

Am 2. 8. 1996 sehe ich die Patientin wieder. Sie beklagt sich über Hitze im Gesicht und Hitzewallungen, die von unten nach oben laufen. Nachts wacht sie schweißgebadet auf. Zusätzlich hat sie einen rechtsseitigen Ischiasschmerz. Sie badet gerne sehr warm, was eine Linderung der Ischiasbeschwerden bringt. Neuerdings stellt sie auch Schmerzen im Ileosacralgelenk fest, die manchmal bis in die rechte Kniekehle ausstrahlen. Nachts muß sie oft zum Wasserlassen aufstehen. Nachmittags kommt öfter ein stechender Schmerz am Herzen, der sie beim Atmen innehalten läßt. Schmerzen beim Einsetzen der Menstruation, die sich beim ersten Blutstropfen bessern.

Verordnung: Bambus Q 12 Dil 1, das alle Beschwerden wegnahm.

Repertorisationsgrafik

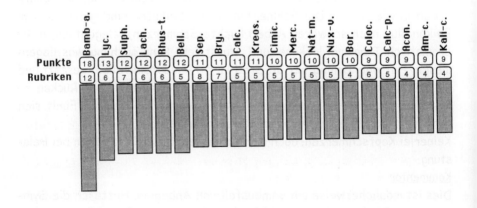

18. Kasus

Rückenschmerzen und ankyloisierende Spondylitis
von Bernd Schuster

Im März 1994 kommt eine 1959 geborene Patientin erstmals in meine Praxis. Hauptbeschwerden sind Rückenprobleme, Kopfschmerzen und Ischialgien. Die Rückenschmerzen haben im Dezember 1992 begonnen, verschwanden dann wieder und kamen im Frühling 1993 wieder.
Es bestehen starke, schmerzhafte Steifigkeit des Nackens und stechende Schmerzen in den Hüften, die bis in die Waden ziehen, schlimmer links. Starke Kopfschmerzen von stechendem Charakter, die hinter den Augen sitzen. Übelkeit und Frost bei Kopfschmerzen, deckt sich dick zu.
Sitzt bei Kopfschmerzen „auf der Heizung", braucht viel Wärme.
Der Blutdruck ist zu niedrig. Die Fingernägel sind riefig. Sonne kann sie auf der Haut nicht vertragen, sie kriegt dann Pickel. Einmal bekam sie eine Urticaria auf Kohletabletten. In der ersten Schwangerschaft (Sohn) hat sie mehrere Zähne verloren.
Sie hatte bereits in der 28. Woche eine Muttermundöffnung und mußte ins Krankenhaus, wo sie wehenhemmende Infusionen erhielt. Vor acht Wochen wurde anläßlich einer Krebsvorsorgeuntersuchung eine Cervixentzündung festgestellt, die mit einem Antibiotikum behandelt wurde. Überhaupt hat sie schon sehr oft Antibiotika bekommen, besonders gegen eine rezidivierende (nie geheilte!) Halsentzündung. Hat niemals Fieber. Muß mit Gummihandschuhen arbeiten (die sie nicht verträgt), weil sie gegen alles Mögliche allergisch ist, kann auch keine Pflaster vertragen. Überall „Besenreiser" an den Beinen. Ungesunde Haut.
Nachts besonders dick zugedeckt bis auf die Füße, die wegen Hitze nicht bedeckt werden können. Brennende Hitze der Füße nachts.
Heißhungeranfälle vormittags um 11.00 Uhr. Kann nicht ruhig stehen, wird davon ganz nervös und bekommt Rückenschmerzen. Hatte 1972 eine Hirnhautentzündung mit Lähmungserscheinungen, die ebenfalls mit Antibiotika behandelt wurde. Hatte auch eine Darmentzündung früher. 1982 war sie in ärztlicher Behandlung, weil sie den Kopf nicht nach vorne beugen konnte wegen Steifigkeit der HWS.
Sie hatte 1988 einen Autobahnunfall mit Schleudertrauma und Milzquetschung. Bei dieser Gelegenheit wurde entdeckt, daß die gesamte Brustwir-

belsäule „verbacken" ist, wohl eine ankylosierende Spondylitis.
Sie kann nicht über Brücken gehen, die über fließendes Wasser führen, hat Schwindel an hochgelegenen Orten.
Durch ein CT wurde ein Bandscheibenvorfall zwischen dem 4. und 5. Lendenwirbel nachgewiesen. Ihr Vater hat immer Schmerzen im Leib, verursacht durch Darmdivertikel.

Verordnung: Sulfur LM 6 Dil. 2 Arcana (wegen der Unterdrückungen in Dil. 2)
Verlauf
Die Schmerzen haben sich verteilt. Keine Kopfschmerzen mehr. Kleine Bläschen kommen an den Händen heraus (altes Symptom). Sonst geht es ihr gut. Sulfur soll weitergenommen werden.
Im April 1994 erneutes Röntgen mit Befund: HWS-Bandscheibenvorfall zwischen C3/4 und zwischen C 4/5. Vorfall in der LWS zwischen L 4/5. „Verbackung der gesamten BWS" bestätigt. Schmerzen in beiden Beinen, aber geringer als früher. Kann ohne Schmerzen im Bett liegen. Füße sind noch heiß, müssen gekühlt werden. „Gefühl von Zittern" aus dem Magen heraus, erstreckt sich auf den ganzen Körper. Öfter müde und schlapp. Der Nacken ist steif, sie kann den Hals nicht beschwerdefrei drehen. Sulfur wird weitergegeben.

Mai 1994: Akute Ischialgie links. Schmerzen im Gesäß links, erstrecken sich bis in den Fuß. Verordnung: Colocynthis C 200 Glob. (DHU) Einzeldosis. Leichte Erstverschlimmerung, dann beschwerdefrei.

17. August 94
Rücken tut weh, besonders an einer kleinen Stelle. Kopfschmerzen allgemein besser als früher. Sonne wurde gut vertragen, keine Hautreaktion. Fußsohlen brennen nicht mehr. Zittern „von innen heraus" ist noch da.
Verordnung: Sulfur LM 12 (Arcana) Dil. 1
Das nach der Hirnhautentzündung immer auffällige EEG ist normalisiert. Rückenschmerzen sind erträglich. Zittern ist nicht besser. Neurologe hat Magnesium verschrieben, das keinen Effekt hat. Keine Beinschmerzen, keine Kopfschmerzen. Gesichtshaut besser.
17.10.94
Plötzliche, stechende, akute Rückenschmerzen, die um 14.30 Uhr begannen. Die Schmerzen beginnt in der LWS und strahlen über die gesamte

Wirbelsäule nach oben in den Nacken, von dort in den Hinterkopf und weiter in die Stirn. Starkes Kältegefühl. Kann keinerlei Zugluft vertragen. Muß einen Schal anhaben. Sie erwacht nachts durch die Kopfschmerzen. Reichlich Schweiß, erwacht „gebadet in Schweiß". Die Schmerzen erstrecken sich wieder von der LWS die Beine hinunter. Stechende Schmerzen im linken Unterschenkel. Alles besser bei Wärme oder im warmen Bett. Kopfschmerz besser durch Liegen. Anhaltende Übelkeit aus dem Magen. Weinerliche Stimmung.
<u>Verordnung: Silicea LM 18 (Arcana). Heute akut: 5 Teelöffel der Dil. 1,</u> ab morgen einmal täglich einen Teelöffel Dil. 1. Besserung innerhalb einiger Tagen.

Repertorisationsgrafik vom 17.10.1994

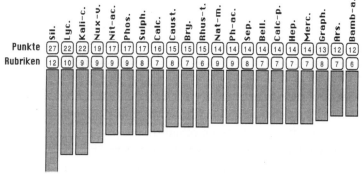

9.5.95
Das Zittern ist besser, tritt aber manchmal zu den unpassendsten Gelegenheiten auf, zum Beispiel bei Einladungen zum Essen, dann kann sie die Gabel nicht ruhig halten. Verspannungen im Rücken nach längerem Sitzen oder Stehen. Muß ständig mit der Wärmflasche den Rücken wärmen, besonders im Nacken. Stechende Schmerzen in der rechten Schulter, letzte Woche war es rechts, muß dort wärmen. Stechende Schmerzen an bestimmten Stellen. Seit 1982 immer wieder Verspannungen in der HWS und im Nacken. Kopfschmerzen aus dem Genick seit Silicea dauerhaft besser. Nur leichte Kopfschmerzen von Zeit zu Zeit, vergehen wieder ohne Behandlung. Wärme und Liegen bessern die Rückenschmerzen.
Ist sehr vorsichtig mit Kälte und Zugluft im Genick oder im Rücken, geht nie ohne Tuch um den Hals, schläft nicht mehr bei offenem Fenster.

Ziehende Schmerzen in der LWS, verbunden mit Schmerzen in der linken Hüfte. Der Schmerz zieht über das linke Gesäß bis ins Bein, besonders in den Unterschenkel links.
Teilweise auch schon Schmerzen im rechten Bein. Schmerzen beginnen immer in der LWS und strahlen dann nach oben aus. Kann den Kopf nicht mehr drehen, weil dies die Schmerzen verschlimmert.
Es ist ihr immer kalt, es muß sehr warm sein, bis sie sich draußen beim Sitzen wohlfühlt. Immer kalte Hände. Totale Müdigkeit bei Schmerzen, geht dann mit der Wärmflasche ins Bett und bleibt dort etwa eine Stunde, dann wird es besser. Kältegefühl bei Schmerzen, nimmt gerne ein warmes Bad, das entspannt sie. Total verspannt im Rücken, besser durch heißes Baden und anschließendes Liegen im Bett mit der Wärmflasche.
Kann sich nicht auf den Boden setzen und dann die Beine ausstrecken, verursacht starke Schmerzen.
Kann den Kopf wegen Steifheit im Nacken nicht auf die Brust beugen. Meint, öfter ihren Tagesablauf nicht „ganz zu packen, klappt dann aber doch immer". (Stützt die Arme ausgestreckt auf die Knie, dann die Ellbogen auf den Sprechzimmerschreibtisch, stützt den Kopf in die Hände.)
Schwindel beim Sehen nach unten, z.B. vom Balkon. Fühlt sich gemütsmäßig ausgeglichen. Mit den beiden Kindern ist alles in Ordnung. Schläft gut, ist immer müde, würde gerne mittags schlafen.
Müde nach dem Essen. Gedächtnis nicht gut, vergißt alles („Kommt von der monotonen Hausarbeit, 16 Jahre lang?"). Sie hat aber keine Lust, daran etwas zu ändern. Es fehlen Worte beim Sprechen.
Kommt im Autogenen Training nicht zurecht, fühlt keine Schwere.
Macht sich lustig über die „Erfolge" der anderen Teilnehmer nach der ersten Stunde, die sie nicht ernstnehmen kann. Läßt sich nichts vormachen. Ist direkt, macht nichts „hintenrum". Stellt Leute zur Rede.
Menses drei Tage lang, spärliche Blutung. Starkes, schmerzhaftes, ziehendes Spannen der Brüste vor der Periode, vor allem unten den Achseln.
Sie kann überhaupt keinen Zigarettenrauch vertragen, muß sofort lüften, sonst bekommt sie Kopfschmerzen.
Geht nicht in die Sonne, bekommt davon rote Flecken auf den Armen.
Schmerzen im Bereich des Appendix. Spannen im Bauch, wie im fünften Monat schwanger, Druck verschlechtert.
Ihre Mutter hatte vor kurzem eine Magenoperation.

Repertorisationsgrafik vom 9.5.1995

	Bamb-a.	Rhus-t.	Sep.	Sulph.
Punkte	21	14	14	14
Rubriken	14	7	7	7
1. Rücken; STEIFHEIT; Cervicalregion	3	3	2	2
2. Rücken; SCHMERZ; stechend, schießend	2	2	2	2
3. Rücken; SCHMERZ; Cervicalregion; Wärme, äußere W. bessert	1	2		
4. Rücken; SCHMERZ; ziehend; Lumbalregion	1		2	2
5. Gliederschm.; GESÄSS; Ischiasnerv, im	1			
6. Rücken; SCHMERZ; Cervicalregion; Kopfdrehen, beim	1			
7. Frost; SCHMERZEN, bei	1	2	3	1
8. Allgemeines; BADEN; warm; bessert	2	2	1	
9. Gemüt; ANGESPANNT	2			
10. Gliederschm.; STECHEND; Gesäß	1			1
11. Schwindel; SEHEN, beim; abwärts	1	1	1	3
12. Allgemeines; MÜDIGKEIT; Essen; nach	1	2		
13. Weibliche Genitalien; MENSES; spärlich	1		3	3
14. Brust; SPANNUNGSGEFÜHL; Mammae, in den; vor der Menses	3			

<u>Verordnung:</u> Bambus Q 6 (Enzian-Apotheke, München) Dil. 1
<u>Verlauf:</u> Die Schmerzen in der Schulter waren gleich weg. Der Kopf ist beweglicher. Anfangs starke Bauchschmerzen, hatte sie schon früher (altes Symptom).
<u>8.6.95</u>
Schulter und Nacken sind gut. Die Hüfte und die Schmerzen im Bein waren nach 14 Tagen besser, bestehen jetzt gar nicht mehr. Kann sich gut bewegen, Hals und Nacken sind wesentlich besser.
Die Schmerzen im Gesäß sind gar nicht mehr vorhanden. Der Ischiasschmerz ist verschwunden, kein Stechen mehr. Einmal ein leichter Anflug von Kopfschmerzen, diese wurden aber nicht schlimmer. Der Schwindel beim Gehen über einen Steg war noch da. Müdigkeit nach dem Essen ist gebessert. Kann besser arbeiten, hat mehr Kraft. Sie ist sonst sofort müde bei Schmerzen; da sie keine Schmerzen hatte, ist sie vitaler. Menses waren ganz normal. Die starken Schmerzen in den Mammae hatte sie nur an zwei Tagen, sonst 8-10 Tage. Spärliche Blutung. „Krampfhaftes Zittern von innen raus" ist weg.
Sie hat ihre Geruchsempfindlichkeit beobachtet und bemerkt, daß

sie gegen alles empfindlich ist, was stark riecht. Kann Fisch nicht riechen, ausnehmen oder essen (ihr Mann angelt). Der Geruch von Speisen wird nicht vertragen, sie muß alle Fenster aufreißen. Das Brennen in den Augen ist auch weg. Sie kann besser ins Helle sehen.
Beim Autogenen Training schläft sie jetzt ein, kann nicht wachbleiben.
Teilweise geht sie steif, wenn sie lange gestanden hat und sich dann bewegt. Bambus wird von der Patientin „als das beste Mittel bisher" empfunden. Vermutlich war dies auch ein Bambus-Kasus von Anfang an.
<u>Bambus wird weiter gegeben</u>, inbesondere um zu sehen, ob sich die versteifte BWS bessert (falls dies noch möglich ist), alle zwei Tage einen Teelöffel der Dil.1.
<u>1.3.1996</u>
Sie hatte am 28.11.95 einen fraglichen „Hörsturz".
Rauschen im rechten Ohr, auch Klingeln. Kernspin ist ohne Befund.
Die Fachärzte können keine übereinstimmende Diagnose stellen.
Im Verlaufe der Behandlung verschwanden die Schmerzen in den Waden.
Die Rückenschmerzen bleiben wesentlich gebessert, nur teilweise stechende Schmerzen, die sie aber ohne Medikamente „durch Liegen im warmen Bett" beheben kann. Dauerhaft nicht mehr so verfroren, auch nicht im Winter. Das Spannen in den Brüsten vor den Menses ist zur Zeit wieder zunehmend. Taumeliger Schwindel, besonders morgens, schlimmer beim Abwärtssehen. Weitaus verbesserter Gesamtzustand. Ist insgesamt „lockerer" geworden.
<u>Repertorisationsgrafik vom 1.3.1996</u>

	Nux-v.	Bamb-a.	Rhus-t.	Ferr.	Phos.
Punkte	14	13	13	12	12
Rubriken	7	8	6	6	5
1. Gemüt; BESCHÄFTIGUNG; bessert	2	1	2	2	
2. Allgemeines; LIEGEN; Hinlegen; Neigung, zum	3	1	2	3	2
3. Rücken; SCHMERZ; Wärme, äußere W. bessert	2	3	3		
4. Rücken; SCHMERZ; stechend, schießend	2	2	2	1	1
5. Schwindel; AUFSTEHEN, beim	1	1	3	3	3
6. Schwindel; TAUMEL, Wanken, mit	3			2	3
7. Schwindel; SEHEN, beim; abwärts	1	1	1	1	3
8. Brust; SPANNUNGSGEFÜHL; Mammae, in den; vor der Menses		3			

<u>Verordnung: Bambus Q 12 Dil. 1</u>
Im weiteren Verlauf keine behandlungswürdigen Beschwerden.

19. Kasus
Morbus Bechterew
von Bernd Schuster

Eine Frau, 38 Jahre alt, kommt zur Anamnese am 31.7.97.
Sie berichtet: „Die Diagnose habe ich vor zwei Wochen mitgeteilt bekommen, nach dem entsprechenden Bluttest. Ich habe Schmerzen im Sacralbereich der Wirbelsäule. Die Beschwerden begannen am Geburtstag meiner Tochter, der war sehr, sehr stressig. Sie ist acht Jahre alt geworden, und ich stand ganz allein da, mein Mann konnte nicht kommen. Wenn man mit den vielen Gästen allein dasteht! Ich war dermaßen angespannt! Ich habe Halsschmerzen bekommen und hatte das Gefühl, mein Immunsystem verläßt mich. Am nächsten Tag hatte ich eine dicke Erkältung.

Ich habe mir im letzten Jahr zuviel zugemutet. Mein Mann hat sich selbständig gemacht mit einer Werkstatt. Da hatten wir unheimlich viel auf den Beinen zu stehen, dazu kommen noch mein Halbtagsjob und die Hausarbeit. Ich bin im ganzen letzten Jahr an die Grenze meiner Belastungsfähigkeit gegangen. Ich verspürte schon im Laufe des Winters Probleme mit der rechten Schulter, öfter beim Heben des Armes.
Wir haben Bechterew in der Familie, meine Oma väterlicherseits und ihr Bruder hatten es auch. Die Oma hat nur steif im Sessel gesessen, bis sie mit 84 Jahren gestorben ist. Die Kinder des Bruders der Oma hatten es beide.
Der Winter war sehr arbeitsintensiv, da mein Mann - wie schon gesagt - die Werkstatt eröffnen wollte. Das war verbunden mit Gängen zur Bank und zur Handwerkskammer. Da waren viele Entscheidungen zu fällen, die viel Geld bedeuteten. Wir mußten uns in zwei Computerprogramme neu einarbeiten, damit der ganze Werkstattablauf funktioniert. Das ist alles nach Feierabend und am Wochenende gelaufen. Das war sehr, sehr anstrengend! Ich vermute, daß die Krankheit die Folge ist."
(Wann hatten Sie in den letzten Jahren Zeit für sich selbst?)
„So gut wie gar nicht."
(Welche Wünsche?)
„Wenn man so wenig Zeit hat, entwickelt man keine Wünsche! Aber ich würde mir gerne mehr Familienleben wünschen, mehr Gemeinsamkeit mit

meinem Mann, nicht abends nur schnell die Verwaltung von allem, was ansteht, machen, und dann ins Bett. Morgens müssen wir dann wieder von neuem den Kampf beginnen. Die gemeinsame Zeit beschränkt sich darauf, abends Nachrichten miteinander zu sehen."
(Gibt es jemand, der Sie unterstützen könnte?)
„Unterstützung habe ich mir in der Form geleistet, daß ich mir neulich eine Haushaltshilfe zugelegt habe. Ich muß mich auch sehr bei meiner Mutter bedanken, die unsere Tochter betreut, wenn sie aus der Schule kommt."
(Was ist das für ein Schmerz, und wodurch wird er besser?)
„Ich glaube, Wärme und Massage bessern. Wenn ich den Schmerz habe, würde ich mich gerne „rundmachen", einigeln, möchte zusammengerollt liegen. Sonst schlafe ich auf dem Bauch, wenn ich keine Rückenprobleme habe. Beim Bücken empfinde ich eine Steifigkeit im Rücken."
(Auch Halswirbelsäulen-Probleme?)
„Früher hatte ich oft einen steifen Hals, aber das ich schon lange her. Ich habe nach der Geburt meiner Tochter mit Yoga angefangen. Damit habe ich die Sache mit dem steifen Hals ganz gut hinbekommen."
(Wo sind Sie vor allem kälteempfindlich?)
„Der Rücken, vor allem am Rücken. Ich habe immer ein Unterhemd an, das auch lang genug sein muß. Ich bin sehr darauf bedacht, den Rücken schön warm zu halten. Auch im Sommer habe ich immer ein Unterhemd in meiner Tasche, damit ich was habe, wenn es mir kalt wird. Ich muß mich gut einmummeln. Kalter Wind oder Zugluft ist mir ein Greuel."
(Wie ist die Periode?)
„Unregelmäßig. Mein Hormonspiegel ist sehr niedrig, ich habe zu wenig weibliche Hormone. Ich habe, wenn es hoch kommt, sechsmal im Jahr die Regel. Das war schon immer so, ich war darüber auch nicht unglücklich. Ich habe keine Schmerzen dabei. In der zweiten Zyklushälfte habe ich häufiger Brustspannen, und die Brust wird auffallend größer. Im Gemüt ändert sich nichts."
(Schwangerschaft?)
„Ich hatte eine Schwangerschaft. Kurz vorher begannen Steißbeinprobleme, die, wie ich glaube, mit meiner Tätigkeit als Sekretärin zu tun haben. Kein Arzt hat mir geglaubt, daß ich das schon vor der Schwangerschaft hatte. Ich habe abends so starke Schmerzen gehabt, daß ich es nur liegend aushalten konnte. Das kann schon ein Vorbote des Bechterew gewe-

sen sein."
(Verletzungen der Wirbelsäule?)
„Als Kind bin ich mal im Winter bei Glätte voll auf den Rücken gefallen. Mir ist die Luft weggeblieben, ich dachte, ich ersticke vor Schmerz."
(Wie ging es Ihnen in dem halben Jahr nach der Geburt?)
„Die Steißbeinprobleme nahmen ab. Ganz weg ging es nie mehr, aber es war erträglich."
(Was essen Sie gerne?)
(Ein Strahlen geht über ihr Gesicht nach dieser Frage.)
„Ich esse gerne Torten (lacht), kann alles vertragen. Nur auf die Schmerzmittel für meine Wirbelsäule bekomme ich Durchfall. Ich esse alles gerne. Ich salze und würze gerne. Trinke eher zu wenig."
(Stillen?)
„Erstaunlich gut, neun Monate lang. Ich hatte im Anschluß an diese Schwangerschaft drei Fehlgeburten. Es war ein genetischer Fehler. Mein Mann hat eine sogenannte "ausgewogene" Chromosomen-Fehlstellung."
(Schlaf?)
„Ich brauche viel Schlaf, zehn Stunden! An Träume kann ich mich nicht erinnern. Ich bin seit der Diagnose „Bechterew" egoistischer geworden. Ich sage zu meiner Tochter: „Ich lege mich jetzt eine Stunde ins Bett, und Du störst mich bitte nicht!"
(Angst oder Furcht?)
„Ich bin sehr ängstlich. Habe Furcht vor Schicksalsschlägen, daß jemand schlimm krank wird. Wir sind ja nur drei Personen, ein zartes Geflecht, da ist schnell was passiert (weint). In unserem Haus fühle ich mich wohl, da habe ich keine Angst. Auch Verlassensängste habe ich. Meine Beziehung ist in Ordnung. Mein Mann könnte durch einen Unfall verunglücken. Da grübele ich schon mal drüber."
(Mitfühlend?)
„Vieles geht mir nahe, aber mehr im heimischen Kreis. Im Ort ist eine junge Frau an Krebs gestorben. Als ich das erfahren habe, hatte ich panische Angst, es auch zu bekommen."
(Zorn?)
„Wenn man mich falsch behandelt. Ich habe meinem Mann gesagt, daß ich mehr Familienleben haben will. Da wurde es laut. Ich will zusammen auch mal einen Bummel machen, nicht immer diese Hetze! Mal Federball spielen, mal auf der Terasse sitzen, das fehlt mir. Wir wohnen sehr ruhig. Ich bin

im selben Ort aufgewachsen, in dem ich jetzt lebe. Ich habe mit 20 Jahren geheiratet. Den Bauplatz haben wir von meinem Vater bekommen. Weit bin ich nicht gekommen. Ich bin sehr bodenständig. Heimat hat einen Wert für mich. Wenn ich nach Hause komme und sehe den Ort so im Tal liegen, und bedenke, daß ich in jedem der kleinen Orte Bekannte habe, wenn man die Dörfer so in der Landschaft liegen sieht, das finde ich so schön. Ich bin froh, daß ich da zuhause bin, ich habe da Wurzeln. Ich komme sehr gerne nach Hause."

(„Man könnte jetzt glauben, daß Sie ein Mittel brauchen, das sich in der Natur wenig bewegt, ein Baum zum Beispiel. Kein Pferd oder Tiger, nichts, was sich bewegt, etwas, das im Boden drinsteht. Der Bechterew ist ja auch eine Krankheit, welche die Mobilität einschränkt. Das Bild der reduzierten Mobilität oder Flexibilität ist deutlich. In der Homöopathie sind es zwei Mittel, die wenig Mobilität haben, die bei Bechterew gut helfen, Calcium und Bambus.")

Verordnung: Bambus Q 6 Dil. 1 (Enzian Apotheke, München)

Repertorisationsgrafik 31.7.97

Analysen Punkte, Alle Arzneimittel

	Bamb-a.	Kali-c.
Punkte	20	10
Rubriken	14	4
1. Gemüt; ANGESPANNT	2	
2. Gliederschm.; SCHULTER; rechts	1	
3. Gemüt; ÜBERFORDERT, Gefühl als ob	2	
4. Rücken; SCHMERZ; Sacroiliacalgelenk	1	
5. Auge; SCHWELLUNG, geschwollen; Lider; ödematös	1	3
6. Rücken; SCHMERZ; Wärme, äußere W. bessert	3	
7. Rücken; SCHMERZ; Sacroiliacalgelenk; Wärme bessert	1	
8. Weibliche Genitalien; MENSES; spät, zu langes Intervall	2	3
VERLETZUNGEN des Rückgrats; Erschütterung der Wirbelsäule durch...	1	
10. Magen; VERLANGEN nach; Kuchen	1	
11. Gemüt; FURCHT; Krankheit, vor drohender	1	3
12. Gemüt; BODENSTÄNDIG, heimatverbunden	2	
FAULHEIT, Indolenz, Abneigung gegen Arbeit; Hausarbeit, Abneigung...	1	
14. Gemüt; VERLASSENES Gefühl	1	1

Verlauf

Anfangs stellten sich verstärkte Rückenschmerzen ein, und sie kann nachts schlechter schlafen. Dann hatte sie einen Panikanfall nachts, dach-

te, sie habe MS oder eine ähnliche Krankheit.
Da ich mittlerweile einige Erfahrung mit Bambus bei Morbus Bechterew hatte (Siehe zum Beispiel Fall 13. Der Patient reagierte ganz ähnlich.), deutete ich dies als eine Erstverschlimmerung und reduzierte die Dosis des Mittels auf einen Teelöffel alle zwei Tage.
Ende August wird berichtet, daß der Rücken gebessert ist. Die Verspannung ist erheblich reduziert. Die Menses war nach 32 Tagen da!
Als sehr störend wird eine dicke Hämorrhoide beanstandet. Die Patientin will damit zum Arzt gehen und sich operieren lassen. Ich versuche ihr klarzumachen, daß dieses eine Unterdrückung wäre, die den Erfolg der ganzen Behandlung sehr in Frage stellen würde. Die Patientin kann nicht glauben, daß ein homöopathisches Mittel in der Lage sein könnte, diese Beschwerden in einigen Tagen zu beheben. Ich verordne am Telefon Aesculus D 6 in Wasserauflösung, mehrfach einen Schluck am Tage.
Bereits am 4. Tag der Einnahme ist die Hämorrhoide schmerzfrei, und in der Folge verschwindet sie ganz. Die Patientin ist nun vom Effekt der Homöopathie überzeugt und folgt allen meinen Anweisungen.

1.10.97
Es geht gut! Hier und da etwas Steifigkeit im Rücken. Der Zyklus ist eindeutig gegenüber früher normalisiert. Die Gemütsverfassung ist zuversichtlich und entspannt. Der Stuhl ist zu fest, sie trinkt zu wenig. Die rechte Schulter schmerzt von Zeit zu Zeit.

Dezember 1997
Es geht gut! Nach fünf Monaten unter Bambus kann eine neuerliche rheumatologische Untersuchung keinen Bechterew mehr feststellen. Bambus Q 6 wird beibehalten in der Dosis von einem Teelöffel der Dil. 1 alle zwei Tage.

16.1.98
Die Brustwirbelsäule ist beschwerdefrei. Die Halswirbelsäule reagiert negativ, wenn sie einmal Bambus zu nehmen vergißt. Die Lendenwirbelsäule zeigt teilweise Spannungsgefühle und Steifigkeit, die sich bei Bewegung bessern. Der Zyklus ist auf alle vier Wochen normalisiert. Der Eisprung wird schmerzhaft empfunden. Der Busen sei voller geworden, bemerkt die Patientin. Schulterschmerz rechts ist gebessert.

Sie neigt in der letzten Zeit wieder zum Grübeln und „macht sich Gedanken über ungelegte Eier". Was wäre, wenn sie eine Krankheit bekäme, die keiner behandeln könnte? Was würde aus der Werkstatt, wenn sie ausfiele, nicht mehr für das Kind, den Mann sorgen könnte, nicht mehr Fahrten zum TÜV und die Buchhaltung u.s.w. übernehmen könnte?

Grafik vom 16.1.98
Analysen Punkte, Alle Arzneimittel

	Calc.	Nux-v.	Rhus-t.	Kali-c.	Phos.	Sulph.	Sep.	Bamb-a.	Bry.	Nat-m.	Caust.
Punkte	16	15	15	14	14	13	13	12	12	12	12
Rubriken	6	6	6	6	6	6	5	7	6	6	5
1. Rücken; STEIFHEIT	2	3	3	2	2	3	3	3	2	1	3
2. Rücken; STEIFHEIT; Bewegung, bei; besser			3					1			
3. Rücken; STEIFHEIT; Cervicalregion	3	3	3	3	2	2	2	3	2	2	3
4. FURCHT; Krankheit, vor drohender	2	2		3	3	1	2	1	1	1	
5. Gemüt; ANGST; Zukunft, um die	3	2	2	1	3	1		1	3	2	2
6. Rectum; SCHMERZ; brennend	3	3	1	3	2	3	3	1	2	3	1
7. Gemüt; WEINEN, zu Tränen geneigt	3	2	3	3	2	2	3	3	2	2	3

<u>Verordnung: Bambus Q 12 Dil 1, jeden Tag einem Teelöffel.</u>
Bambus in der Q 6 wurde bereits seit 31.7.97 eingenommen und scheint aus der Wirkung zu laufen. Eine Steigerung der Potenz ist angezeigt. Bambus ist in der Repertorisation das einzige Mittel, das alle Symptome abdeckt. Nach dem bisherigen Verlauf wäre der Wechsel zu einem anderen Mittel ein Fehler, auch wenn sieben Mittel knapp vor Bambus laufen.

27.2.98
Der Rücken ist seit der Dosissteigerung auf eine Gabe täglich gebessert. Dafür zeigt sich eine Verschlechterung der Knie. (Heringsche Regel: „Von oben nach unten...") Gemüt ist sehr gut, keine Sorgen und kein Grübeln über „ungelegte Eier". Stabil gegenüber Erkältungen.

3.4.98
Linkes Knie tut noch weh. Rücken ist frei und beweglich.
Der neunte Geburtstag der Tochter war mit Anspannung verbunden, doch alles ging gut. Es folgen keine weiteren Beschwerden.
14.8.98

Der Rücken ist gut. Die Schulter rechts tut manchmal nachts weh. Sie hat sich entschlossen, ihr Leben zu ändern und den Halbtagsjob aufzugeben, um mehr Zeit für ihr Kind, den Haushalt und die Aufgaben zu haben, die mit der Werkstatt zusammenhängen. *("Bambus hilft das Leben zu verändern!")*

20. Kasus

Morbus Bechterew
von Bernd Schuster

Am 4.12.95 kommt ein ein 35-jähriger Mann in die Sprechstunde mit Morbus Bechterew. Die Krankheit ist auf den ersten Blick zu erkennen, denn es besteht völlige Versteifung der Brust- und Halswirbelsäule. Er muß zum Drehen des Kopfes den ganzen Körper drehen. Der Kopf steht etwas schief.
Lebhafte Augen. Trägt eine Brille wegen Kurzsichtigkeit. Die Krankheit hat merkbar vor acht Jahren begonnen. Er hatte plötzlich Schmerzen in der Hüfte, machte heiße Bäder, aber nichts half. Schmerzen im rechten Knie, diagnostiziert als „chronische Synovitis". Die Behandlung erfolgte mit Kortison. Stechende Rückenschmerzen, nimmt seit Jahren Amuno®.
Er stellte seine gesamte Ernährung und sein ganzes Leben um, wollte sich auf die Krankheit „einrichten". Ißt kein Fleisch, keinen Zucker, trinkt keinen Alkohol, raucht aber gelegentlich Haschisch. Oft völlig versunken in Gedanken.
Morgens ist er faul, mag nicht aus dem Bett, sollte morgens eigentlich turnen, hat aber keine Lust. Ist sehr ordentlich, räumt alles genau auf. Möchte im Beruf alles perfekt machen, trotz seiner Krankheit. Er ist ein Alternativdenker, besitzt kein Auto und keinen Fernsehapparat, hängt den Ideen des Buddhismus an. Fühlt sich öfter innerlich unruhig, wie „ein

Tiger im Käfig".[35] Möchte gerne sein Leben verändern, möchte „alles irgendwie anders machen". Ißt gerne scharf gewürzt, scharfen Käse.

Nach dem Urinieren kommt es zum Nachtröpfeln, wahrscheinlich durch eine Prostataschwellung bedingt. Hat viele lebhafte Träume. Hat geträumt, daß ihn seine Freundin betrügt. Er liebt Gewitter. Deutliche Reaktion auf den Mondstand, kann bei Vollmond nicht schlafen (**Silicea**!). Öfter muß er wegen Hungers nachts aufstehen und Schokolade essen. Mag gerne Süßes.

<u>Repertorisationsgrafik vom 4.12.95</u>

	Bamb-a.	Sulph.	Phos.	Chin.	Calc.	Nat-m.
Punkte	15	11	10	9	8	8
Rubriken	9	5	5	4	4	4
1. Rücken; STEIFHEIT; Cervicalregion	3	2	2	2	3	2
2. Rücken; STEIFHEIT; Cervicalregion; Kopfdrehen, beim	2				2	
3. Gemüt; FAULHEIT, Indolenz, Abneigung gegen Arbeit	2	3	2	3	2	3
4. Gemüt; GEDANKEN versunken, in	1	3	1	1	1	2
5. Gemüt; VERÄNDERUNG, Bedürfnis nach	2					
PEINLICH in Kleinigkeiten; perfekt, möchte alles p. machen	1					
7. Schlaf; TRÄUME; eifersüchtig	1					
8. Magen; APPETIT; Heißhunger; nachts	1	1	3	3		
9. Magen; VERLANGEN nach; Schokolade	2	2	2			1

<u>Verordnung: Bambus Q 6 Dil 1</u>
15.12.95
Fühlt deutliches Nachlassen der Muskelspannung im Rücken.
Das Knie ist deutlich besser. Fühlt sich allgemein viel beweglicher.
Hat keine Schmerzmittel mehr benötigt.

19-28.12.95
Beschwerden mit schlechtem Schlaf.
Hat Kaffee getrunken, um das Mittel zu antidotieren. Ist hellwach nachts. Rücken ist prima, kann sich erstmals ohne Beschwerden im Bett herumdrehen. Bambus wurde anfangs drei Tage ausgesetzt, dann in Dil. 2 alle drei Tage gegeben.

11.1.96
Knie rechts macht Beschwerden. Rücken ist wieder stärker verspannt.

---

[35] Exakte Entsprechung im Prüfprotokoll!

Schlaf ist gut. Auf Schmerzmittel kann fast völlig verzichtet werden.
Dosis wieder auf Dil. 1, jeden Tag eine Gabe, angehoben.

23.1.96
Rücken ist wieder gebessert. Das Knie ist nicht so gut, besonders abends verschlimmern sich die Schmerzen. Der Rücken ist gut beweglich. Er schläft bei der Freundin auf einer Matratze auf dem Fußboden, was seinem Rücken nicht bekommt. Er neigt dazu, seine Freundin für alles verantwortlich zu machen, was er selbst nicht gutfindet. Er fühlt, daß er nicht genug Aufmerksamkeit von ihr bekommt, fühlt sich vernachlässigt. Ist ständig in Gedanken über diese Beziehung, ist nicht zufrieden.
Ißt nachts Schokolade, muß Schokolade haben, kann nicht ohne auskommen.

<u>**Verordnung: Bambus Q 12 Dil 1, jeden 2. Tag eine Gabe**</u>

30.6.96
Der Patient berichtet, daß er im März 1996 mit der Einnahme des Mittel aufgehört hat, weil sich sein Rücken gebessert habe. Unangenehm sei gewesen, daß sich sein Schlaf wieder verschlechtert habe und daß er weniger Lust auf Sex gehabt habe. Das rechte Knie ist gut. Der Patient geht immer noch gebeugt. Ich möchte weiter versuchen, den chronischen Prozeß positiv zu beeinflußen und setze Bambus in der Q 12 wieder ein.

14.8.96
Die Rückensteifigkeit ist weiter gebessert. Das Knie hat sogar einen Umzug mitgemacht, ohne Beschwerden zu verursachen. Er trinkt gegen die Anweisung manchmal Kaffee (was mir nicht gefällt).
Bambus wird weiterverordnet.

22.10.96
Das Mittel wurde wegen Schlafstörungen zwischenzeitlich wieder weggelassen. Die Wirbelsäule ist fast beschwerdefrei.
Ich lasse Bambus Q 12 einmal in der Woche weiternehmen.

21. Kasus

Verspannungen im Rücken
von Graziella Sanzo

Eine Frau, 31 Jahre alt, kommt am 14.12.1996 zur Anamnese.
Sie berichtet: „Ich komme wegen starker Verspannungen im Hals- und Rückenbereich seit ca. drei bis vier Monaten. Ich bin deshalb schlecht gelaunt, unzufrieden mit mir selbst, weil ich es habe. Ich möchte, daß es weg ist, lasse es an meinem Mann und meinen Kindern aus. Obwohl es mit mir zu tun hat.

Bei den Halsverspannungen werden die Schultern schwer, hart, es zieht vom Hals in den Kopf. Seit einer Woche ganz stark. Der Arzt hat den Verdacht auf Bandscheibenvorfall im Bereich der Halswirbelsäule. Ich bin stark kälteempfindlich. Ich habe das Gefühl, als würde der Hals zugehen, sogar Schlucken tut weh, besonders die linke Seite. Es ist keine Bewegung mehr möglich, ziehende Schmerzen bis hinter die Ohren. Ein Schal gibt mir Sicherheit, ein bißchen Stütze. Wärme bessert. Links ist alles schlimmer, ich bin Linkshänderin.

Ich rege mich über meinen Vater auf, telefoniere deshalb oft mit meiner Schwester. Wir haben den Kontakt zu ihm abgebrochen. Ich mache mir Gedanken, daß ihm was passieren könnte, und wir müssen alles Finanzielle regeln. Das setzt sich fest bei mir. Wenn ich mir als Kind weh getan habe, kam er immer. Ich bin immer zu ihm gegangen, er konnte mir helfen, gab mir Schutz. Er trank viel, warf Gegenstände durch die Gegend. Uns hat er nie geschlagen. Vielleicht war ich zu klein, um es einzuschätzen, um es zu sehen. Man muß sich kleinhalten, er war nicht mehr Herr seiner Sinne. Es gab kein Familienleben. Er hat uns zurückgesetzt, andere waren wichtiger. Er fühlte sich wohler in Kneipen. Auf der einen Seite war ich froh, wenn er nicht da war, denn wenn er kam, gab es Krach.

Weihnachten war immer schrecklich, schlimm, immer melancholisch. Er war aggressiv durch Alkohol, hatte dann Heultouren. Wir wußten nicht, warum er so ist. Es war immer extrem vor Weihnachten. Ich habe heute ein komisches Gefühl, daß was passiert. Vielleicht will er uns eins auswi-

schen. Wenn ich krank war, war er immer da, ich war gut bei ihm aufgehoben. Ansonsten war er keine Stütze, z.B. bei den Aufgaben.
Wir hatten kein Familienleben. Vater hätte öfter bei uns sein müssen. Er hätte uns unterstützen sollen, hat uns aber nur in Kneipen mitgenommen. Auf der einen Seite ist er mein Vater, auf der anderen Seite will ich nichts mit ihm zu tun haben. Es war ihm immer wichtiger, was andere von ihm denken. Was interessieren mich die Leute. Du willst doch anderen glauben, aber er hat immer gelogen. Dann wollte er mit Geschenken alles gutmachen. Ich habe immer Angst, so zu werden wie er, irgendwo reinzurutschen. Es ist für mich ganz schrecklich, wenn mein Mann sagt: "Du bist wie deine Mutter!"

„Meine Mutter ist vor 12 Jahren gestorben. Sie hatte ein Aneurysma im Kopf, es ist geplatzt. Ich war stinkesauer, daß sie einfach so gestorben ist, sie hat nicht einmal Tschüss gesagt. Sonst habe ich keine Erinnerungen an sie. Sie hat mir viel erlaubt, Vater hat eher verboten. Sie war klasse. Ich habe das Gefühl, ich hätte ihr noch etwas sagen wollen.
Ich habe ein schlechtes Gewissen. Sie wurde in Nancy operiert, war drei Wochen dort, ich hätte hingehen müssen. Ich war vielleicht zu viel mit mir beschäftigt, vielleicht wollte ich es nicht wahrhaben, verdrängen. Als sie in Saarbrücken im Krankenhaus war, war ich ja auch da. Vielleicht habe ich es einfach aus dem Gedächtnis weggestrichen. Ich wollte davon nichts wissen, das passiert uns nicht, das wird wieder gut. Ich habe es verdrängt, vergessen. Ich wußte, daß sie nur noch eine bestimmte Zeit zu leben hatte, glaubte es aber nicht. Ich war naiv, dachte, es ist jetzt weg. Dann ist sie aus heiterem Himmel einfach so gestorben. Ich wollte sie auf der Intensivstation anfassen, ich war wie versteinert.
Meine Schwester mußte gestützt werden. Sie lag da, als würde sie schlafen. Ich glaubte nicht, daß ich sie das letzte Mal sehen würde, obwohl der Arzt es uns gesagt hat. Wir haben ihre Sachen geholt und sind rausgegangen (weint). Sie ist nachts gestorben.
Vater hat dann alles organisiert, bei solchen Dingen war er immer da. Perfekt. Mutter lag im Glassarg, wie Schneewittchen. Ich wollte sie eigentlich nicht mehr sehen. Sie sah aus, als würde sie schlafen. Auf der Beerdigung habe ich nicht geweint. Ich hätte gerne, daß sie alles noch mitbekommen hätte. Wir hatten doch Pläne gehabt. Andere sterben langsam, sie ist einfach weg."

„Ich plane die Woche im voraus, was alles zu machen ist. Wenn etwas dazwischen kommt, ärgere ich mich. Wenn Freunde unangemeldet kommen, haben wir die Zeit weniger. Die Freunde holen mir meinen Mann weg. Ich sage zu ihm: „Halte das Wochenende frei." Ich raste dann aus, wenn er sagt, er gehe kurz weg. Wir haben viel Streit. Ich denke dann: „Habe ich alles noch im Griff?" Vielleicht kommt meine große Tochter (6 Jahre) zu kurz, bin ich eine schlechte Mutter? Ich muß viel rumschreien, weil die Kinder (andere Tochter 3 Jahre) viel streiten.
Wie denken die Kinder über mich?
Ich möchte nicht, daß jemand einen Streit mitkriegt, schäme mich dann. Ich muß dann schreien. Ich finde Streit normal, mein Mann nicht. Er sagt oft: „Was du dir in deinem Kopf zusammenspinnst."
Ich spreche mit keinem über Probleme, versuche es mit meinem Mann auszufechten. Ich spreche viel mit meiner Schwester, nur über Alltägliches. Ich denke, ich kann nur mit meinem Mann sprechen. Es geht niemanden sonst was an."

„Die Kinder engen mich langsam ein. Ich sitze später nur zu Hause und warte, bis jeder einzeln nach Hause kommt. Ich komme mir ausgenutzt vor. Ich will was vom Tag haben.
Einmal ist unsere Mutter mit mir und meiner Schwester ausgezogen. Ich weiß nicht mehr, wie alt ich war. Es war unangenehm, von Oma aus in die Schule zu gehen, es war peinlich, habe mich geschämt. Auch heute ist es mir noch peinlich, wenn mein Vater über meine Mutter Lügen erzählt. Ich schäme mich für ihn, daß er sie reinzieht. Mutter hatte jemanden als „Stütze". Vielleicht ist auch mehr gewesen, als ich weiß."

(Träume?) „Zweimal ein Falltraum. In einen Brunnen, alles ist dunkel. Ich träume öfter von meiner Mutter. Sie kommt aus dem Sarg und sagt: "Ihr habt mich vergessen. Es ist alles wieder gut." Alles existiert nicht mehr. Sie hat nur geschlafen. Jetzt können wir alles nachholen, was sie nicht gesehen hat. Sie ist wieder gesund."

(Ängste?) „Ich war ängstlich, als mein Mann den Bandscheibenvorfall hatte. Mein Herz hat unruhig geschlagen, ich hatte Beengung beim Atmen. Ich hatte Angst, wie es weitergeht, eine Beklemmung, ein Gefühl, als ob das Herz rausspringen würde. Ich hatte Zukunftsangst, ob nicht finanziell alles zu knapp wird. Alles ist schiefgelaufen. Ich war zu Tode erschrocken, konnte ihm nicht helfen. Ich war schwanger, rauchte, war so nervös. Mir war alles zu viel. Schlechter wurde es in Ruhe, wo ich abschalten wollte. Ich wollte keinem was erzählen."

(Schlimme Zeit?) „Auf dem Gymnasium. Das war alles zu viel für mich."
(Schlimmstes Erlebnis?) „Mir ist nach der Geburt meiner zweiten Tochter der Blinddarm durchgebrochen, es wurde nicht erkannt. Ich dachte, das ist das Ende. Ich konnte mir selbst nicht helfen, die Ärzte konnten mir nicht helfen. Was wird mit mir? Das kann nicht sein, das ist nicht so. Die Schmerzen waren schlimm. Es ist noch gut ausgegangen. Mutter hat mir als Schutzengel vielleicht geholfen. Das Schlimmste waren die Schmerzen."

(Körperlich?) „Bei Entzündungen schwellen die Lider. Im Gesicht habe ich viele dicke, feste, harte Pickel, wie Geschwüre. Sie kommen nicht raus beim Drücken. Schlechter eine Woche vor den Menses, in den Schwangerschaften. Sie sind meist an Kinn und Stirn. Als Kind hatte ich häufig Ohrentzündungen. Auch oft Mandelentzündungen mit Schluckbeschwerden, Schmerzen wie von einem Messer. Die Mandeln sind dann dick und mit weißen Pünktchen belegt, meist links. Die Schmerzen ziehen zum Ohr, sind manchmal unerträglich. Wärme bessert, habe dann Verlangen nach heißen Getränken. Die Drüsen sind dann ganz dick." (Vor chronischer Behandlung im Akutfall Hepar-sulfuris mit sehr guter Wirkung.)

„In der Schwangerschaft Nierengrieß mit Blut im Urin. Zwei bis drei Tage während den Menses Kopfschmerzen. Gefühl, es geht im Kopf auf und zu, Licht verschlechtert. Die Schmerzen kommen aus dem Hinterkopf, habe Druck auf den Augen. Wie Verkrampfung im Kopf. Wenn ich Hektik habe, verkrampfe ich mich."

„Von Backpulver und Kaffee bekomme ich Sodbrennen. Verlangen nach scharf gewürzten Speisen. Abneigung gegen Innereien, Niere ekelt mich. Mein Vater ist Jäger. Er hat Rehe und Hasen aufgeschlitzt und in der Garage aufgehängt. Eklig. Auch kleine Rehe, man sah noch, wo sie erschossen wurden. Er hat mich mal auf dem Hochsitz allein gelassen und kam bestimmt eine Stunde nicht mehr zurück. Ich war acht Jahre. Ich hatte

Angst, im Wald allein, dunkel. Es waren viele Geräusche, er ist einfach nicht mehr gekommen. Ich wollte heim, wollte nicht mehr dort sitzen.

Die Tiere in der Garage mußten ausbluten. Es hat gerochen, ekelhaft, Felle, Geweihe. Die Rehe hatten traurige Augen. Ich esse heute Wild, es ist ja nicht von meinem Vater geschlachtet. Es ist brutal, ein Reh zu erschießen. Er hat das aus Spaß gemacht. Seine Hunde hatte er total auf die Jagd abgerichtet."

(Wünsche?) „Ich würde meine Mutter zurückwünschen, daß sie alles mitkriegen könnte. Die Zeit war zu kurz. Viel Gesundheit bis ans Lebensende für die Familie. Nichts Materielles, kein Haus, das ist unwichtig."

(Pflanzen?) „Ich bin stinkesauer, wenn eine Pflanze kaputtgeht. Ich habe so Angst, ich würde so krank werden wie Mutter. Besonders wenn ich Kopfschmerzen habe, denke ich daran."

(Weinen?) „Ich versuche mich zu beherrschen:"Bloß nicht!" Ich kann mich nicht so loslassen. Beim Schlafen muß der Rücken immer gerade liegen. Mein Mann ist in letzter Zeit sehr eifersüchtig. Er sagt, ich würde Männer auf bestimmte Art anschauen. Mittlerweile habe ich ein schlechtes Gewissen, wenn ich mit jemandem spreche. Ich habe auch ein schlechtes Gewissen, wenn mein Mann weggeht und ich will es nicht. Den Urlaub habe ich genossen, es ist kein Mensch dazwischengekommen. Ich fühle mich manchmal so eingeengt. Mein Mann möchte, daß ich ein Hausmütterchen bin."

<u>Therapie: Bambusa C 30/C 200 (DHU)</u>

<u>Verlauf</u>
7.02.1997

„Nach der Einnahme hatte ich drei Tage stechende Schmerzen in den Beinen. Ich hatte das Gefühl, die Muskeln sind zu kurz, beim Laufen war es schlimmer. Ab und zu habe ich noch ein Druckgefühl am Ansatz zum Kopf. Bei schneller Bewegung des Kopfes knackt es.

Repertorisationsgrafik:[36]

	Bamb-a.	Calc.	Phos.	Puls.	Bry.
Punkte	16	15	15	14	13
Rubriken	13	7	6	8	6
1. Rücken; SPANNUNG; Cervicalregion	3	1		2	2
2. SCHMERZ; Cervicalregion; erstreckt sich zum; Schultern	1				
3. Rücken; SCHMERZ; Cervicalregion; erstreckt sich zum; Kopf	1		2		
4. ANGST; Gewissensangst, als ob man ein Verbrechen begangen...	1		1	1	
5. Gemüt; ERWARTUNG, Vorfreude, Beschwerden durch	1	3	3	3	2
6. Gemüt; REIZBARKEIT; Kindern, gegenüber den	1				
7. Gemüt; FURCHT; engen Raum, im -oder eingeengt zu werden-	2	2		2	
8. Gemüt; ANGST; Zukunft, um die	1	3	3	2	3
9. Gemüt; FURCHT; Armut, vor	1	2		1	3
10. Kopfschmerz; ORTE; Hinterkopf; Menses; während	1	2	2		2
11. Magen; VERLANGEN nach; gewürzten, stark g. Speisen	1		3	1	
12. GERUCHSSINN; scharf; empfindlich gegen den Geruch von; Speisen	1				
13. Gemüt; FURCHT; Krankheit, vor drohender	1	2	3		1

Die Schultern sind lockerer, keine Verspannungen mehr. Ich habe Verlangen nach Wärme, mit einem Schal fühle ich mich gut. Die Haut ist noch nicht besser. Bei den Menses hatte ich Bauchweh und Kopfschmerzen gleichzeitig. Ich fühle mich gut, kann es nicht so erklären. Ich habe keine Schmerzen mehr. Ich habe mich ganz umgestellt, wenn mein Mann weggeht. Wir haben viel zu dicht aufeinander gehockt, viel zu eng. Ich mache ihm keine Vorwürfe mehr, es macht mir nichts mehr aus. Vielleicht habe ich zu viel geklammert. Ich habe meine Schwester ins Kino eingeladen, wir machen was. Mein Mann geht auch nicht mehr so oft weg. Wir haben überhaupt nicht mehr gestritten. Ich ließ ihn auch allein auf eine Party gehen, es hat mir nichts ausgemacht."

„Ich habe eine Arbeitsstelle dreimal pro Woche in Aussicht. Ich freue mich riesig auf die Arbeit. Ich war seit neun Jahren nicht mehr im Beruf. (Sie hatte schon aufgehört zu arbeiten, als sie noch keine Kinder hatte.) Ich habe alles in Bewegung gesetzt, um einen Kindergartenplatz für die Kleine zu bekommen. Die Arbeit bringt mir Abwechslung, vielleicht auch Streß, aber das macht mir nichts aus. Ich habe keine Angst davor, freue mich darauf. Im Geschäft ist immer Publikumsverkehr, es kommen immer Leute, ich kann Musik hören. Es ist im Moment, als würden sich alle Probleme von allein lösen. Ich denke manchmal, wie schaffe ich alles. Ich

---

[36] Eingefügt von Bernd Schuster zur Verdeutlichung der Arzneimittelwahl.

mache eins nach dem anderen. Früher hatte ich oft Panik, im Moment nicht. Wir wollen auch die Wohnung umbauen. Ich regele alles, was zu regeln ist, stecke meine Energie rein."

„Ich hatte zweimal ziehende Kopfschmerzen im Hinterkopf, sonst habe ich nur Kopfschmerzen bei den Menses. Zum Einschlafen stecke ich mein Kissen dick ins Genick, dadurch wird es entlastet. Ich habe immer noch Angst, daß mein Mann erneut einen Bandscheibenvorfall bekommt. Ich weiß oft nichts von seinen Schmerzen, er verheimlicht sie mir."

Therapie: Kein Mittel, abwarten
Weiterer Verlauf (18.04.1997)
„Seit der ersten Verschlimmerung bei den Menses habe ich keinerlei Beschwerden mehr während der Menstruation. Keine Kopfschmerzen mehr, keine Bauchkrämpfe. Mir geht es gut. Ich habe keine Verspannungen mehr im Schulterbereich. Wenn ich den Kopf zu schnell bewege, knackt es, zieht ein bißchen, geht dann aber schnell wieder weg. In der ganzen Zeit hatte ich auch keine Mandelentzündung mehr."
(Sonst drei- bis viermal pro Jahr.)
Weiterer Verlauf (Januar 1999):
Seither hat die Patientin noch zweimal Bambusa in der C 1000 eingenommen, bei beginnenden Verspannungen im Schulterbereich. Die Mensesbeschwerden sind ganz verschwunden. Seit über zwei Jahren hatte sie keine Mandelentzündung mehr. Es geht ihr gut.

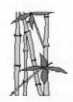

22. Kasus

Rheumatische Schmerzen und Steifigkeit
von Bernd Schuster

Der Patient, geboren 1961, ist seit 1989 in meiner Behandlung. Er hatte 1975 einen schweren Verkehrsunfall mit Milzruptur. Kommt im November 1989 in meine Praxis wegen Schmerzen in der Brust, die bis in die Arme und Hände ausstrahlen. Schlimmer bei Kälte oder Nässe. Stechende Gelenkschmerzen in Schultern, Ellenbogen und Knie. Spannungsgefühl „wie von Muskelkater" überall. Taubheitsgefühl in den Fingern beim Sitzen. Stiche in der Brust, verhindern tiefes Atmen. Stiche in den Knien bei Kälte. Kopfschmerzen mit Stechen in den Augen, dabei große Lichtempfindlichkeit. Wenn er sich nachts beim Umdrehen die Bettdecke wegzieht, erwacht er. Allgemein besser bei Wärme.
Hatte schon zwei- oder dreimal Gastritis. Bei Streß und Betrieb geht es ihm gut. Die Füße schlafen ein, wenn er „falsch" sitzt. Beine werden taub, wenn er mit übergeschlagenen Beinen sitzt. Früher ist er mit dem Moped „bei Wind und Wetter" gefahren. War oft steif vor Kälte, hat dann heiße Bäder genommen. Zugluft im Auto ist „tödlich". Die Augen fangen an zu tränen, muß „den Kopf dann in den Kragen ziehen".
Trägt, beruflich bedingt, oft Möbel. Dabei hat er sich schon öfter „verhoben". Kopfschmerzen durch zu kaltes Trinken. Muß kaltes Bier „warmhalten". Hatte früher Warzen am rechten Zeigefinger, die nach Entfernung immer wiederkamen. Lipome unter der Rückenhaut. Hat immer wieder mit Erkältungen zu tun.

<u>Verordnung: Rhus toxicodendron LM 18 Dil. 1 (DHU) 1x tägl. 3 Tropfen.</u>

Wiedervorstellung am 20.12.89.
Zu 70% besser. Nur noch beim Tragen von Möbeln Probleme. Schmerzen der Kniegelenke und Ellbogen sind gut. Keine Kopfschmerzen mehr. Nicht mehr so steif morgens. Viel Schleim im Hals, muß ständig räuspern (Raucher!). Taubheit der Finger ist nicht mehr. Rhus-tox. läuft weiter.

23.1.90
Geht prima. „Herzflattern war nicht mehr."

17.5.90
Kommt wieder in schlechtem Zustand. Ist „fix und fertig".
Hatte eine Entzündung der Eichel, mit eitriger Harnröhrenabsonderung, die mit Antibiotika und Kortison behandelt wurde. Hatte keine Schmerzen beim Urinieren. Heute noch juckender Ausschlag auf der Eichel. Müde, kaputt nach dieser Behandlung. Davor schon eine Otitis media, die auch mit Antibiotika angegangen wurde. War danach schwerhörig auf dem Ohr. Ist akut erkältet, hustet, hat zur Zeit eine Bronchitis, wahrscheinlich durch nasse Haare. Kribbeln in der Halsgrube führt zu Husten. Stechender Schmerz in der Brust. Hat Krämpfe in der Oberschenkelmuskulatur beim Treppensteigen. Starker Kopfschweiß bei Anstrengung. Sehr schwacher Geruchssinn, ständiges Niesen, Augentränen. Zittern der Beine aus Schwäche. Speichelfluß nachts.

<u>Verordnung:</u> Calcium-carbonicum C 200 (DHU)
<u>Verlauf</u>
8.6.90
Ausschlag auf der Eichel war weg nach zwei Tagen, kein Jucken.
Kann wieder richtig hören. Das Riechvermögen ist noch immer nicht voll da. Stechen in der Brust, Husten, Müdigkeit, Schlappheit, Schmerzen beim Treppensteigen in den Beinen sind weg. Zittert nicht mehr.

In der Folgezeit eine schwierige Phase mit wiederkehrender Schwäche, rezidivierender Mittelohrentzündung, Rheumaschmerzen und einer Nierenbeckenentzündung, von der Herr F. mich erst telefonisch unterrichtete, als er schon über 40 Grad Fieber hatte.

<u>Verordnungen von Sulfur C 200 und Lycopodium C 200</u> nacheinander.
Verordnung von Rhus-toxicodendron LM 18 am 10.12.90 wegen Schmerzen im Rücken nach folgenden Rubriken:

Rücken; SCHMERZ; Kälte, bei Wetterwechsel zu
Rücken; SCHMERZ; Wärme, äußere W. bessert
Gliederschm.; KNIE; Kälteeinwirkung, bei
Extremitäten; PELZIGSEIN, Taubheit; Liegen, im; Gliedern, auf den

Extremitäten; KÄLTE; Hände
Allgemeines; KÄLTE; Kaltwerden, Abkühlung, durch
Allgemeines; KÄLTE; naßkaltes Wetter verschlechtert

Der Patient kommt im November 1991 mit starken Gliederschmerzen bei einer Grippe wieder, die mit <u>Eupatorium perfoliatum</u> C 30 geheilt wurden.

Im Dezember 1992 wieder Grippe mit Rückenschmerzen nach Erkältung durch „Sauwetter". Behoben mit <u>Rhus-toxicodendron LM</u> 18.

18. Januar 1994 Völlegefühl, besser durch Abgang von Flatus, Druck im Bauch, schmerzhafte Leber, Brechwürgen. Schmerzen im rechten Arm. Starke Blähsucht, viel Hunger, muß mehr essen, als er eigentlich will. Steifigkeit des Rückens morgens, besser im Tagesverlauf. Lumbalschmerz erstreckt sich zu der 11. und 12. Rippe. Übellaunig beim Erwachen. Kann keine andere Meinung vertragen, widerspricht gern.

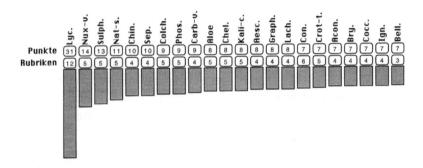

Verordnung von Lycopodium LM 6, das alle Beschwerden bessert.
Ruft im Januar 1995 an wegen eines Gefühls „wie Beton" in der Brust, ist völlig verspannt, alles tut weh, hat sich wieder erkältet.
Behoben mit <u>Rhus-toxicodendron C 200</u> (DHU), fünfmal fraktioniert.

6.4.95
Kommt wegen „totaler Verspannung im Oberkörper". Stiche in den Brustmuskeln seit 14 Tagen, rechts und links neben den Brustwarzen. Starke stechende Beschwerden in der rechten Schulter und im rechten Oberarm (seit einer Verletzung beim Bodybuilding), schlechter, wenn es kalt ist oder es ihm kalt wird. Gefühl, wie ein „Herzinfarkt, da zieht es mir alles

zusammen". Kann dann nicht tief atmen.
Wenn er die Arme anhebt, kurze, stechende Schmerzen im ganzen Oberkörper. Nacken total verspannt. Alles besser durch Warmwerden beim Joggen, „die ersten 200 Meter sind eine Katastrophe". Besser durch Wärme und Schweiß. Kribbeln in den Fingern, abhängig von der Körperhaltung im Sitzen. Schlechter bei Belastung des Armes beim Tragen. Wandernde Schmerzen, Schmerz ist überall in den Muskeln, alles ist hart.
„Ich bin gar nicht mehr locker, alles ist so fest, so hart."
Oberhalb des Zwerchfells ist alles hart, wie ein Muskelkater. Der Hals ist so steif, daß er ihm die „Luft abdrückt". Besser bei der Arbeit, schlechter bei Pausen. Auch ein stechender Schmerz im rechten Oberschenkel. (*Pat. sitzt ganz schief und stützt sich mit dem linken Ellbogen ab.*) Stechender Schmerz im Mittelfinger und Kleinfinger links, „wenn ich den krumm mache, tut das weh wie die Sau". (Liebt deftige Ausdrücke.) Auch seelisch angespannt, seit dem Lungenkrebstod des Schwiegervaters, seitdem Angst vor Krankheiten. (*Stützt das Kinn intensiv mit der rechten Hand, Ellbogen rechts ist aufgestützt auf den Schreibtisch.*)
Nach diesem Erlebnis Verspannung in der Brust.
„Ich bin reif dafür, mein Leben umzustellen." Keine Sorgen um Geld, möchte aber aus seinem Betrieb aussteigen. Er möchte alles, was er erfolgreich seit 12 Jahren macht, hinwerfen und neu anfangen mit Pferdezucht (Pferde sind sein Hobby.). Das sind seine Tagträume, real sei dies Unsinn. (*Stützt sich stark auf!*) Leider hat er nicht mehr soviel Zeit wie früher, es entspricht mehr seinem Naturell, auch mal faul zu sein, dafür ist aber heute keine Zeit mehr. „Normalerweise müßte ich mich freuen wie ein Affe, daß es so gut läuft."
Schwaches Gedächtnis. „Das ist eine Wesensart von mir."
Horror vor Tauben, kann sie nicht anfassen oder ihnen zusehen.
Dunkelfarbiger Speichelfluß nachts. Abneigung gegen glibbriges Essen.
Nase oft verstopft, hatte früher Nasenbeinfraktur.
(*Stützt sich wieder stark auf!*)
Zahnbelag morgens. Mundgeruch. Möchte nicht, wegen Feuergefahr, in hohen Gebäuden übernachten. „Es muß nicht in der Zeitung stehen, daß ich im Hotel verbrannt bin." (*Stützt sich mit beiden Ellbogen schwer auf den Schreibtisch.*) Teilweise „Leck-mich-Gefühl", er kann bei zehn Leuten sitzen, muß dann nichts sprechen. Könnte bis Barcelona fahren, ohne ein Wort mit einem Mitfahrer zu sprechen. Das Drücken in Oberkörper ist

besser, wenn er „ein paar Bierchen trinkt und belangloses Zeug redet".
Enge im Hals, mit bedingt durch Rauchen. Will das Rauchen einstellen.
Fühlt sich zu fett. Hat seine Elastizität eingebüßt. Kann kaum richtig auf das Pferd aufsteigen. Badet „kochend heiß". Sauna bessert, kann sich aber nicht kalt abduschen.

Repertorisationsgrafik 6.4.95

	Bamb-a.	Puls.	Rhus-t.	Caust.
Punkte	19	12	12	11
Rubriken	13	6	6	5
1. Gliederschm.; STECHEND	3	2	3	1
2. Rücken; STEIFHEIT; schmerzhaft	2	2	3	3
3. Rücken; STEIFHEIT; Cervicalregion; Wärme bessert	1			
4. Gliederschm.; ALLGEMEIN; wandernd von einer Stelle zur anderen	1	3		2
5. Extremitäten; MUSKELKATER, Gefühl wie	1			
6. Brust; SCHMERZ; stechend, intensiv; Seiten		2	1	3
7. Gemüt; ANGESPANNT	2			
8. Gemüt; FURCHT; Krankheit, vor drohender	1			
9. Gemüt; VERÄNDERUNG, Bedürfnis nach	2			
10. VERÄNDERUNG, Bedürfnis nach; Leben, will das ganze L. ändern	1			
11. Mund; GERUCH, Atem; übelriechend	1	2	1	2
12. TEILNAHMSLOSIGKEIT, Apathie; "Wurstigkeitsgefühl"-...	1			
13. Gemüt; TEILNAHMSLOSIGKEIT, Apathie; Reden, mag nicht	1			
14. Allgemeines; BADEN; warm; bessert	2		2	

<u>Verordnung Bambus Q 6 Dil. 1, 1x täglich (Enzian Apotheke, München)</u>
<u>Verlauf: 4.5.95</u>
Alle Beschwerden „weg". Stiche völlig weg, waren innerhalb eines Tages besser. Steifigkeit weg, kein Muskelkatergefühl, kein Stechen in den Brustseiten. Ist ruhiger, fühlt sich mehr entspannt, hat nicht über Krebs nachgedacht, dafür ging es zu gut. Speichelfluß besser, Mundgeruch besser. Hat nicht mehr so heiß gebadet, hatte keine Lust dazu.
„Das Mittel war super, wie frisch aus der Sauna und gutgelaunt."
In den letzten Tagen wieder allgemein mehr Beschwerden, weil der Patient vergessen hatte, täglich zehnmal die Bambus-Flasche zu schütteln.
Abhilfe schafft bereits ein hundertmaliges Schütteln der Flasche.
Die Behandlung wird später mit der Q 12 fortgesetzt, um endlich auch die „konstitutionelle Ebene" des Patienten zu erreichen.

<u>1.3.96</u>
Hat erstmals den Winter überstanden, ohne meine Hilfe zu brauchen.
Keine Beschwerden seither.

Kommentar
Ich bin diesem Patienten zu Dank verpflichtet, weil er es war, der mich die innere Idee des Mittels erkennen ließ. Das ständige <u>Aufstützen</u> war in seinem Fall nicht zu übersehen. Beim Betrachten weiterer Bambus-Videos fiel mir auf, daß auch die anderen Patienten, denen ich Bambus verschrieben hatte, große „Stützer" waren. Dieser Patient sucht auch Unterstützung, weil er zuviel „am Hals hat", ist aber einer der Männer, die das nicht realisieren oder „wahrhaben wollen".

<u>16.7.97</u>
Ich sehe den Patienten erst im Juli 1997 wieder. Er hat seinen Traum wahrgemacht und hat das Möbelgeschäft zugunsten der Arbeit mit Pferden aufgegeben. Er hat sein ganzes Leben total verändert und dabei auch Frau und Kind verlassen. Seit einiger Zeit ist er alkoholabhängig, kann ohne Alkohol nicht schlafen und trinkt teilweise 15 Bier und 30 Whisky in einer Sauftour. Morgens ist er elend und depressiv. Seine Hände zittern morgens. Er kann keinerlei Einschränkung durch Kragen, Schlips oder Vorschriften vertragen und will unbedingt auf eigenen Beinen stehen. Spricht teils merkwürdige Sätze wie: „Ich verlasse die Welt der materiellen Dinge!"

<u>Repertorisationsgrafik vom 16.7.97</u>

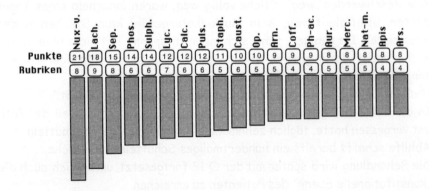

<u>Verordnung: Lachesis LM 6 Dil. 1</u>
Der Patient kommt zu einem Folgetermin nicht, so daß in Zweifel zu stellen ist, ob er sein Mittel überhaupt eingenommen hat. Interessant ist der Wechsel von Bambus zu Lachesis, der in vielen Fällen zu sehen ist (siehe

zum Beispiel Fall 1). Lachesis scheint so etwas wie eine negative Schwester von Bambus zu sein, kränker, dezentrierter, beziehungsunfähiger.

23. Kasus

Hypermobile Wirbelsäule und Allergien
von Bernd Schuster

Der nachfolgende Fall betrifft eine 1954 geborene Frau, die innerhalb von drei Jahren eine meiner dicksten Krankenakten produziert hat. Nicht weniger als 25 Repertorisationen waren bisher nötig. Sie leidet unter multiplen Nahrungsmittelallergien, wie gegen Milch, Weizen, Sellerie, rote Beete, Knoblauch, Lauch, Zwiebeln und so weiter. Natürlich besteht auch eine Hausstauballergie. Kalter Schilddrüsen-Knoten, nimmt L-Thyroxin 200 ein. Diverse Antibiotika-Kuren. Sie leidet unter Colitis, Herzrasen, Vertigo, ständigen Ischialgien, Brachialgien. Steifer Hals durch <u>hypermobile Wirbelsäule</u>. Dauerpatientin beim Chiropraktiker. Torsionsskoliose. Oft Durchfälle. Alle möglichen Ängste, vor Dunkelheit, vor der Zukunft usw. Extrem geräuschempfindlich. Kann nichts an sich leiden, keinen Gürtel oder engen Kragen. Sehr empfindlich gegen Kälte oder Zugluft. Nach Alkohol totkrank. Leichter Schlaf, wird bei jedem Geräusch wach. Ständig rezidivierend akut erkältet. Angina mit Eiter, oft nach Kälte. Beide Brüste operativ verkleinert. Menses alle 22 Tage, starke Schwellung der Brüste. Verstopfte Nase, chronische Trigeminusneuralgie.
Zwei Schwangerschaften endeten mit Abort. Depressionen folgten. Die Lockerung des Gewebes in der Schwangerschaft führte zu gravierender Verschlechterung der Hypermobilität der Wirbelsäule. Konnte nur noch liegen.
Sie bekam bisher von mir, inklusive Notfall- und Akutmittel:
<u>Nux-vomica, Tuberkulinum, Kalium-carbonicum, Phosphorus, Silicea,</u>

Pulsatilla, Belladonna, Ignatia, Hepar-sulfuris, Arsenicum-album, Bryonia, Colocynthis.

Es gelang fast immer, die Beschwerden zu bessern, nicht aber die lockere Wirbelsäule zu kurieren.
Im April 1995 fast hoffnungslose, schwere Wirbelsäulenbeschwerden, kann nicht mehr aufstehen ohne Herausspringen eines oder mehrerer Wirbel. Entsprechende Gemütsverfassung. Allgemeine Steigerung des Muskeltonus. Weint und schreit bei Schmerzen.

Repertorisationsgrafik 18.4.95

	Bamb-a.	Kali-c.	Lyc.	Rhus-t.
Punkte	19	11	11	11
Rubriken	13	7	6	6
1. Rücken; SCHMERZ; stechend, schießend	2	3	3	2
2. Gemüt; SCHREIEN; Schmerzen, bei	1			
3. SCHMERZ; beginnt plötzlich; und verschwindet plötzlich	2		1	2
4. Gemüt; REIZBARKEIT; genervt	1			
5. Brust; SCHWELLUNG; Mammae; Menses; vor	3	1	1	
6. Nase; VERSTOPFUNG der Nase	2	2	3	2
7. Gliederschm.; FUSS; Sohle; Gehen, beim	1	1	1	1
8. Gemüt; WEINEN, zu Tränen geneigt; Schmerzen	1			
9. Gliederschm.; BRENNEND	1	1		
10. Gemüt; GEDÄCHTNISSCHWÄCHE; Worte, für	1	2	2	
11. Gemüt; ANGST; Zukunft, um die	1	1		2
12. Gemüt; PANIKGEFÜHL	1			
13. Allgemeines; BADEN; warm; bessert	2			2

Verordnung: Bambus Q 6 Dil. 1, einmal täglich.
Verlauf
Zuerst tat „alles weh", bei deutlicher seelischer Aufhellung.
Bambus Q 6 reduziert auf Dil. 2.

11.5.95
Erstaunliche, deutliche Besserung des Gesamtbefindens.
Die Wirbel sind deutlich „stabiler". Sie kann sitzen, ist sogar vier Stunden Auto gefahren und konnte ohne Beschwerden wieder aussteigen!
Sie kann plötzlich ihre Katze vertragen, reagiert weniger allergisch.
Die Menses waren viel schmerzärmer. Der Bauch ist gut, Krämpfe der Hände sind weg! Im Garten blüht ihr Bambus!

25.5.95
Der Rücken ist gut. Weniger Verschiebungen der Wirbel. Stabilität ist viel besser. Brüstespannen vor den Menses ist weg. „Auf wundersame Art ausgeglichen."

7.7.95
Verschlechterung des Rückens. Bambusa Q 12 Dil. 1

17.8.95
Lendenwirbelsäule ist stabil, sehr zur Verwunderung des Facharztes. Menses nach 26 Tagen, ohne Probleme. Sie ist durch Bambus viel wärmer geworden, nicht einmal wurden Notfallmittel gegen Erkältung gebraucht. Das L-Thyroxin 200 kann abgesetzt werden. HNO-Arzt ist sehr verwundert. Das beste und konstanteste Mittel bisher.

21.9.95
Der Rücken ist weiterhin sehr verbessert. Die Lendenwirbelsäule ist beschwerdefrei. Brustspannen vor den Menses ist wieder zunehmend im Vergleich zum Anfang der Bambus-Einnahme. Die Menstruationsblutung ist stärker als früher. Das L-Thyroxin 200 ist mittlerweile durch Jodid 200® ersetzt. Die Beschwerden seitens der Nahrungsmittelallergien sind gebessert. Sie neigt weniger zu Diarrhoe. Der Gemütszustand ist gut, sie fühlt sich ausgeglichen.
Verordnung: Bambus Q 18 Dil. 1, alle 2 Tage einen Teelöffel.

25.10.95
Auch die Brustwirbelsäule zeigt Besserung! So gut ging es ihr seit Jahren nicht mehr. Das Brustspannen war unter der Q 18 reduziert. Sonst ist alles in Ordnung.

15.11.95
Verschlechterung, sie ist gereizt, genervt, müde. Die Brüste sind berührungsschmerzhaft.
Diagnose: Überdosis. Bambus wird ausgesetzt. Kein Mittel.

08.12.95
Es geht wieder viel besser.
Die Beschwerden mit der Wirbelsäule sind sämtlich verschwunden.
Vorsichtiges <u>Wiederverordnen von Bambus Q 18</u>, alle 3 Tage einen Teelöffel Dil. 1.

28.2.96
Es folgte eine schwierige Behandlungsphase durch eine Grippe mit Zahnschmerzen, Sinusitis, Bronchitis, Kreislaufstörungen und Gliederschmerzen, die akute Maßnahmen erforderlich machte, um den Einsatz von Antibiotika zu vermeiden, was gelungen ist.
Es wurden akut gegeben; Chamomilla LM 6 (einige Tage), Mercurius sol. LM 6 (einige Tage), dann wurde eine Arzneipause verordnet.
Es geht der Patientin bezüglich der akuten und auch chronischen Beschwerden inzwischen recht gut. Bambus wurde wieder verordnet in der Q 18 Dil. 2, alle zwei Tage einen Teelöffel.

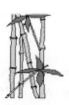

2.3.4. Verschiedene Bambus-Kasusistiken

24. Kasus

Rezidivierende Infektionen und Schlappheit bei einem Kind
von Brigitte Perius[37]

Am 28.10.1996 fand die Anamnese mit Christa, zweieinhalb Jahre alt, statt. In den ersten zwei Lebensjahren war sie gar nicht krank. Jetzt wird sie recht schnell müde und war schon dreimal krank. Durchfall mit Fieber, ca. 39 Grad eine Woche lang; Ende September; sie war schlapp, hat aber nicht gejammert, blaß; als das Fieber herunterging, war sie knatschig; hat Globuli von Dr. X bekommen; sie hat nichts gegessen und nichts getrunken, normal trinkt sie viel. Dann hatte sie Schnupfen, war k.o. dabei, ca. eine Woche lang. Seit einer Woche hat sie wieder Erkältung mit Husten und Schnupfen.

(Schwangerschaft?) Die ersten 3 Monate leichte Übelkeit.
(Geburt?) Sie kam mit der Saugglocke, das Becken war zu eng, zum Schluß kamen keine Preßwehen, das war wohl das Signal "stop". Die Geburt begann 10.00 Uhr morgens, „die ersten paar Stunden habe ich das Kind nicht gekriegt", erst gegen 18.00 Uhr.
(Stillen?) Das Anleiten war schlecht; es gab routinemäßig Stillhütchen, davon ist sie nicht mehr weggekommen. Vier Monate voll gestillt, mit fünf Monaten beigefüttert, mit sechs Monaten abgestillt, keine Probleme.
(Impfungen?) Christa hat alle Impfungen bekommen.

(Familie?) Der Opa hatte Darmkrebs vor zwei Jahren, die Mutter evtl. Penicillin-Allergie. Mit einem Jahr hatte Christa einen Ausschlag am rechten Oberarm, kreisrund, immer rot, der genäßt hat. Das waren so kleine Pickel, die waren relativ hartnäckig. Der Arzt hat ihr Gerbstoffe gegeben; mit ca. 17 Monaten war der Ausschlag dann endlich weg.
(Appetit?) Unregelmäßig, sie ißt wochenlang wenig, Tage zwischendurch gar nichts, pickt mal ein paar Nudeln. Sie mag Süßigkeiten: Schokolade, Gummibärchen, Eis, Joghurt, Käse. Fleisch lehnt sie ab.

---
[37] Brigitte Perius, Im Metzgraben 4, 66636 Tholey

Wärmehaushalt: Nachts relativ warm, geschwitzt, seit einem halben Jahr besser; tagsüber nicht; der Schweiß ist am Kopf, die Haare sind naß. Sie wird nachts zwei- bis dreimal wach und möchte trinken. Sie trinkt am liebsten Apfelsaftschorle. Sie ist zurückhaltend in fremder Umgebung, bis sie warm wird. Vom Meer ist sie begeistert. Bei Vollmond ist sie manchmal vorher nicht zu gebrauchen: Schreierei, Theater, Müdigkeit. Schlaflage: Seitenlage oder Bauchlage. Manchmal schimpft sie im Schlaf.

<u>Kopf-zu-Fuß-Schema</u>

Rötung unter dem rechten Auge.
Chronischer Schnupfen, seitdem sie zwei Jahre alt ist.
Vorher hatte sie Drei-Tage-Fieber.
Sie ist seit der letzten Erkältung heiser.
Sie hustet viel, wirft wässrigen Schleim aus, der teilweise leicht gelb gefärbt ist. Der Husten ist nachts schlimmer, der Schleim läuft dann im Rachen runter. Einmal hat sie so geröchelt, daß die Mutter Angst vor Krupp bekam. Das Kind hustet jetzt auch, ist müde, schläft, schnupft.

Stuhlgang einmal täglich, eher dünn. Bei Durchfall ist der Stuhlgeruch schärfer. Seit der letzten Erkältung tut der Bauch weh, so alle zwei Tage, öfters morgens beim Aufwachen oder nachts (*jetzt auch, zeigt auf Sternumspitze*). Bei Fieber ist der Uringeruch schärfer.

Sie ist mit einem Jahr gelaufen; die ersten Worte waren Mama und Flasche. Sie hängt sehr an der Flasche und am Schnuller.

(Worin gleicht das Kind der Mutter?) Wenig körperlich krank, aber ein Sensibelchen, weint schnell; hohe körperliche Aktivität.
(Dem Vater?) Vom Aussehen her ist sie ähnlich, und seine Sturheit hat sie.

(Liebstes Spiel?) Unterschiedlich: Duplos, Autos, räumt um, singt viel, singt mit, obwohl sie den Text nicht kann, tanzt viel, auch allein.
(Ängste?) Keine, nur vor Medikamenten, vor dem Fiebermessen, vor „was an sich machen lassen" (Zäpfchen, Hustensaft).

(Weinen?) Nicht mehr so viel wie früher. Wenn man ihr was verbietet, wenn sie sich wehgetan hat, wenn man was wegnimmt, wenn sie müde ist, weint sie leicht, sie wird dann auch bockig, wenn was nicht klappt, sie schreit dann und hat einmal die Mutter geschlagen. Trost hat sie gern. Tragen bessert, auch als Baby.

(Tiere?) Nicht begeistert, von Pflanzen auch nicht.

(Kontaktverhalten?) Relativ normal; sie baut keinen Kontakt zu fremden Kindern auf. Wenn um Spielsachen gestritten wird, dann wollte sie sich nicht anfassen lassen, genauso auch beim Eincremen oder Anziehen. Sie hat Wutanfälle bekommen, in Etappen, hat eine Stunde nur geschrien, war giftig. Sie wirft auch mal ihre Lieblingsflasche durch die Gegend.

(Ordnungssinn?) Räumt nicht auf, Chaos, was sie runterwirft, bleibt liegen, sie ist relativ achtlos mit den Spielsachen, sie umsorgt nichts, auch keinen Teddy.

Kurze Beschreibung: lebhaft, in letzter Zeit relativ fröhlich und unproblematisch, macht ab und zu schlapp; als Baby war sie widerstandsfähig.

Die Mutter fragt sich oft: "Kann ich der Christa das zumuten?"

Früher ist sie sehr gern schwimmen gegangen, jetzt badet sie weniger gerne. Nach dem ersten homöopathischen Mittel, das nicht richtig war, wollte sie nicht mehr ins Wasser; seitdem rutscht sie nicht mehr auf der großen Rutsche. Nach einem besseren Mittel geht sie wieder auf Rutsche, sie geht aber nicht mehr gern baden.
(Welche Mittel?)
Die Mutter berichtet mir später, welche Mittel sie schon gekriegt hat: <u>Chamomilla, Pulsatilla (hat gut geholfen), bei Verhaltensproblemen: Arsenicum- album und Lycopodium.</u>

Ihr ist auch noch was eingefallen: Im Mai 1996: Ende einer Kette, als sie verhaltensauffällig war: morgens schon müde, an den Haaren gedreht, schlapp, wollte getragen werden, im Laufe des Tages dann wach, furchtbar aufgedreht, nicht mehr zu bremsen. Dann kam Durchfall mit Erbrechen, der acht Wochen lang andauerte, zuerst eine halbe Woche, dann alle zwei Wochen für ein bis zwei Tage; zwischendrin hat sie gejammert, "der Popo tut weh", die ganzen acht Wochen lang, ein bis zwei Stunden vor Stuhlgang. Nach der Gabe von Pulsatilla war der Durchfall weg, die Poposchmerzen weg, die Müdigkeit hat sich gegeben, das Verhalten war besser.

Verordnung: Pulsatilla C 200

Telefonisches Follow-up am 26.11.96
Christa hat Mittelohrentzündung und eine Augenentzündung; der Arzt hat Gentamycin verschrieben und Nasentropfen, außerdem Belladonna C 30 und Ferrum-phosphoricum D 12; bisher aber noch nichts gegeben.
Sie hustet seit letzter Woche; es ist schlimmer nachts, abends und morgens im Bett. Die Nase läuft ab und zu wenig, wässrig, und sie hat schmerzhafte Bläschen im Mund. Am Sonntag war sie müde, am Montag auch müde, und ein gelber Ausfluß kam den ganzen Tag aus dem rechten Auge; das Auge ist rot.
Heute ist auch das linke Auge betroffen. Der Appetit ist wenig, der Durst eher weniger als sonst. Aussehen: blaß, unter dem linken Auge rot, Backen rot. Seit heute mittag leichte Temperatur und müde, seit einer halben Stunde hat sie auch noch Ohrenweh. Trotz der Beschwerden spielt sie.

Verordnung: Pulsatilla C 30, in Wasser aufgelöst

Ende Januar 97 Anruf
Seit einigen Tagen hat sie Erkältung, unterm Arm gemessen 38,5 Grad Fieber anfangs. Sie hat Husten und wäßrigen Schnupfen. Christa hat Schwierigkeiten mit dem Stuhlgang, muß auf Toilette, es kommt aber nichts. Nur ein "Pupser" ging in die Pampers.
Gestern hatte sie Bauchweh und höheres Fieber: 39,3 unterm Arm; sie wurde alle 15 Minuten wach und wollte trinken. Sie war unruhig, die Mutter durfte nicht weggehen. Das Bauchweh wurde besser durch eine Wärmflasche.
Sie hatte Durchfall. Heute morgen Fieber, 38,3 Grad, dazu Bauchweh, ißt nichts, trinkt weniger. Die Stimmung ist weinerlich, sie jammert, sie liegt herum und dreht an den Haaren. Sie ist ganz blaß; die Zunge will sie nicht

zeigen. Christa hat einen lockeren Husten; die Mutter ist auch erkältet und hat Mittelohrentzündung.
<u>Verordnung: Silicea C 30, in Wasser aufgelöst</u>
<u>Verlauf</u>
Nachts ging das Fieber wieder hoch auf 39, 5 Grad (einen Schluck Silicea eingenommen, und das Fieber ging runter). Sie hatte nachts Durchfall. Sie ist jetzt noch weinerlich, und das rechte Ohr ist verklebt; sie war wütend und wollte den Vater aus dem Bett schmeißen.

12.02.97
Seit sie krank war, ißt sie nichts; der Stuhlgang ist fester, es tut weh, sie schreit und hat Bauchweh; sie will auf dem Arm getragen werden, ist fertig. Der Popo tut ihr weh; ein "Pups" ging wieder in die Hose. Sie spielt nicht. Das Bauchweh ist krampfartig und plötzlich, kommt während des Essens von Suppe, aber auch während des Spielens.
Der Stuhlgang in der Windelhose ist geformt, aber nicht hart, zwei- bis dreimal täglich. Als ich den Bauch abtaste, spannt sie leicht dagegen, wimmert leicht, beklagt sich sonst aber nicht. Christa schnullert und will auf den Arm: „Der ganze Popo tut weh", sie dreht wieder an den Haaren, gibt keine Antwort mehr auf Fragen und kuschelt sich an die Mutter.
Seit sie krank ist, trinkt sie viel Milch (1/4 l täglich).
Sie ißt nicht regelmäßig, der Appetit ist mäßig: heute einen halben Toast mit Nutella und zwei Schokoriegel. Sie hat keinen Hunger, verlangt nur Süßes, Goudakäse, Vanilleeis und zu trinken.

(Was unterscheidet sie von anderen Kindern?)
Sie ist sehr zurückhaltend, auch bei Kindern, ist sie mißtrauisch und vorsichtig. Christa ist schnell erschöpft, kann aber auch toben; sie will immer auf den Arm: „Ich bin müde!", verhält sich passiv. Gestern abend war sie fit, munter, plappert und lacht. Das Schnullern ist im Moment schlimm.
Sie spielt mit Duplos, Bausteinen und Knete, auch Kinderspiele, Puzzels und mit Bällen; sie geht gern baden mit Papa, aber eher in kühlem Badewasser. Das Essen muß auch eher kühl sein, auch die Milch trinkt sie nur kalt. Seit sie krank ist, ist ihr Kindergesellschaft zu viel; sie will nichts mehr hergeben; in der Krabbelstunde will sie Spielsachen behalten, auch wenn sie nicht mehr damit spielt. Sobald die Mutter da ist, läßt sie sich fallen, klammert. Andere Leute stößt sie manchmal ab. Sie spielt nur al-

lein, wenn man in der Nähe ist.
Sie wird sehr wütend, wenn etwas nicht klappt.
Wenn sie etwas im Kopf hat, will sie das und nichts anderes; sie will ihre Vorstellungen durchziehen; wenn was schiefläuft, reagiert sie heftig, sie schreit und weint und stößt weg. Sie kommandiert auch andere Kinder herum, zwingt ihnen ihre Spielregeln auf, aber nur den Schwächeren.
(Was streßt sie?) Menschenmengen; wenn die Eindrücke zuviel sind; wenn die Unruhe zuviel ist; sie erzählt aber selten von sich aus, man muß ihr die „Würmer aus der Nase ziehen". Sie erzählt Phantasiegeschichten: vom Runterfallen von einem Stofftier, läßt sich aus Spaß auch selbst runterfallen. Über Besuch freut sie sich, es wird ihr aber auch zuviel. Ansonsten ist sie vernünftig und einsichtig und hört. Manchmal trödelt sie, läßt sich ablenken, lenkt selbst ab, "will noch schnell was fertigmachen".
Die Mutter hat seelische Probleme, von denen sie aber nichts erzählen möchte. Von Dr. X bekam sie bisher Silicea, Arsenicum album und Calcium.

Repertorisationsgrafik vom 12. 02.97[38]

	Bamb-a.	Ars.	Lyc.	Verat.	Cham.
Punkte	16	9	8	8	7
Rubriken	12	4	4	4	3
1. Gemüt; HILFLOSIGKEIT, Gefühl der; Unterstützung, sucht	2				
2. Gemüt; GETRAGEN werden, möchte	2	2	2	2	3
3. Gemüt; ABNEIGUNG gegen; alles; ist zuviel	1				
4. FAULHEIT, Indolenz, Abneigung gegen Arbeit; Bett, kann nur faul...	1				
5. Schlaf; TRÄUME; Wasser, von	2	2	2	1	
6. PEINLICH in Kleinigkeiten; perfekt, möchte alles p. machen	1				
7. Gemüt; WAHNIDEEN; Seele; S., es lastet etwas auf der	1				
8. Magen; VERLANGEN nach; Schokolade	2				
9. Magen; VERLANGEN nach; Käse	1				
10. Magen; VERLANGEN nach; kalten Getränken	1	3	2	3	3
11. Allgemeines; BADEN; heiß baden verschlechtert	1				
12. Gemüt; DIKTATORISCH	1	2	2	2	1

---

[38] Eingefügt von Bernd Schuster

Beobachtung
Christa spielt seit geraumer Zeit sehr ruhig mit den Duplos und Bauklötzen; sie liegt dabei auf dem Boden und sucht sich immer eine Stütze, wo sie den Rücken anlehnt. Sie will immer jemanden bei sich haben, will umsorgt werden. Sie hat noch Speichelfluß, blubbert, ab und zu läuft etwas runter. Erst als ich aus dem Zimmer heraus bin, spricht sie mit der Mutter; sie hat Stuhlgang gehabt ohne Probleme. Am nächsten Tag berichtet mir die Muter, sie hätte vom Wasser geträumt.

Verordnung am 12. 02.97: Bambusa C 30/200

Follow-up
27.12.98: Die Mutter hat seitdem keinen Termin mehr gebraucht, ich sehe sie ab und zu. Seither geht es Christa auf allen Ebenen besser. Bei Akuterkrankungen hilft stets Bambus C 30 in Wasserauflösung.

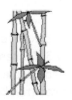

25. Kasus

Migräne und generalisierte Schmerzen nach Unfall
von Bernd Schuster

Frau H., 1957 geboren, kommt am 15.1.99 zur Erstanamnese. Sie wurde im Alter von 19 Jahren von einem betrunkenen Autofahrer angefahren und so schwer verletzt, daß sie vier Wochen im Koma lag und nach dem Erwachen nicht mehr sprechen konnte. Sie hatte Gedächtnisverlust und Lähmungen. Die Entlassung erfolgte im Zustand der Querschnittslähmung. Sie hatte kein Gefühl in den Beinen, konnte nicht mehr heiß und kalt unterscheiden.
Durch ihren eisernen Willen gelang es ihr, die Beweglichkeit wieder zurückzugewinnen, jedoch verblieben ständige Schmerzen durch die multiplen Knochenbrüche, Narben, Rückenverletzungen, Teillähmungen und nicht zuletzt eine Migräne seit dem Unfall.

„Ich war von Kopf bis Fuß demoliert. Ich hatte eine Hirnquetschung, der Bauchraum war zertrümmert (starke innere Blutungen), mehrere Trümmerfrakturen, das Becken gerissen und teilweise zertrümmert, beide Beine gebrochen, links einen offenen Bruch. Ich bin 15 m durch die Luft geflogen und auf ein Autodach gefallen. Zufälligerweise kam ein Krankenwagen vorbei, der mich mitnahm. Der Krankenwagenfahrer hat später gesagt, ich hätte dagelegen, als sei nichts Knöchernes mehr in mir.
Die Kopfschmerzen haben ein halbes Jahr nach dem Unfall angefangen, vor dem Unfall hatte ich keine Krankheiten oder Schmerzen.
Ich habe diese Schmerzen seit 23 Jahren. Jetzt habe ich noch drei Bandscheibenvorfälle in der Halswirbelsäule, die ja sehr in Mitleidenschaft gezogen wurde. Ich bin mit der rechten Kopfseite aufgeschlagen."
(Welche Art von Kopfschmerzen?)
„Ganz entsetzliche! Es ist die rechte Kopfseite, und es kommt aus dem Hinterkopf rechts von hinten hoch, mit ständigem Erbrechen. Das steigert sich zu einer Migräne mit Geräuschempfindlichkeit, Lichtempfindlichkeit und allem, was es geben kann. Wechselhaftes Wetter löst es leicht aus. Die Schmerzen sind so schlimm. daß ich gar nicht mehr sagen kann, wo sie sind oder herkommen. Der Schmerz entwickelt sich in zwei Stunden oder zwei Tagen."

(Bitte ganz genau!)
„Die rechte Kopfseite schmerzt, das rechte Auge sieht nicht gut. Ein Schmerz im rechten Augapfel, als wäre er in Sand eingebettet. Ein wunder Schmerz, mit Schwindel, ich kann nichts sehen. Teilweise auch gerötete Augen. Die Schmerzen sind nur einseitig rechts. Auch leise Geräusche sind mir zu laut. Ins Bett gehe ich nur, wenn es gar nicht mehr geht, wenn ich nur noch erbreche. Das Brechen erleichtert etwas. Ich weiß dann, in zwei, drei Stunden läßt es nach. Ich liege gerne dunkel. Manchmal schlafe ich ganz tief ein, bekomme gar nichts mit. Ich bin dann halb tot." (Lage auf dem Rücken.)
(Was erbrechen Sie?)
„Eine fürchterlich ekelige, gelbe Flüssigkeit (Galle). Ich bin unnatürlich weiß, die Augen gucken so komisch, so starr und gläsern. Ich friere ganz furchtbar. Ich friere auch oft schon einen Abend vorher. Ich kann mich mit drei Wärmeflaschen ins Bett legen. Mein Mann sagt dann: „Du mußt doch braten!" Ich werde nicht warm. Ich verlange Wärme, aber die verändert nicht den Frostzustand. Die Augen wandern mir ab, ich kann nicht mehr von einem Punkt wegsehen, sie bleiben hängen. Ich kann das nicht kontrollieren. Die Augen wandern weg und bleiben hängen."
(Wie ist Ihre Stimmung bei den Kopfschmerzen?)
„Nicht gut. Ich bin „down". Wenn diese Attacken drei-bis viermal die Woche kommen, dann kann man schon depressiv werden! In den Grundzügen bin ich aber nicht depressiv."
(Welche Schmerzart?)
„Es ist so, als könnte der Kopf nicht mehr alles drinbehalten, als wolle er platzen. Jede Bewegung nach vorne verschlimmert, am besten mache ich gar keine Bewegung, halte den Kopf ganz steif. Dazu habe ich ein Ringgefühl um den Kopf, das alles zusammenhält. Beim Bücken wird das unerträglich. Der Ring ist am Haaransatz. Von innen ist es das Zerbersten, und von außen ist es der Ring, der es hält."
(Wie sind Hände und Füße?)
„Eiskalt! Ich habe die Füße schon angefaßt, weil ich dachte, es sind ja Eisklötze! Aber objektiv sind sie nicht so kalt. Das rechte Auge möchte dann immer zugehen. Ich habe immer die Sehnsucht, weil es so weh tut, es zu schließen."
(Sonne verträglich?)
„Nicht mehr. Die macht mich schwindelig, macht mir Kopfweh. Neumond

macht mich verrückt, ich kann schlecht schlafen."
(Ängste?)
„Keine Angst vor Tieren. Vielleicht, daß unsere kleine Familie auseinandergerissen wird. Ich lese jede Spinne und jeden Regenwurm auf."
(Hitze zum Kopf?)
„Die Ohrläppchen sind rot. Die Ohren teilweise heiß. Ich bin auch geruchsempfindlich bei Kopfschmerzen. Ich kann nicht kochen oder braten. Der Mund ist trocken."
(Können Sie Erschütterungen ertragen?)
„Das mag ich nicht. Es ist mir alles zu laut und zu heftig. Ich liege ganz ruhig und gehe ganz steif, nur keine Bewegung! Ich habe wenig Kontrolle über die rechte Körperseite, meine rechte Hand kann dann nicht richtig greifen oder festhalten. Die Fußheber sind nach wie vor gelähmt. Ich kann bei Kopfschmerzen die Beine nur schlecht koordinieren. Kopfsteinpflaster ist schlecht, da falle ich hin. Das rechte Gesicht ist taub. Ich könnte noch zwei Stunden erzählen!"

<u>Grafik vom 15.1.99</u>

	Bell.	Sep.	Calc.	Nat-m.	Phos.	Lach.	Merc.	Chin.
Punkte	22	16	14	14	14	12	11	11
Rubriken	11	7	7	7	7	7	7	6
1. Kopf; GEHIRNERSCHÜTTERUNG	3	1					1	
2. Auge; SCHMERZ; Sand, wie von S. in den Augen	1	2	3	3	1	1	1	3
3. WÄRME; Verlangen nach W., die jedoch nicht erleichtert	1		1	2	2	3	2	2
4. Magen; ERBRECHEN; allgem.; Kopfschmerz, während	2	2	2	2	2	2		1
5. Magen; ERBRECHEN; Galle	2	3	2	2	3	2	3	2
6. Kopfschmerz; ORTE; Seiten; rechts	3	3	3	2		1	1	
7. Auge; STIEREN, STARREN; Kopfschmerz, während	3							
8. Extremitäten; KÄLTE; Fuß; Kopfschmerz, bei	2	3	2	1	1	1		1
9. Kopfschmerz; ALLGEMEIN; Bewegung, bei	3	2	1	2	2	2	1	2
10. Nase; GERUCHSSINN; scharf; Kopfschmerz, während	1				3			
11. Extremitäten; INKOORDINATION; Arme	1						2	

<u>Verschreibung: Belladonna LM 6 Dil 1 (Arcana)</u>

Ich gerate auch nach 22 Berufsjahren immer noch in Wut, wenn ich solche Krankengeschichten erzählt bekomme. Diese Migräne ist ganz klar die Folge einer Gehirnerschütterung, beziehungsweise einer Contusio. Seit 23 Jahren hat diese Frau als Folge starke Schmerzen zu erdulden, ohne eine Hilfe zu finden. Die Ärzte haben sicher gute Arbeit geleistet, sie wieder

„zusammenzuflicken" nach dem Unfall, aber dann? Warum ist es nach 200 Jahren Homöopathie, nach ungezählten nachprüfbaren Heilungen in der ganzen Welt auch heute noch nicht möglich, daß ein Arzt sagt: „Gehen Sie damit zu einem Klassischen Homöopathen!" Warum, so frage ich mich, sind immer noch das stupide und unwissende Beharren auf dem eigenen Standpunkt, Gleichgültigkeit und Voreingenommenheit, die vom Erlernen der Homöopathie abhält, der „Schlendrian", wie Hahnemann gesagt hätte, vom Patienten auszubaden? Jeder Homöopath wird in dieser Schilderung Belladonna, die Tollkirsche, erkennen, ein Mittel, das oft schon in der ersten Homöopathielehrstunde beschrieben wird!

Verlauf

<u>22.1 99 Anruf:</u> Sie hat keine Migräne mehr gehabt, ist sehr müde, könnte nur schlafen. Nach der ersten Einnahme ein Gefühl, „als würde ein Vorhang weggezogen", ein Gefühl, „wie von Licht durchstrahlt".

<u>25.1.99 Praxis</u>
Die Kopfschmerzen sind in veränderter Form wiedergekommen.
Sie waren linksseitig und dann im ganzen Kopf.
„Ich habe ja zwei Formen von Migräne, die rein rechtsseitige, die nicht mehr gekommen ist, und die, die vom Genick nach oben strahlt, die von den kaputten Halswirbeln ausgeht. Die linksseitige ist mir ganz neu. Meine ganze Wirbelsäule ist ja total lädiert durch die vielfachen Schleudertraumen, da ist wenig, was noch Halt hat. Ich bin ja eigentlich von Kopf bis Fuß lädiert, das ist nicht nur die Migräne, die Sie so wichtig genommen haben."
(Was ist noch alles wichtig?)
„Ich friere wie ein Wahnsinniger. Das kommt so von innen raus. Wenn Sie wüßten, was ich dann anziehen kann! Sie können sich nicht vorstellen, in was ich mich alles einpacke und was ich für Decken auf dem Bett habe! Ich werde nicht warm! Wenn ich mich mit Wärmeflaschen so richtig einpacke, geht es. Ich habe zum Beispiel immer so ein dickes Medima®-Hemdchen an, einen dicken Flanellschlafanzug, dicke Socken und einen Rollkragenpullover noch darüber. Meinen Hals muß ich sowieso immer warmhalten. Immer einen Schal und einen langen Pullover, bis zu den Knien, trotzdem friere ich über Stunden. Ich habe schon nachts gezittert im Bett vor Kälte, erst mehrere Wärmeflaschen helfen. Dazu kommt noch

meine ständige Erschöpfung, aber das hängt wohl mit den Schmerzen zusammen, daß ich einfach „fertig" bin! Ich habe ja ständig Schmerzen, das ist ja nicht nur die Migräne, das ist auch der ständige Schmerz in der Lendenwirbelsäule (Doppelskoliose). Da bin ich ganz blockiert. Ich bekomme dafür doch ständig Krankengymnastik, früher auch Massagen, Spritzen und Schmerztabletten."
(Sie haben erzählt, daß Sie keinen Halt in der Wirbelsäule haben?)
„Ja, da rutscht alles ab, es ist nichts mehr fest. Das ist eine hypermobile Wirbelsäule, auch die Ansätze der Rippen am Brustbein sind so. Da sind oft Entzündungen. Das gibt oft Herzschmerzen und Stechen, daß ich nicht mehr gerade gehen kann. Das kommt von der Wirbelsäule. Das EKG ist in Ordnung."
(Die Wirbelsäule macht Ihnen zu schaffen, nicht nur wegen der Migräne, sondern auch wegen der Schmerzen in anderen Körperteilen, die davon herrühren. Sind Sie steif, besonders morgens?)
„Ich wache nachts tausendmal auf. Ich kann so nicht liegen und so auch nicht. Es tut überall weh, muß ständig die Lage ändern, und morgens kann ich mich nicht bücken, bin ganz steif. Ich gehe, als hätte ich zwei Holzbeine. Es ist, als ob weder mein Rücken noch meine Beine gehorchen. Auch vorne (Brustbein) ist alles steif; wenn ich nur eine kleine Bewegung mache, muß ich Schreie loslassen wegen der Schmerzen. Da war ein stechender Schmerz, wie von einem Messer! Sonst habe ich einen dumpfen, permanenten Schmerz in der Lendenwirbelsäule, in Schultern und Hüften. Es ist nichts an mir, was noch in Ordnung ist. Ich habe oft das Gefühl, ich kann nicht mehr, ich kann keinen Schritt mehr tun."
(Weinen Sie?)
„Ich bin kein Typ, der heult. Wenn ich heule, dann aus Zorn über mich selber. Es ist nicht so ordentlich bei mir, wie ich es gerne hätte, weil es einfach nicht geht. Ich bin ganz pingelig gewesen."

(Ich gebe Ihnen jetzt ein Mittel, das Ihnen Halt gibt, das ihre Wirbelsäule stützt. Es ist ein Mittel, das einen starken Bezug hat zum Knochengerüst. Das Aufrechtstehen, das „Kopfobenhalten" wird Ihnen zunehmend schwer. Sie sagen: „Ich bin erschöpft", es fällt Ihnen immer schwerer, das alles durchzuhalten.)
„So ist es!"
(Sie bekommen ein Mittel für den aufrechten Gang. Das ist ein Mittel,

welches eng mit Kieselsäure verwandt ist. Ich muß etwas tun, um Sie aufzubauen, Sie sind ja „kaputt" auf allen Ebenen.)
„Ich bin fix und fertig, aber das will ich immer nicht zugeben. Ich bin froh, daß es mir niemand ansieht."
(Ich habe das letzte Mal auch mehr für Ihre Maske verschrieben, als für Ihre Wunde.)

Grafik vom 24.3.99

	Bamb-a.	Phos.	Calc.	Nat-m.	Nux-v.
Punkte	10	11	9	9	9
Rubriken	10	4	4	4	3
1. Frost; INNERLICH	1	3	3	2	3
2. Frost; WÄRME; Verlangen nach W., die jedoch nicht erleichtert	1	2	1	2	3
3. Frost; SCHÜTTELFROST	1	3	2	3	3
4. Rücken; SCHMERZ; Cervicalregion; erstreckt sich zum; Kopf	1				
5. Rücken; HYPERMOBILE WIRBELSÄULE	1				
6. Brust; UNBEWEGLICH	1	3			
7. Rücken; STEIFHEIT; Bücken, beim	1				
8. Rücken; SCHMERZ; dumpf	1				
9. Gemüt; FURCHT; bemerken, daß man ihren Zustand b. könnte	1		3	2	
VERLETZUNGEN des Rückgrats; Erschütterung der Wirbelsäule...	1				

<u>Verschreibung:</u> Bambus Q 6 (Enzian) Dil 1, eine Woche täglich, dann nur alle zwei Tage (Vorsicht, wegen der Chronizität).

<u>Verlauf</u>
Anfangs haben alle Knochen wehgetan. Es war, als würde das Mittel jeden einzelnen Bruch ansprechen oder durchnehmen.
Jetzt ist sie deutlich elastischer, die Intensität der Schmerzen ist wesentlich geringer. Die Kopfschmerzen sind wesentlich gebessert. Sie kann besser schlafen und morgens besser aufstehen. Sie ist „nicht mehr so erschlagen".

<u>Bewertung</u> Gutes Mittel. Gute Reaktion. Nach Erstverschlimmerung folgt Besserung auf allen Ebenen. Bambus weiternehmen, alle zwei Tage Dil. 1.

<u>2. 8.99</u>
(Patientin sieht auffallend verändert aus. Strahlende, blitzende Augen, gerade und aufrechte Haltung, entspanntes Gesicht. Beim Vergleich der Videos fällt auf, daß die Stimme der Patientin viel weicher geworden ist.)

„Es ist erstaunlich, unfaßbar! Ich habe Kraft und Energie (lacht).
Die Schmerzen sind im Rücken, im Kopf, überall eigentlich, wesentlich

besser. Was das Mittel vollbracht hat, ist enorm. Ich kann meinen Haushalt wieder machen! Ich bekomme Dinge zustande, die ich vorher nie geschafft habe. Ich kann abends noch was machen. Früher war ich nur total fertig, ich war um 19:00 Uhr nicht mehr zu gebrauchen. Ich konnte kein Fernsehen gucken, nicht lesen, gar nichts. Ich habe nur rumgehangen."
(Wie kommt Ihr Mann zurecht mit der Zusatzenergie?)
„Dem geht es durch die Behandlung ja auch besser, der hat abends auch mehr Energie (lacht). Ich kann mich meinen vielen Blumen widmen. Ich habe mir jetzt einen kleinen Bambus gekauft, der sah süß aus."
(Wie geht es mit dem Herausgleiten von Wirbeln?)
„Das ist wesentlich besser. Ich habe nicht mehr diese wahnsinnigen Zustände gehabt. Ich bin nicht mehr so unelastisch. Meine Ferse (eiergroße Exostose unter der Achillessehne) macht noch Probleme. Das tut morgens weh, ich kann nicht auftreten. Ein Schmerz zum Zerreißen ist das.
Aber Sie nehmen mir mein Bambus nicht weg?"

(Es ist schon ein merkwürdiger Unterschied, wenn man Sie heute sieht und vergleicht mit Januar. Ich würde sagen, Sie waren damals sehr unfroh.)

„Ich war einfach kein Mensch mehr. Wir haben auch deshalb viel Krach gehabt. Ich war einfach nur noch erschöpft und fertig. Ich habe mich da schon ganz toll zusammengenommen! Das sollte ja keiner sehen."
(Das spricht auch für den Bambus. Man redet ja vom „Bambusvorhang". Genau wie die Thujahecke[39] verwehrt er den Blick auf das, was dahinter ist.)
„Es geht niemanden etwas an, wie schlecht es mir geht. Ich bin einfach lockerer geworden, ich sprühe vor Lebensfreude, wenn es gut geht."

<u>Beurteilung</u> Ausgezeichnete Wirkung auf allen Ebenen. Weiterverordnung nach Bedarf.

---

[39] Bambus und Silicea sind komplementäre Mittel, Silicea und Thuja ebenfalls. Thuja ist das wichtigste Mittel in der Rubrik „Geheimniskrämer" im Complete Repertory „secretive".

26. Kasus
Akne und Morbus Menière
von Bernd Schuster

Frau R. kommt am 29.1.97 zur Anamnese. Sie ist gerade 40 Jahre alt geworden. Sie beklagt sich über eine sehr schmerzhafte Akne an Hals und Kinn, die aus dicken, entzündeten Pusteln besteht, die sich nicht nach außen öffnen. Bereits seit der Pubertät hat sie dieses Problem. Nach der Geburt des ersten Kindes erfolgte eine vorübergehende Besserung. Sie hat mehrere Antibiotikakuren hinter sich. Es besteht eine Tendenz zu Eiterungen. Dreimal wurde der Kiefer wegen Vereiterungen geöffnet.

Im Gemüt besteht großer Kummer wegen einer Krebserkrankung des Mannes. Sein Knochenkrebs wurde mit Chemotherapie behandelt. Sie empfindet eine „hilflose Wut, möchte schreien und hatte schon das Gefühl, gleich verrückt zu werden". Ihr Mann ist 16 Jahre älter. Sie ist in einer Situation, in der sie nicht alles aussprechen kann und darf, was sie empfindet. Beruhigungsversuche und Trost von Angehörigen kann sie nicht ausstehen. Sie hat ein großes Verlangen nach Harmonie: „Es muß alles in Ordnung sein!" Durch die Krankheit des Mannes hat sie die dominante Rolle in der Beziehung gewonnen. Sie war der Ansprechpartner für die behandelnden Ärzte. Frau R. ist sehr mitfühlend mit anderen. Bei traurigen Filmen weint sie leicht. Es besteht ein Klossgefühl im Magen, Ärger spürt sie gleich im Magen.
„Der Magen ist ein Schwachpunkt." Morgens hat sie oft Sodbrennen, auch nach dem Essen kommt Sodbrennen. Sie kann nicht gut erbrechen. Oft viel Luft im Darm. Von Zeit zu Zeit Krämpfe im Anus.
Die Menses sind unregelmäßig, etwa alle 25-30 Tage, und sind von Brustspannen begleitet. Vor der Blutung ist sie außerordentlich reizbar.
Nach der ersten Geburt ist keine Schwangerschaft mehr eingetreten, obwohl nicht verhütet wurde.

Sie ißt gerne, meidet aber Fett, mag keinen Speck und keinen Fenchel, gerne mag sie Pfeffer.

Sonne kann sie nicht vertragen. Sie neigt zu Herpes an der Oberlippe.

Wünsche: „Daß ich gesund bleibe! Daß es der Familie gut geht!"

Grafik

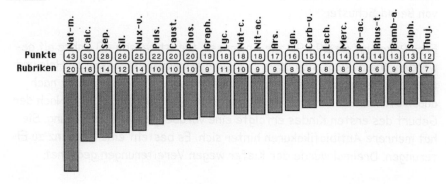

Verordnung: Natrium-muriaticum LM 6 Dil. 1
Verlauf
4.3.97 Es geht gut, die innere Anspannung ist besser. Nicht mehr das „Gefühl durchzudrehen." Akne nicht besser.
Es folgen Verordnungen von Nux-vomica und Sulfur, jeweils in LM 6.

Dann sehe ich die Patientin am 6. Juni 1997 wieder. Sie berichtet, daß sie bei der Arbeit am 5.5.97 einen schlimmen Anfall von Morbus Menière gehabt hätte. „Ich habe morgens auf den Türrahmen gesehen, und der hat sich verschoben. Ich dachte noch, daß es der Kreislauf ist. Dann habe ich die Akte vor mir aufgemacht, und dann ist in meinem Kopf alles zusammengestürzt. Ich dachte, wenn ich mich jetzt nicht sofort hinlege, dann falle ich, ich verliere die Kontrolle. Ich habe mich dann auf den Boden gelegt mit den Beinen hoch, aber das half nichts. Ich kann es nicht beschreiben, in meinem Kopf stürzte alles zusammen, da war nur noch Chaos. Der Drehschwindel war überwiegend rechts."
Es sei ihr dann furchtbar schwindelig geworden, und sie hätte eine so starke Übelkeit gehabt, daß sie nur liegen konnte. Bei jeder Bewegung habe sie erbrochen. „Ich habe Galle erbrochen bis in die Nacht!"
Sie konnte nicht allein gehen oder stehen. Starke Neigung nach rechts umzufallen. Sie hatte das Gefühl, als ob sich im Kopf etwas bewegte. Die Augen rollten hin und her (Nystagmus). Alles war doppelt oder verzerrt.

Sie sei ins Krankenhaus gekommen und habe ohne Pause erbrochen. Alles, was sie ansah, drehte sich. Jede Kopfbewegung machte Übelkeit und Schwindel. „Ich hatte auch die Mitte verloren. Als ich wieder aufstehen konnte, war ich nicht in der Lage, etwas in einen Abfalleimer werfen, es ging immer daneben. Ich dachte noch, wie kann das sein? Ich war der Meinung, ich hatte die Hand über dem Eimer, aber das stimmte nicht. Ich konnte nur an der Wand entlang gehen. Da war ein Punkt auf der Tapete, der lief immer nach rechts weg!" Noch jetzt ist ein Zucken der Augen zu bemerken. EEG instabil.

„Mir ist immer noch übel. Wenn ich den Kopf ganz stillhalte, ist die Welt in Ordnung, wenn ich den Kopf nach rechts oder links drehe, dann bewegt sich im Kopf innen drin etwas. Wenn ich nicke oder den Kopf schüttele, habe ich Übelkeit, auch der Nystagmus wird stärker. Jetzt habe ich noch ein Doppelbild, das Bild verschiebt sich übereinander. Am Tag vor dem Anfall hatte ich eine starke Unruhe, ich konnte nicht ruhighalten."
<u>Grafik 6. Juni 1997</u>

	Con.	Bell.	Calc.	Phos.	Acon.	Glon.	Nux-v.	Agar.	Arg-n.
Punkte	20	16	12	11	10	10	10	9	9
Rubriken	10	7	7	5	6	5	5	5	5
1. Sehen; BEWEGT,	2	2	2			2	2	2	3
2. BEWEGT,; Gegenstände scheinen sich zu bewegen	1								
3. Schwindel; DREHEN; wie im Kreis	3	2	2	2	1		2		2
4. Schwindel; ÜBELKEIT, mit	2	2	2	2	3	2	2	1	1
5. Schwindel; BEWEGEN des Kopfes, beim	3	2	2	2	1	2		2	
6. Schwindel; FALLEN, Neigung zum; rechts, nach			2		2				
7. Ohr; MENIERE'SCHE KRANKHEIT	3			4		1			1
8. Kopf; BEWEGUNGEN, Gefühl von B. im Kopf	1	3	1	1	2	3	2		
9. Sehen; DOPPELTSEHEN	2	2	1				2	2	2
10. Schwindel; AUGENSCHLIESSEN, beim; besser	2								
11. EYE; MOVEMENT; eyeballs; convulsive	1	3			1			2	

<u>Verordnung: Conium LM 6 Dil 1</u>
<u>Verlauf:</u> Das Mittel half nicht durchschlagend und wurde durch <u>Nux-vomica LM 6</u> ersetzt, das den Nystagmus besserte.

<u>5.1.98 Praxis</u>
Sie hat nun „die Schnauze voll von den Ärzten". Sie ist immer noch nicht

völlig wiederhergestellt. Im September hatte sie eine Grippe mit 40 Grad Fieber. Jucken in den Ohren und ein drückender Schmerz. Die Akne ist besser. Ihr Zustand verschlechtert sich durch Reizüberflutung, Autofahren und Augenschließen, besser durch Ruhe und Sitzen. Sie hat Wut auf ihren Mann, von dem sie sich nicht verstanden fühlt. Es besteht eine besondere Empfindlichkeit gegen Kälte und Luftzug im Genick. Die Nägel sind gerieft. Der Schwindel wird beschrieben, als ob „der Boden in Wellen schwanken würde".[40] Vor den Menses ist der Schwindel verschlimmert. Hitzegefühl beim Einsetzen der Blutung. Sie fühlt sich sehr angespannt, überhaupt nicht locker (*was sich deutlich in ihrer verkrampften Sitzhaltung widerspiegelt*). Sie hat viel am Hals, den kranken Mann zu Hause, den Job, ihre eigene Krankheit. „Ich will alles perfekt machen, aber es gelingt mir nicht mehr. Ich habe alle unterstützt und kann jetzt selbst nicht mehr. Als ich neulich so fertig war, habe ich zu meinem Mann gesagt, daß er jahrelang von meiner Kraft gelebt hat. Durch den Schwindel ist jetzt alles unsicher geworden. Ich bin oft sehr ärgerlich und zornig, suche auch mal „in den Krümeln", bin kleinlich und zänkisch."

<u>Grafik vom 5.1.98</u>

	Sil.	Hep.	Sep.	Sulph.	Caust.	Nux-v	Calc.	Ars.
Punkte	30	20	18	18	17	17	16	16
Rubriken	14	9	9	9	8	7	10	9
1. Schwindel; FAHREN, beim; Wagenfahren, beim	2	2				1		
2. Schwindel; ÜBELKEIT, mit	2	2	2	2	2	2	2	1
3. Schwindel; FALLEN, Neigung zum; rechts, nach	2				2		2	1
4. Ohr; SCHMERZ; Drückend			1	1	2	2	1	
5. Ohr; JUCKEN im Ohr	3	3	3	3	2	3	2	2
6. Schwindel; SITZEN, beim; bessert	2							
7. Schwindel; AUGENSCHLIESSEN, beim	2	2	3					2
8. Gesicht; HAUTAUSSCHLÄGE; Akne	3	3	3	2	3	3	2	2
9. Gesicht; HAUTAUSSCHLÄGE; Furunkel	2	2		2			2	
10. Extremitäten; GERIEFTE Nägel	3							1
11. Gemüt; PEINLICH in Kleinigkeiten	3	1	1	2			2	2
12. Gemüt; ZORN, Ärger; heftig		3	2	1		3	2	2
13. Gemüt; TADELSÜCHTIG, kritisch	1		2	3	2	2	1	3
14. Rücken; SPANNUNG; Cervicalregion	1			1	2	2		1
15. Äußerer Hals; LUFT, empfindlich gegen	2	2				2		
WELLEN, als ob der Boden in W. schwanken würde								
HITZE; Hitzegefühl; Menses, vor dem Einsetzen der								

<u>Kommentar</u>
Hier ist weit und breit nichts von Bambus zu sehen, wenn man sich allein auf die Repertorisation verlassen will. Ich habe Bambus nun so oft verordnet und kenne die Prüfung so genau, daß ich hier Bambus nicht überse-

---

[40] Es ist kaum zu glauben, aber dies ist ein wörtliches Zitat aus der Prüfung, die ich nun fast auswendig kenne. Man schaue sich noch einmal die Schwindelsymptome ab Seite 53 an.

hen kann. Silicea, das in der Repertorisation auf Platz 1 kommt, ist das chronische Mittel zu Bambus, und dies ist ein akuter Fall, der zudem ein Symptom hat, das nur Bambus hat, nämlich den „Schwindel, als würde sich der Boden bewegen wie eine Welle".
Der Kommentar der Patientin *„Ich will alles perfekt machen, aber es gelingt mir nicht mehr. Ich habe alle unterstützt und kann jetzt selbst nicht mehr. Als ich neulich so fertig war, habe ich zu meinem Mann gesagt, daß er jahrelang von meiner Kraft gelebt hat. Durch den Schwindel ist jetzt alles unsicher geworden. Ich bin oft sehr ärgerlich und zornig, suche auch mal „in den Krümeln", bin kleinlich und zänkisch."* ist sehr typisch für Bambus, und deshalb wage ich eine Verordnung des Mittels.

<u>Verordnung: Bambus C 30 (Enzian), 3 Tage lang je drei Teelöffel der in Wasser gelösten Globuli</u>
<u>Verlauf</u> Anruf am 23.1.99:
„Ich habe mich super gefühlt, das war eine ganz tolle Zeit! Der Schwindel ist weg, es geht einfach super, ich habe überhaupt nichts mehr!"
In den letzten Tagen wieder etwas schlechter.
<u>Verordnung: Bambus C 200 (DHU),</u> drei Teelöffel der Wasserauflösung an drei Tagen
<u>Verlauf</u>
Anruf am 5.2.98: Die Wiederholung war nicht gut. Es geht ihr schlecht. Übelkeit, Schwindel, Durchfall, Gefühl, „als würde es nicht fließen im Kopf, wie eine Klammer, die alles abdrückt". Gefühl wie ein Krampf im Kopf.

Kommentar:
Dieses Gefühl, als würde eine Klammer im Genick sitzen und alles abklemmen, habe ich schon sehr oft von Bambuspatienten gehört. Eine sehr charakteristische Bemerkung, hier offenbar ein Prüfsymptom durch die leider zu frühe Wiederholung des Mittels.

25.2.98 Praxis
Sie hat ein Gefühl, als würde sich etwas im Kopf zusammenziehen. Gefühl, als sei dort etwas eingeschlafen. Extreme Empfindlichkeit gegen jede Kälte oder Zugluft am Kopf. Kopfschmerzen aus dem Nacken.
Reizbarkeit bei den kleinsten Kleinigkeiten. „Mein Mann sagt „Aue" anstel-

le von Augen! Das macht mich wahnsinnig!" Schwindel beim Schließen der Augen. Sie träumt von einer Reise nach China. Dort will sie einem Arzt klarmachen, welche Form von Schwindel sie hat. Sie beurteilt ihre eigene Durchsetzungsfähigkeit als nicht gut, ihr Mann sagt allerdings: „Dein Auftreten ist schon ein Kommando!" Sie regelt die Finanzen. Wenn sie genug Geld zusammen hat, gibt sie es wieder aus. Sonst ist sie eher sparsam. Brustspannen vor den Menses.
Die Untersuchung der Patientin zeigt auffallend geriefte Nägel. Die Akne ist besser.

Verordnung: Silicea LM 6 (Arcana) Dil. 1, einmal täglich (Siehe Repertorisation vom 5.1.99, auf der Vorseite.)

Kommentar
Nun gebe ich doch das Mittel, das die Repertorisation am 5.1.98 vorschlägt. Ich bin mir nicht ganz sicher, ob die Bambus-Gabe in der C 200 zu früh gegeben oder zu oft wiederholt wurde (drei Tage). Die Situation ist nicht eindeutig. Nochmal Bambus zu geben, ist jedenfalls im Moment nicht angezeigt. Ich gehe lieber zu Silicea über, das nicht so heftig wie Bambus ist.

24.6.98
Es geht besser, aber nicht gut, es schwankt hin und her. Der Schwindel kommt wieder, wenn sie das Mittel einzunehmen vergißt.

24.7.98
Insgesamt besser. Ihr Zustand verschlechtert sich durch Wetterwechsel, Streß und Autofahren. Die Steifigkeit in Genick ist vermindert. Der Magen ist gut. Sie hat keinen Nystagmus und keine Akne mehr.

19.2.99
„Ich habe wieder diese Verkrampfung in der rechten Kopfseite und im Genick. Trotzdem ist das EEG in Ordnung, und der Nystagmus ist weg. Gott sei dank! Ich mache jetzt eine Verhaltenstherapie, weil ich immer so angespannt und ängstlich bin. Ich habe einfach ein zu großes Pflichtbewußtsein, das ich nicht beiseite lassen kann. Alles muß perfekt sein, sonst

geht es mir schlecht. <u>Ich bin immer das Zugpferd für alle gewesen.</u>[41] Niemand soll merken, wenn es mir schlecht geht!"
Sie berichtet noch über extreme Empfindlichkeit gegen Gerüche und Geräusche.

<u>Grafik vom 19.2.99</u>

		Lyc.	Bamb-a.	Bell.	Bar-c.	Calc.	Nat-m.	Sep.	Sil.
	Punkte	10	9	9	8	8	8	8	8
	Rubriken	5	6	3	4	4	4	4	4
1. Gemüt; ANGESPANNT			2						
2. Gemüt; PEINLICH in Kleinigkeiten		2	1		2		2	1	3
3. Rücken; SPANNUNG; Cervicalregion		2	3	3	2	1	2	1	1
FURCHT; bemerken, daß man ihren Zustand b. könnte		1	1			3	2		
5. Nase; GERUCHSSINN; scharf		3	1	3	2	2		3	1
EMPFINDLICH, überempfindlich; Geräusch, gegen		2	1	3	2	2	2	3	3

<u>Verordnung: Bambus Q 6 (Enzian) Dil. 1, einmal täglich.</u>

9.8.99
Ich sehe die Patientin erst im August wieder. Ein halbes Jahr lang hat sie mich gar nicht angerufen oder gebraucht. Sie hat die ganze Zeit Bambus Q 6 eingenommen und sich ausgezeichnet gefühlt. Jetzt ist das Mittel seit einigen Wochen aufgebraucht, und es kehren Beschwerden wieder.
Sie fühlt sich wieder schlapp, fertig mit „Gott und der Welt".

„Laß mir bloß die Ruhe!" ist ihre Devise. Sie klagt wieder über Verspannungen im Nacken und einem Gefühl von Übelkeit, aus der Brust zum Kopf ausstrahlend. „Ich habe Angst, daß der Menière wiederkommt! Das will ich nicht noch einmal erleben."

Vor der letzten Menstruation hatte sie Brustspannen. Die Brüste waren heiß und schmerzhaft. Sie hat eine analytische Gesprächstherapie begonnen: „Ich dachte immer, so wie ich denke, ist das richtig! Ich habe immer das Gefühl: ich muß, ich muß, ich muß... Ich muß lernen, nicht immer so perfekt sein zu wollen!"

---

[41] Das ist der gleiche Ausdruck, den die Patientin in Fall 17 (siehe Seite 254) benutzt hat!

Grafik vom 9.8.99

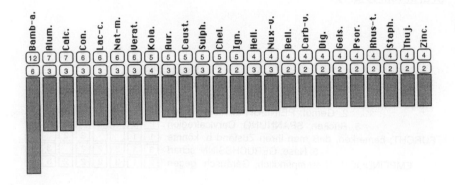

Verordnung: Bambus Q 9 Dil. 1

Ich habe in diesem Fall einmal schlechte Erfahrungen gemacht mit der Steigerung von C 30 auf C 200, deshalb gehe ich hier, ganz gegen sonstige Gewohnheit, von der Q 6 nur auf die Q 9.

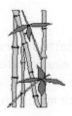

27. Kasus
Morbus Menière
von Bernd Schuster[42]

Am 4.2.1999 sucht mich Herr D., 1944 geboren, zur Anamnese auf. Er ist Chauffeur und kommt auf Empfehlung eines Kollegen, dem ich vor vielen Jahren bei ähnlichen Beschwerden mit Nux-vomica habe helfen können. Er klagt über Schwindel, der auch beim Umdrehen im Bett auftritt. Beim Aufstehen aus dem Bett ist er taumelig, kann kaum gehen, muß sich festhalten, um nicht umzufallen. Der Schwindel ist drehend: „Man fühlt sich wie besoffen." Er hatte schon früher mit Vertigo zu tun. Es besteht ein Tinnitus, den er als ein pulssynchrones Pfeifen beschreibt. Ein Kernspin des Kopfes war unauffällig. Ärztliche Diagnose: Morbus Menière.

Alkohol kann Herr D. nicht gut vertragen. Er trinkt zwar zwei bis drei Gläser Apfelwein am Tag, aber nicht mehr, sonst bekommt er Übelkeit und verstärkten Schwindel. Auch neigt er zu Sodbrennen nach Bier- und Weingenuß. Früher sei er auch oft nachts gefahren, jetzt ginge das nicht mehr. Er braucht acht bis zehn Stunden Schlaf und ist sehr empfindlich gegen Schlafmangel.
Kaffee kann er nicht trinken, weil er ihm Magenkrämpfe versursacht.
Aufregungen sind ihn zuwider. „Ich brauche eine heile Welt." Wenn er Krach mit seiner Frau hat, bekommt ihm das nicht.
Seine Frau ist - wie seine Mutter - sehr dominant. Seinen Vater hat er nicht kennengelernt, da dieser im Krieg fiel. Die Mutter hatte nie Zeit für ihn, sie war eine Trinkerin. Er war immer auf sich allein gestellt. Es besteht ein Konflikt mit der Frau, die mit Geld sehr großzügig umgeht und „Hunderttausende plattgemacht hat". Sie spricht nicht mit ihm darüber, wo das Geld geblieben ist.
Im Beruf ist er ehrgeizig, will den besten Service anbieten. Ist total genau mit der Zeit, ist sehr pünktlich. Ehrabschneidung, Demütigung und Menschen, die ihn nicht achten, machen große Probleme. Er ist immer auf der Suche nach Harmonie.

Aus der Vorgeschichte sind noch zwei Bandscheibenoperationen an der

---
[42] Diesen Fall habe ich leider nicht auf Video aufgenommen.

Halswirbelsäule zu erwähnen. Er berichtet über Rückenschmerzen „wie zerbrochen", die von einem Bandscheibenproblem in der Lendenwirbelsäule herrühren. Die Rückenschmerzen werden durch langes Stehen, Zugluft und Kälte schlimmer. Er kann auch Kopfschmerzen von Zugluft (Klimaanlage) bekommen.
Er träumt viel, oft von einer früheren Freundin. Er ist eifersüchtig. Öfter befällt ihn eine innere Unruhe, er grübelt und ist unsicher, ob alles so richtig ist, wie er es macht. Oft beschleicht ihn ein schlechtes Gewissen. Er hat Furcht vor der Bank, vor Armut und vorm Scheitern. Natürlich auch davor, durch seine Krankheit sein Geschäft aufgeben zu müssen.

<u>Verordnung: Nux vomica LM 6 Dil. 2</u>

Grafik vom 4.2.99

	Nux-v.	Puls.	Nat-m.	Aur.	Bry.	Ign.	Lyc.
Punkte	30	14	14	13	13	12	11
Rubriken	15	8	7	7	7	6	7
1. Schwindel; BETRUNKEN, wie	3	3	1	2	2		1
2. Schwindel; DREHEN; wie im Kreis	2	3	1	2	3		2
3. Schwindel; TAUMEL, Wanken, mit	3			2	1	1	1
4. Ohr; OHRGERÄUSCHE; Pfeifen	2	1		1			1
5. Schwindel; ALKOHOLISCHE Getränke, durch	3		3				
6. Magen; ÜBELKEIT; Bier; nach	1				1		
7. Magen; SCHMERZ; allgemein; Kaffee, nach	2					1	
8. Gemüt; EHRGEIZ	2						
9. SCHMERZ; zerbrochen, wie; Lumbalregion; Zugluft, durch	2						
10. Kopfschmerz; ORTE; Stirn, in der; kalte Luft, durch	2						
11. Gemüt; DEMÜTIGUNG, Beschwerden nach	1	2	3	2	2	3	3
12. Gemüt; FURCHT; Armut, vor	1	1			3		
ANGST; Gewissensangst, als ob man ein Verbrechen...	2	1	2	3		2	

Die Dil. 2 gebe ich, weil der Fall eigentlich wie aus dem Lehrbuch ist, also sehr genau auf Nux-vomica zu passen scheint. Je ähnlicher das Mittel, desto empfindlicher ist die Lebenskraft für seine Wirkung, insbesondere, wenn die Verschreibung Nux-vomica ist, das als Idee die „Überempfindlichkeit" auf allen Ebenen hat.

<u>Verlauf</u>
Telefon 10.2.99: Es geht ihm besser. „Der Magen ist wunderbar."
Keine Kopfschmerzen mehr. Allgemein ruhiger.
12.2.99 Nachts erwacht mit Herzklopfen, Erbrechen, Angst und Übelkeit.

Nux-vomica Einnahme auf abends verlegt, ist so meist besser verträglich.

Praxis am 5.3.99
Nicht so blendend. Er hat hyperventiliert, hat Angst, eiskalte Hände, ist unter Zeitdruck. „Ich darf keine Fehler machen, ich darf nicht versagen!" Seine Zuverlässigkeit wird von den Kunden angezweifelt, wenn er krank ist. „Wenn die Leute wissen, daß ich den Schwindel habe, dann kann ich den Laden zumachen! "
Wenn er alles kontrollieren kann, alles im Griff hat, ist es gut. Überraschungen sind sehr schlecht. Er ist fassungslos bei schlechten Nachrichten, erschrickt leicht. Herr D. fragt sich immer wieder: "Schaffe ich das?" Es muß alles perfekt sein. Er verläßt sich nur auf sich selbst.
Nachts wacht er auf und grübelt: „Hoffentlich kommt nichts außer der Reihe nächste Woche."
Er ist mißtrauisch gegen Menschen, vertraut niemandem so schnell. Bei emotionalen Dingen, die mit der Familie zusammenhängen, kommen ihm schnell die Tränen, er weint auch leicht bei Filmen, besonders bei Gewalt und Kindesmißhandlung. Er will manchmal mit der Schlechtigkeit der Welt nichts mehr zu tun haben, hat früher schon mal „einen getrunken, um zu vergessen". Konstanter Kummer mit der Frau, die Geld ausgibt, ohne zu sagen wofür. Er fragt sie danach, aber sie antwortet nicht und läßt ihn stehen.

Grafik vom 5.3.99

	Nat-m.	Calc.	Ign.	Nux-v.	Sulph.	Puls.	Ars.
Punkte	16	15	14	13	13	12	12
Rubriken	8	6	7	7	7	6	5
1. Gemüt; FURCHT; Krankheit, vor drohender	1	2	1	2	1		1
2. Brust; HERZKLOPFEN; Angst, mit	3	3		1	3	3	3
3. Gemüt; PEINLICH in Kleinigkeiten	2		3	2	2	1	2
4. Gemüt; GRÜBELN	2		3	1	1		
5. Gemüt; SCHLECHTE Nachrichten, Beschwerden durch	2	3	2		2	1	
6. Gemüt; ERSCHRECKT leicht	2	2	2	2	2	2	3
7. Schlaf; SCHLAFLOSIGKEIT; Gedanken, überwach durch	2	3	1	3	2	3	3
8. Gemüt; MITFÜHLEND	2	2	2	2		2	

Wechsel zu Natrium muriaticum LM 6 Dil. 1

Nux-vomica schien perfekt zu passen und ist aus der Praxis heraus auch ein sehr erfolgreiches Mittel für Schwindelzustände, wie den hier beschrieben. Allerdings zeigt die kurze Besserung mit nachfolgender Unverträglichkeit (nächtliches Erbrechen, Unruhe, Angst) trotz Dil. 2, vorsichtiger Dosierung also, daß das Mittel nicht heilen wird. Zudem war mir die Tiefe des Kummers mit der Frau beim ersten Gespräch nicht so deutlich geworden.

<u>Weiterer Verlauf</u>
15.3.99 Anruf: Er ist in einem seelischen Tief. Es besteht Schwindel beim Aufstehen. Der Schlaf ist „einigermaßen". Viele Träume. Kopfweh geht so.
16.3.99 Anruf: Innere Unruhe, nicht belastbar, Terminstreß.
<u>Beurteilung</u>: Zweifelhafte, keinesfalls gute Reaktion; ich lasse das Mittel zwei Tage lang nicht einnehmen.
<u>9.4.99 Praxis</u>
Herr D. hat das Mittel weiter weggelassen. Er berichtet: „Es hat sich alles summiert, Überlastung, Terminstreß, viel zu tun. Ich stehe morgens auf und habe als erstes den Gedanken: Schaffe ich das alles? Es ist die reine Panik, die über mich kommt. Ich bin ganz eingepreßt in Termine und habe gar keinen Freiraum mehr für mich. Ich möchte gerne mal eine Radtour machen, nur für mich allein. Ich kann nicht mit meiner Frau sprechen, sie hört mir nicht zu, läßt mich einfach stehen. Niemand hört mir zu!"

(Drei Wünsche?)
„Ich will Ruhe und Frieden und Geborgenheit. Meine Mutter hatte nie Zeit für mich, mein Vater war nicht da, weil er im Krieg gefallen ist. In der Schule waren die Zeugnisse nicht so gut, da hat meine Mutter Krach gemacht. Ich hatte nie einen Platz für mich selbst. Ich hatte das erste eigene Bett, als ich heiratete. Ich mache mir viele Sorgen, auch um die Gesundheit, wegen der Bandscheibenoperation in der Halswirbelsäule.
Ich träume verrücktes Zeug, von meiner Mutter und Skeletten und alles ist voller Scheiße, überall Scheiße. Vielleicht bedeutet das, daß es Scheiße mit der Mutter war. Ich kann mich über nichts freuen. Ich wollte immer der Beste sein, und jetzt liege ich um 20:00 Uhr im Bett und zittere vor Angst."
Er versucht immer wieder, mit seiner Frau über das Geld zu reden, um zu erfahren, wo es hingekommen ist. Doch sie ist abweisend und sagt: „Wenn es nicht reicht, fährst Du eben eine Stunde länger!" Er bedauert, daß er

aus diesem Grund kein Vertrauensverhältnis zu seiner Frau haben kann.

<u>Verordnung:</u> Bambus C 30 (Enzian), fünf Teelöffel der Wasserauflösung aus fünf Globuli in einer Stunde

<u>Grafik vom 9.4.99</u>

	Bamb-a.	Calc.	Ign.	Nat-m.	Puls.	Bry.
Punkte	13	5	4	4	3	3
Rubriken	9	3	2	2	2	1
1. Gemüt; PANIKGEFÜHL	1					
2. Gemüt; WAHNIDEEN; schaffen, kann es nicht	1					
3. Gemüt; SORGEN; Geld, um	1					
4. Gemüt; ÜBERFORDERT, Gefühl als ob	2					
5. Gemüt; ANGESPANNT	2					
6. Schlaf; SCHLAFLOSIGKEIT; Kummer, durch	1		2	3		
7. Gemüt; FURCHT; Armut, vor	1	2			1	3
FURCHT; engen Raum, im -oder eingeengt zu werden-	2	2	2	1	2	
9. Gemüt; BODENSTÄNDIG, heimatverbunden	2	1				

Ich muß zugeben, daß Bambus hier nicht einfach zu sehen ist, wie die beiden falschen Verordnungen von Nux-vomica und Natrium-muriaticum zeigen.

Die Bemerkung des Patienten: <u>„Es hat sich alles summiert, Überlastung, Terminstreß, viel zu tun. Ich stehe morgens auf und habe als erstes den Gedanken: Schaffe ich das alles? Es ist die reine Panik, die über mich kommt. Ich bin ganz eingepreßt in Termine und habe gar keinen Freiraum mehr für mich. Ich möchte gerne mal eine Radtour machen, nur für mich allein."</u> zeigt dann aber den richtigen Weg, der sich auch im Repertorium bestätigen läßt. Es ist hier nicht das gewohnte Bild der überlasteten Frau, sondern es ist der überlastete, eingespannte, unfreie Mann, der krank geworden ist. Die Sehnsucht nach Geborgenheit und Sicherheit sind weitere Elemente von Bambus, und auch die Sehnsucht nach mehr Harmonie mit dem Partner fehlt nicht. Herr D. ist jemand, der alles prima und hundertprozentig richtig machen will und sich deshalb unter Druck setzt. Die Bambusprüfung hat eine Reihe von gravierenden, auffallenden Schwindelsymptomen hervorgebracht, die aber noch nicht bestätigt waren. Deshalb auch meine Zurückhaltung bezüglich der Verschreibung.

<u>Weiterer Verlauf</u>
12.4.99 Anruf: Er habe ein Leck-mich-am-A.-Gefühl. Er sei nicht mehr aufgeregt. Er hat einen Ausschlag bekommen. Hat keine Lust auf Arbeit. Seine Frau hat mit ihm geredet.

13.4.99 Anruf: Die Panik ist weg! „Ich bin wieder der Alte, endlich bin ich wieder normal! Es geht prima, kein Schwindel."

4.8.99 Anruf: Es geht ihm gut. Keine behandlungswerten Beschwerden.

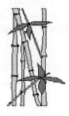

<u>Kommentar</u>
Dieser Fall zeigt, daß Bambus bei Männern manchmal schwer zu sehen ist und leicht mit Nux vomica verwechselt werden kann. Zur weiteren Übung im Erkennen von Bambus bei Männern möchte ich noch den nachfolgenden Kasus beschreiben, bei dessen Fallaufnahme ich ganz deutlich das Gefühl hatte: „Wenn Du jetzt Bambus nicht kennen würdest, würdest Du wahrscheinlich Nux vomica oder Phosphor geben."

28. Kasus

Nux-vomica oder Bambus?
von Bernd Schuster

Herr O. kommt am 10.6.96 zum Aufnahmegespräch. Er ist ein freundlicher, schlanker, großgewachsener Mann im Alter von 31 Jahren.
Er beklagt sich über ständige Rückenschmerzen infolge einer Skoliose in Kombination mit einem Morbus Scheuermann.
„Ich habe noch nie schwer arbeiten müssen und habe ständig Schmerzen, da kann etwas nicht stimmen. Rückenschmerzen habe ich unter starkem Streß, den ich mir oft selbst mache, durch Überlastung und wenn die Erwartungen zu groß sind, ich das Gefühl habe, daß ich das alles nicht mehr schaffe. Dann habe ich seit zwei Monaten nur morgens so trockene Augen, daß sie an der Augenhaut festkleben beim Öffnen. Die Augen fühlen sich dick an, und ich muß sie mit den Händen öffnen. Nach einer halben Stunde ist das weg. Auch wenn ich nachts aufstehe, um meine Tochter zu beruhigen, kann ich nichts sehen.
Die Rückenschmerzen sind unten (in der Lendenwirbelsäule) rechts. Das geht zum Gesäß, ein Druckschmerz, wie Ischias. Der Schmerz ist so stark, daß ich in der Bewegung innehalten muß. Ich habe das Gefühl, den Muskel da unten mal strecken zu müssen, um ihn auseinander zu ziehen. Das ist wie ein Krampf, vor allem unter Streß, wenn ich denke, der Belastung nicht gewachsen zu sein. Ich denke, das ist psychisch bedingt."
(Schon mal einer Belastung nicht gewachsen gewesen?)
„Das ist eine meiner beiden großen Ängste, die ich habe! Einmal, Leute zu enttäuschen und Belastungen nicht zu schaffen, zu versagen und auch vor Krebs. Ich habe Angst, zu spät zu kommen, ich habe Angst, meinen Chef zu enttäuschen. Das ist schon immer, ich würde sagen, das ist erziehungsbedingt. Ich bin in der Kindheit fertiggemacht und geschlagen worden, wenn ich nicht das gebracht habe, was gefordert war. Belohnungen waren immer materiell, da gab es Geld und Süßigkeiten. Ich bin unter Druck sehr nervös, verspüre große innere Unruhe. Ich beiße meine Fingernägel, bohre in der Nase, kratze am Kopf und reiße meine Augenbrauen aus. Das hat vor zehn Jahren angefangen.
Ich empfinde große Ungeduld, bin immer in Eile, frage mich immer, was auf mich zukommt."

(Verspannungen im Genick?)
„Ich habe oft das Gefühl, den Kopf mal hin und her bewegen zu müssen. Wenn es dann mal knackt, fühle ich mich befreit."
(Zuviel am Hals?)
„Könnte schon sein. Kopfschmerzen kommen immer aus der Genickgegend und erstrecken sich nach oben. Das ist ein fürchterlicher, pulsierender Schmerz. Die Muskeln da hinten sind verkrampft."
(Angst?)
„Die Angst geht schon morgens los, wenn ich noch was fertighaben will und mein Chef kommt vorher. Das ist mein eigener Anspruch, der vielleicht etwas hoch ist. Bei Tadel bin ich sehr betroffen. Mein Chef hat mir neulich dreimal eine Vorlage zurückgegeben, weil da Kleinigkeiten nicht richtig waren. Neulich habe ich ein Auswahlverfahren nicht geschafft, ich hatte aber den Anspruch, es zu schaffen. Das hat mich umgehauen, ich hatte Kreislaufprobleme, bin fast in Ohnmacht gefallen. Ich kann verletzende Bemerkungen nicht vertragen, bin schnell beleidigt. Ich bin oft im Streß, auch zu Hause. Ich muß dort noch dies und noch das machen, da ist dann auch der Anspruch meiner Frau, der das noch verstärkt. Das ist ein Konflikt, wenn ich abends an der Arbeitsstelle noch dies oder jenes machen müßte, aber weiß, meine Frau wartet auf mich, weil ich am Haus noch was machen soll. Ich glaube, ich bin nicht so sehr belastbar, ich habe das Gefühl, es wächst mir über den Kopf."
(Ballast abwerfen?)
„Ja, das möchte ich gerne. Ich würde gerne mal alles vom Rücken werfen und wegschmeißen. Ich würde mal gerne in die Landschaft fahren, wo mich keiner kennt und die Füße hochlegen."
(Urlaub?)
„Die erste Woche bin ich ungenießbar, dann fange ich an, mich zu entspannen."
(Sonst noch Beschwerden?)
„Letzte Woche habe ich Blut gehustet. Ich bin zum Zug gerannt, weil ich zu spät war. Ich war gleich beim Lungenarzt, der konnte nichts feststellen. Ich bin im Büro die Treppe runtergerast. Ich springe immer die Treppe runter. Dann bin die Strecke zum Bahnhof gerannt, in zwei Minuten. Normalerweise braucht man dafür zehn Minuten. Ich hatte dann einen Hustenreiz und hatte Flüssigkeit im Mund. Als ich es ausgespuckt habe, war das hellrotes, frisches Blut. Dasselbe hatte ich einige Tage später."

(Warum rennen Sie so?)
„Ich will möglichst viel erreichen in der Zeit, die mir noch bleibt. Ich bleibe bis zur letzten Minute im Büro, dann nichts wie ab in den Zug. Das ist die Angst, den Erwartungen nicht gerecht zu werden."
(Ihrem Sohn hatte ich Tuberkulinum gegeben, weil er ständig hustete.)
„Mein Opa väterlicherseits ist an Lungenkrebs gestorben, weil er soviel rauchte. Mein Vater hat Gallensteine und ein Zwölffingerdarmgeschwür. Ich war als Kind ständig erkältet, später, nach einem Umzug, wurde das besser. Jetzt ist es mir aber in kühler Umgebung lieber als bei großer Hitze. Ich schlafe gerne ohne Oberteil, mit der Haut an der Decke."
(Essen?)
„Gerne Schokolade, Schokoeiskonfekt, Nutella®, Vanilleeis, Kakao, früher habe eher deftig gegessen. Ich habe in letzter Zeit viel Kaffee getrunken, ich hatte das Gefühl, mich pushen zu müssen. Cola trinke ich kalt aus dem Kühlschrank."
(Reaktion auf Alleinsein?)
„Mir fehlt nichts, wenn ich allein bin, ich habe Bedürfnis nach Ruhe. Von Natur aus bin ich ziemlich faul. Das war schon immer so, am liebsten würde ich gar nicht arbeiten, aber ich habe das Gefühl, ich muß. Von Zeit zu Zeit würde ich gerne Musik machen oder malen, aber beides kann ich nicht. Auch mal allein am Computer sitzen, was Neues probieren. Wenn ich abends nach Hause komme, möchte ich gerne eine Stunde für mich haben. Ich möchte mal Ruhe haben. Wenn ich zum Sitzen komme, schlafe ich ein. Ich stehe um 5:00 Uhr auf, abends um 21:00 Uhr ist Schluß. Ich schlafe auf dem Boden in der Küche ein, wenn ich noch was helfen will, das ist eine bleierne Müdigkeit."
(Musik und Lärm?)
„Musik kann ich nicht immer vertragen. Zuhause sind meine Kinder so laut, da kann ich nicht auch noch Musik haben. Die Kinder gehen mir manchmal arg auf den Wecker, ich brülle dann: „Mal Ruhe!" Ich habe meinen Sohn schon rausgesetzt, weil ich es nicht mehr ertragen konnte. Diese Geräuschempfindlichkeit ist schon stark."
(Wie fahren Sie aus der Haut?)
„Ich stehe auf und werde laut. Ich brülle dann: „Iß mal! Sei mal leise!" Vor zwei Wochen war ich so gereizt, da habe ich auf den Tisch geschlagen, daß die Teller runtergefallen sind. Ich werde schon zornig."

(Magen?)
„Übelkeit vom Magen her bei Streß. Flau im Magen. Gefühl, erbrechen zu müssen; dazu ist es aber noch nie gekommen. Ich habe das Bedürfnis rauszugehen, an die frische Luft, und atme dann tief. Das hält so 20 Minuten an. Bier macht mich müde. Übelkeit beim Geruch von übergekochter Milch, so ein Würgen im Hals. Im Auto kann es mir übel werden, wenn ich hinten sitze."
(Mufflig morgens?)
„Nein, gar nicht. Die anderen sind noch im Bett, da habe ich Ruhe."
(Pläne?)
„Wir wollen bauen. Meine Eltern haben immer gesagt, ich hätte zwei linke Hände. Das verletzt mich sehr."

Repertorisationsgrafik vom 10.6.96

	Bamb-a.	Ars.	Kola	Phos.	Sep.	Sil.	Sulph.	Lyc.
Punkte	18	13	12	12	11	11	11	10
Rubriken	14	6	9	7	6	5	5	6
1. Gemüt; FURCHT; Carcinom, vor	3		3					
2. Rücken; SCHMERZ; Lumbalregion	2	1	2	3	3	2	3	1
SCHMERZ; Cervicalregion; erstreckt sich zum; Kopf	1		1			3		
4. Rücken; SPANNUNG; Cervicalregion	3		2		1	1	2	2
5. Gemüt; REIZBARKEIT; Kindern, gegenüber den	1		1					
6. Gemüt; ZORN, Ärger; heftig	1	2	1	1	2		1	2
ÜBERFORDERT, Gefühl als ob; Ballast, will B. abwerfen	1							
8. Magen; UNBEHAGLICHKEIT, Unwohlsein	1	1		1	1			
9. Auge; TROCKENHEIT; morgens; Erwachen, beim				1				
10. Magen; VERLANGEN nach; Schokolade	2		1	2	2		2	
11. Gemüt; RUHELOSIGKEIT, Nervosität; innerlich	1	3	2	1	2	3		1
12. Allgemeines; MÜDIGKEIT; bleierne	1		1					
13. Gemüt; FURCHT; versagen, zu	1		1			2		

Verordnung: Bambus Q 6 Dil. 1, einmal täglich

Kommentar
In der Repertorisation ist von Nux-vomica gar nichts zu sehen, wohl aber vom verwandten Mittel Nux Cola (Kola). Man kann den Fall natürlich auch so repertorisieren, daß Nux-vomica weiter vorne ist, indem man Rubriken wie „Leicht beleidigt" benutzt oder die Magensymptome höher bewertet. Natürlich hat Nux auch Rückenschmerzen, Streß und die Eile.

Unsere Aufgabe in der Anamnese ist es zu erkennen, wo das System des Patienten gestört ist, wie er sich das Leben vorstellt, wie sein Weg und sein Ziel aussehen und in welchem Gemütszustand er sich befindet. Wir müssen verstehen, wer er ist und wer er sein möchte.
"Dies geht soweit, daß bei homöopathischer Wahl eines Heilmittels, der Gemütszustand des Kranken oft am meisten den Ausschlag giebt, als Zeichen von bestimmter Eigenheit, welches dem genau beobachtenden Arzte unter allen am wenigsten verborgen bleiben kann. § 211 6. Auflage Organon von Samuel Hahnemann.

Genau beobachten sagt Hahnemann, der immer noch unser bester Lehrer ist. Fast richtig oder schief beobachtet, ist eben falsch. Nux-vomica wäre hier falsch gewesen; dieses Mittel hat der Patient bis heute nie gebraucht. Auf die Nuancen (§ 153) kommt es an, denn allgemeine Symptome haben die Mittel Hunderte. Es kommt darauf an, zu erkennen, was die sonderlichen und nur für diese Arznei zentralen, wesensmäßigen, essentiellen Symptome sind, und es kommt darauf an, diese im Patienten zu sehen[43] und wiederzuerkennen. Wenn man das Buch bis hier gelesen hat, kann man in diesem Fall Bambus mühelos erkennen, leichter, als ich es in der Praxis 1996 erkennen konnte.

Meine Frage : "Möchten Sie Ballast abwerfen?" und die Antwort des Patienten: "Ja, das möchte ich gerne. Ich würde gerne mal alles vom Rücken werfen und wegschmeißen. Ich würde mal gerne in die Landschaft fahren, wo mich keiner kennt und die Füße hochlegen." sind sehr charakteristisch für Bambus. Nux-vomica will immer nur nach vorne, immer mehr erreichen. Der Bambus-Patient hat schon bemerkt, daß die Kraft dafür nicht ausreicht, daß er verschnaufen muß.

Verlauf
17.7.96 Am fünften Tag der Einnahme hat ihm das Essen nicht geschmeckt. Er konnte es stehenlassen, hat es nicht, wie früher, gegessen. Er hatte keinen Bluthusten mehr. Am 6. Tag der Einnahme hatte er eine Art "Heuschnupfen" mit reichlicher Absonderung.
"Mein Zorn ist weniger geworden. Ich bin lockerer geworden. Eines Morgens bin ich doch tatsächlich mit Sandalen ins Büro gegangen, und ich bin einmal barfuß Auto gefahren! Früher hätte ich das nie gemacht, weil man

---
[43] Sehen bedeutet hier einsehen, hineinsehen in Sinne des § 3 Organon, 6. Auflage.

so etwas ja schließlich nicht macht."
Er ist ruhiger, hat keine Augenbrauen ausgerissen. Verstärkt ist sein Verlangen nach kühler, frischer Luft. Er hat keine Rückenschmerzen mehr gehabt, hat sogar bei einem Umzug geholfen, ohne Schmerzen zu bekommen. Am 10.7.96 hat er ein Furunkel entdeckt, genau so eines hatte er 1976.
<u>Verordnung: Bambus weiternehmen, alle 2-3 Tage</u>

15.8.96
Es geht ihm gut. Kein Bluthusten.
Einmal war er reizbar, als die Kinder bei einer Hochzeit überhaupt nicht hören wollten. Einmal hatte er Rückenschmerzen.
<u>Verordnung: Bambus Q 6 weiter</u>, die Flasche einmalig 100mal schütteln, um die Dynamisierung anzuheben.

2.11.96
Hat sich drei Tage nach dem Einnehmen aus der 100mal geschüttelten Flasche in Hochform gefühlt. Hat soviel geleistet wie noch nie. Konnte sehr gut und konzentriert arbeiten. Seine Frau bekam ihre Tage nicht, und er war verzweifelt wegen der Möglichkeit, daß noch ein drittes Kind kommt. Die Trockenheit der Augen ist besser, die Augen kleben nicht mehr zusammen. Die Flasche mit der Q 6 ist nun leer. Er hat einmal gebrüllt: „Einmal Ruhe!"
<u>Verordnung: Bambus Q 12 Dil. 1, alle 2 Tage einen Teelöffel</u>

10.7.97
Das Mittel hat ihm gutgetan. Es ist seit längerem nicht mehr genommen worden, weil die Flasche leer war. Er beklagt wieder „Depressionszustände und Panikangstzustände, so ein Gefühl, so mulmig im Bauch". Ein Gefühl wie zum Weinen. Keine Lust zum Essen und Trinken. Wieder Angst vor einem dritten Kind und der damit verbundenen zusätzlichen Belastung. Auch Furcht, der Hausbau würde ihn an das Haus fesseln, und er müsse ewig abzahlen. Er befürchtet sich festzulegen, sich zu entscheiden. Er hätte manchmal gerne geweint, konnte aber nicht. „Ich fürchte, ich könnte sterben, ohne das Leben ausgekostet zu haben. Ich kenne mich manchmal selbst nicht wieder. Was habe ich noch alles in mir, was ich nicht kenne?"
Der Rücken ist fantastisch. Er hat sogar beim Hausbau keine Schmerzen, obwohl er viel mehr Belastungen hat als früher.

Verordnung: Bambus Q 12 Dil. 1, bei Bedarf

2.3.98 Telefon
Er hat eine Grippe mit Bronchitis. Stechende Schmerzen in der Brust beim Husten, muß beim Husten die Brust mit den Händen halten.
Hustenanfall bei jedem tiefen Atemzug.

Verordnung: Bryonia LM 6 Dil. 1, alle 1-2 Stunden einen Teelöffel

9.3.98 Telefon
Hohe Blutsenkung, er hat eine Lungenentzündung. Wunder Schmerz hinter dem Brustbein. Starkes Verlangen nach Saurem. Er hat nur Lust auf Zitronensaft und Sauerkraut.

Verordnung: Phosphorus LM 6

Verlauf
Die Pneumonie heilte ohne Antibiotikum ab.
In der Folgezeit brauchte der Patient immer wieder einmal Bambus, meist nur für einige Tage, sei es bei Erkältung oder bei Rückenverspannungen.

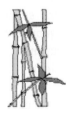

2.4 Bambus bei Tieren

29. Kasus
Haflingerstute Heiga
von Ingrid Eiband[44]

„Tatsache ist auf jeden Fall, daß Heiga heute nicht mehr leben würde, wenn Bambus nicht so gut geholfen hätte. Der Tierarzt war sehr erstaunt, als er das Pferd jetzt (1997) wiedersah."

Die 14 Jahre alte Stute lebt in Offenstallhaltung in einer Herde.
Sie wurde nie trächtig, weil sie walnußgroße, unterentwickelte Ovarien hat, wie eine Untersuchung aufdeckte.

<u>1.7.96</u> Lahmheit vorne links. Zittern bei entlastetem Bein. Die Lahmheit ist schlimmer bei hartem Boden. Sie bewegt sich nur, wenn es verlangt wird, aber es folgt keine Besserung durch Laufen. Da eine Druckempfindlichkeit über dem Huf vorliegt, wird vom Tierarzt ein Hufgeschwür vermutet. Heiga hat einen leidenden Blick und wirkt traurig.
<u>Verordnung: Ruta C 200</u>

<u>5.7.96</u> Die Lahmheit ist etwas besser, Heiga hat etwas freudigere Augen. Man sagt, daß sie gern Kontakt zu Menschen hat, sei aber schon länger „nicht recht im Kopf". Sie trinkt viel.
Sie will das Vorderbein nicht im Vorderfuß-Wurzelgelenk abbiegen. Gestern wurde versucht, die linke Vorderhand aufzuheben. Da hat sie einen „Rappel" bekommen und hat so stark am Festbindestrick gezerrt, daß der Balken, an dem sie festgebunden war, herausgerissen wurde. Sie ist dann mit dem Balken weggelaufen.
<u>Verordnung: Ruta C 200 fraktioniert</u>

<u>14.10.96</u> In den letzten Tagen wird es wieder rapide schlechter. Sie liegt viel, stöhnt, steht nur auf zum Fressen, hat viel Hunger.
Das Aufstehen ist ein Drama. Sie hat sehr steife Bewegungen, besser bei Wärme. Bei Berührung spannt sie die ganze Muskulatur an.
<u>Verordnung: Rhus-toxicodendron C 200</u>, wegen der Ruhelosigkeit, der

---

[44] Bearbeitet von Bernd Schuster

Besserung durch Wärme und der Verschlimmerung am Anfang der Bewegung.
25.10.96 Es ist noch schlechter geworden!
Sie bekommt keine Schmerzmittel mehr, die vorher gegeben wurden, und es wird ernsthaft überlegt, sie einzuschläfern oder schlachten zu lassen. Die Stute hat große Schmerzen, stöhnt, liegt noch mehr und kommt morgens fast nicht mehr auf die Beine. Sie frißt „für zwei" und nimmt trotzdem rapide ab. Heiga ist sehr geschwächt. Sie hat trübe Augen, ist zurückhaltend, aber freundlich.
Die Blutwerte sind unauffällig, keine Hinweise auf Rheuma.
Steifer Gang, zittrige Beine, an warmen Tagen etwas besser, will trotz der Beschwerden nicht allein sein, sucht die Herde.
Sie läßt sich ungern am Widerrist anfassen, auch nicht leicht, weicht aus. Am Bauch kann man sie anfassen. Die Besitzerin ist sicher, daß es so schlimm ist, seitdem Heiga den Balken herausgerissen hat.
Verordnung: Bambus C 200

Überlegung:
1. Schulter-Nacken-Verletzung durch das Herausreißen des Balkens und Knochenhautentzündung (Huflederhautentzündung?)
2. Steifigkeit, schlimmer in der Kälte, besser in der Wärme
3. Heißhunger und großer Durst
4. Reist nicht gerne, will nicht auf den Hänger (bodenständig)
5. Empfindlichkeit im Nacken gegen Berührung
6. Schwäche
7. Unterentwicklung der Ovarien

Beispiel einer Repertorisation:

Gliederschm.; FINGER; Mittelfinger* (Synonym für Huf)
Gemüt; SCHREIEN; Schmerzen, bei* (Synonym für Stöhnen bei Schmerzen)
Magen; APPETIT; dauernd*
Extremitäten; ZITTERN; Beine; Schwäche, aus*
Rücken; VERLETZUNGEN des Rückgrats; Erschütterung der Wirbelsäule durch Schlag, Stoß*
Gemüt; BODENSTÄNDIG, heimatverbunden*(Synonym für: Abneigung gegen Hänger)
Rücken; STEIFHEIT; Cervicalregion; Wärme bessert*
Weibliche Genitalien; STERILITÄT*

Grafik

	Bamb.-a.	Nat-c.	C off.	Nat-m.	Plat.
Punkte	10	6	5	5	5
Rubriken	8	3	2	2	2
1. Gliederschm.; FINGER; Mittelfinger	1	1			
2. Gemüt; SCHREIEN; Schmerzen, bei	1		3		3
3. Magen; APPETIT; dauernd	1	2		2	
4. Extremitäten; ZITTERN; Beine; Schwäche, aus VERLETZUNGEN des Rückgrats; Erschütterung der Wirbelsäule...	1				
6. Gemüt; BODENSTÄNDIG, heimatverbunden	2				
7. Rücken; STEIFHEIT; Cervicalregion; Wärme bessert	1				
8. Weibliche Genitalien; STERILITÄT	2	3	2	3	2

<u>8.11.96</u> Einen Tag war es deutlich besser! Kann sich viel besser bewegen, der Blick ist nicht mehr getrübt.
<u>Verordnung: Bambus C 1000 (M)</u>

Deutlich besser! In der Nähe des Widerrists bildet sich eine warme Schwellung, die heute verschwunden ist.
Heiga liegt nicht mehr am Tage und hat nicht mehr abgenommen. Sie hat von selbst wieder angefangen zu traben und zu buckeln, auch zu galoppieren. Ein harter Boden bringt keine Verschlimmerung mehr.
Die Bewegungen haben das Steife verloren, sie sind „frei".

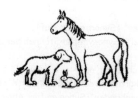

30. Kasus
Bandscheibenvorfall bei Hündin Freya[45]

Freya, eine 11 Jahre alte Berner Sennenhündin, leidet seit drei Jahren an einem schweren Bandscheibenvorfall, der zu einer Lähmung der Hinterbeine führt. Sie knickte ständig mit den Hinterbeinen ein und konnte nicht allein aufstehen und sich auch nicht setzen.
Sie wurde zunächst traditionell behandelt mit chemischen Antirheumatika, die bei Freya allerdings zu Atemnot und blutigen Durchfällen führten.
Sie bekam neben den Rheumamitteln auch Schmerzmittel und Kortison.
Wegen der Unverträglichkeit dieser Mittel wurde anhand des klinischen Bildes ein Versuch mit Bambus LM 6 gemacht, das in der Dil. 1, ein Teelöffel pro Tag, der Hündin gegeben wurde.
Beginn der Behandlung im November 1998.
Bilanz nach fünf Monaten:
Der Erfolg ist verblüffend. Seit Beginn der Behandlung sind die Beschwerden bis auf ein leichtes Hinken verschwunden!
Freya ist wieder lebensfroh und bewegungsfreudiger.

31. Kasus
Spondylitis bei Dackel Susi[46]

Susi, eine Zwergdackelhündin, am 29.4.1989 geboren, hat seit 1994 große Schmerzen im Rücken. Diese Beschwerden werden durch eine Verwachsung der letzten Wirbel verursacht.
Der Tierarzt wollte den fünfjährigen Hund zu unserem Entsetzen (besonders wegen der Kinder!) einschläfern.
Im Frühling 1995 ging es Susi sehr schlecht. Wir haben deshalb Herrn Schuster um Rat gefragt. Es wurde <u>Bambus in der C 30</u> (als Kügelchen) gegeben, das die Hündin drei Tage lang in Wasserauflösung bekam. Der Erfolg der Behandlung war wie ein Wunder: Susi hatte keine Schmerzen mehr und dies hielt ein Jahr an!

---
[45] Dieser Fall wurde von Frau S. Harth geschildert.
[46] Berichtet von Frau G. Dietrich, Birlenbach.

Im Sommer 1996 verschlechterte sich ihr Zustand wieder, und sie erhielt Bambus in der C 200, erneut an drei Tagen nacheinander. Seit diesem Zeitpunkt ist Susi ohne Beschwerden (8/1999) und gesund. Unsere Susi konnte - dank Bambus - weiterleben.

32. Kasus

Ziegenmutter nimmt ihr Lamm nicht an
von Renée Herrnkind[47]

Die zweijährige Ziege Lena bekommt im April 1998 ihr erstes Lamm. Es ist eine schwere Geburt. Das weibliche Lamm ist sehr vital und kräftig. Während der Geburt hat Lena Unterstützung durch die Züchterin gesucht. Nach der Geburt schaute sie sich ihr Lamm kurz an und wendete sich dann voller Entsetzen von ihm ab. „Nur weg hier!" schien sie zu denken. Alle Versuche, sie zum Ablecken und Annehmen des Lämmchens zu bringen, sind ohne Erfolg. Sie duldet jedoch, daß das Lamm an ihrem prallen Euter trinkt, wenn die Besitzerin sie festhält.

Dieses Verhalten führt zur <u>Gabe von Sepia C 200, zwei Globuli</u>.
Es erfolgt keine Besserung.

Als zweite Verordnung wird nun <u>Bambus in der Q 6</u> gegeben. Es werden sieben Tropfen in Wasser verdünnt, und Lena bekommt davon dreimal (alle zehn Minuten) einen Schluck.

<u>Grafik</u>

	Bamb-a.	Bell.	Hyos.	Op.
Punkte	8	5	5	5
Rubriken	4	2	2	2
SCHWANGERSCHAFT, Beschwerden in der; nach der Schwangerschaft	2			
2. Gemüt; ABNEIGUNG gegen; Stillen, gegen das	2			
3. Gemüt; SCHRECK, Beschwerden durch		2	2	3
4. Gemüt; ÜBERFORDERT, Gefühl als ob; Unterstützung, sucht	3			
5. Gemüt; ENTFLIEHEN, versucht zu	1	3	3	2

---

[47] Renée Herrnkind, Tierheilpraxis, Streichsmühle, 35641 Schöffengrund-Niederwetz

Der Gesichtsausdruck von Lena ändert sich daraufhin. Sie sieht ihr Lamm nicht mehr mit Entsetzen an. Sie stößt auch nicht mehr mit den Hörnern nach ihrer kleinen Tochter, wenn sich diese freudig nähert. Sie läßt das Trinken ohne Festhalten zu. Die Mutter-Kind Beziehung entwickelt sich prächtig. Weitere Gaben von Bambus sind nicht nötig.

Allerdings wird auch bei Lenas zweiter Niederkunft 1999 - sie bekommt Zwillinge - wieder eine Gabe Bambus nötig. Sie leckt zwar das erstgeborene Lamm - wenn auch etwas zögerlich - ab und läßt es trinken, will sich um das zweitgeborene jedoch nicht weiter kümmern. Dies läßt sich mit einer Gabe Bambus Q 6 innerhalb von 20 Minuten ändern.

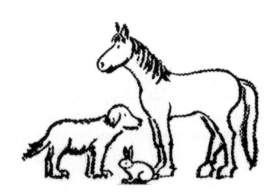

2.5 Mitteldifferenzierung

1. Lachesis

Beispielrubrik: <u>Gemüt; FURCHT; engen Raum, im - oder eingeengt zu werden - (vgl. Klaustrophobie)</u> (14) : acon., ambr.77, arg-n., bamb-a.1184, bell.1184, calc.77, ign.77, lach.1184, lyc.77, lyss.1184, nat-m.77, puls.77, stram., valer.

Diese Rubrik kann im Sinne des Wortes verwendet werden, also für Patienten, die in engen Räumen wie Aufzügen, Zimmern mit niedriger Decke, Flugzeugen, Bussen und Zügen, Toiletten, Tunnels, Autobahnstaus ängstlich sind oder andere Einschränkungen der Bewegungsfreiheit peinlichst vermeiden.
Ich benutze diese Rubrik allerdings öfter im übertragenen Sinne für Patienten, die sich in menschlichen Beziehungen eingeengt und bedrängt fühlen. Dies kann eine Ehe sein, die keine Freiheit zuläßt („Ehegefängnis") oder jede andere Beziehung, die eine Annäherung über die gewünschte Nähe hinaus erzwingt. Auch furchtbesetzte Einschränkungen des Blickes durch enge Schluchten, zugebaute Städte, enge Flure usw. kann man mit dieser Rubrik ausdrücken.

Das wichtigste Mittel ist hier nach meiner Erfahrung Lachesis, das überraschenderweise im Kent-Reperorium fehlt und auch im Synthesis (3. Auflage) von Willi Klunker erst einwertig nachgetragen wurde. In meinem persönlichen Kent-Repertorium habe ich dieses Mittel schon vor vielen Jahren zweiwertig nachgetragen und den Nachtrag vielfach bestätigen können.

Empfindlichkeit gegen Druck ist die zentrale Idee der Schlange Lachesis muta. Dies zeigt sich auf der körperlichen Ebene in der Unerträglichkeit von Kleiderdruck. Dieses Symptom betrifft den ganzen Körper und ist am Hals am ausgeprägtesten. Frauen, die auch im Winter bei strenger Kälte mit V-Ausschnitt in die Praxis kommen, oder Menschen, die am Hemd oder der Bluse immer einen Knopf zuviel aufhaben, lassen an Lachesis denken. Auch ausgeleierte Rollkragen, das konstante Fehlen eines Schlipses, die

Empfindlichkeit, am Hals angefasst zu werden, passen hier hin. Lachesis-Menschen lieben es, wenn sie von der Arbeit oder vom Ausgang wieder nach Hause kommen, alle engen Dinge auszuziehen (BH, Hose, Rolli) und mit weiten Gewändern, alten, eingetragenen Kleidern, Jogging-Anzügen oder Nachthemden herumzulaufen. Auf der emotionalen Ebene sind Zeitdruck, Termindruck, Erwartungsdruck, Beziehungsdruck nicht zu ertragen, sie verursachen starkes Streßgefühl, das Gefühl, unter Druck zu stehen und führen zum „Bedrückt-sein".

Die Organisation des Lebens leidet bei Lachesis regelmäßig an einem Mangel an Ordnung und Zentrierung. Eine Spur von Chaos findet sich in jedem Lachesis-Fall. Dies ist eine Differenzierung zu Bambus, das eigentlich immer korrekt, ordentlich und peinlich genau ist.

Die tpyische Lebenssituation von Lachesis entsteht durch die Zunahme von Druck (Leistungsforderung, Aufstieg, Krankheit von Mitarbeitern, Kontrolle durch Vorgesetzte), die Wegnahme von Freiraum oder auf der körperlichen Ebene durch die Wegnahme von Ausscheidungen.

Eine typische Lebensituation: Eine Frau kommt in einen Lachesis-Zustand, nachdem ihr Mann, der ein Leben lang auf Montage war und mit dem sie nur eine „Wochenendehe" führte, einen Unfall hatte und nun als Pflegefall ständige Anforderungen stellt und durch seine ungewohnt häufige Anwesenheit Druck erzeugt. Wie bei Bambus kann die Krankheit durch eine Forderung nach Leistungen entstehen, die als Überbelastung empfunden wird.

Als überraschend habe ich erlebt, daß Lachesis zu den eifersüchtigsten Mitteln zählt und gleichzeitig in der Rubrik: „Gemüt; HEIRAT, der Gedanke an H. scheint unerträglich (4) : *lach.*, nux-v.77, pic-ac., puls." figuriert. Die Beziehung, die Lachesis sucht, ist eine Beziehung „an der langen Leine". Wird die Beziehung zu eng, „windet" sich die Schlange, sie windet sich solange, bis sie wieder frei ist. Es soll jemand da sein, er soll treu sein, aber nicht besitzergreifend. Er muß es aushalten, daß man immer wieder die Distanz erhöht und nur in bestimmtem intimen Momenten verringert. Selbständigkeit ist hier gefragt. Selbständigkeit ist eine der großen Sehnsüchte von Lachesis, „auf eigenen Beinen stehen" eines der großen Ziele. Das Fehlen der Beine bei der Schlange erzeugt den starken Wunsch, diese im übertragenen Sinne zu haben.

Auch Wandel, immer auf der Suche nach etwas Neuem, immer etwas anfangen, ohne es zu Ende zu bringen, ist ein Zeichen des Mittels.

(Rubrik: Gemüt; UNTERNEHMEN; unternimmt vieles, vollendet nichts.) Wie die Schlange sich häutet, so ist diese Art der Häutung für den Lachesis-Patienten typisch, er ist immer auf der Suche nach neuen Ufern, nach neuen Zuständen und Aufgaben, die ihn erfüllen.

Bambus kann man leicht mit Lachesis verwechseln. Beide Mittel sind komplementär und folgen einander oft. Während bei Lachesis der Drang nach Freiheit ein „Freisein von" darstellt, ist dies bei Bambus eher ein „Freisein für". Die Einschränkungen, unter denen Lachesis schon zu leiden beginnt, gehen oft ins eindeutig krankhafte, sie sind häufig gering und objektiv wenig nachvollziehbar. Bei Bambus ist die Belastung erheblich und leicht einzusehen. Die Begrenzungen sind beträchtlich und die Furcht, noch weiter durch Arbeit, Verpflichtungen und Familie eingeengt zu werden, ist realistisch. Der Wunsch nach mehr Freiheit, mehr Eigenständigkeit und Verwirklichung eigener Bedürfnisse ist angemessen. Bambus ist geordnet und nicht chaotisch. Es leidet unter dem Gefangensein in Pflichten und durch die Erkenntnis, daß es kaum ein Entrinnen geben kann. Lachesis würde sich nicht in eine solche Situation hineinbegeben, es würde schon viel früher weglaufen, sich herauswinden. Bambus fehlt die rechte Sensibilität für die eigene Leistungsfähigkeit, für die eigenen Grenzen. Es bemerkt nicht, wie alles immer mehr und mehr wird. Bambus erkennt plötzlich, daß es nicht mehr geht und braucht dann lange bis zu dem Punkt, an dem es zugibt, daß es ohne Unterstützung zusammenbrechen wird. Eine Beobachtung möchte ich noch hinzufügen. Junge Frauen, die vor ihrer (ersten) Schwangerschaft Lachesis als Basismittel gebraucht haben, werden nach der Geburt des Kindes sehr wahrscheinlich in einen Bambuszustand kommen, denn das Neugeborene schränkt den Spielraum und die Freiheit ganz gravierend ein. Diese Mittelabfolge läßt sich auch in den Beispielfällen (siehe Fall 1) nachvollziehen.

2. Calcium-carbonicum

Calcium carbonicum gehört zu den Mitteln, die diffentialdiagnostisch zu betrachten sind. Calcium ist ein allgemein ängstliches Mittel. Es hat die Angst des kleinen Vögelchens, das erstmals über den Nestrand sieht und erschreckt die Größe, Unabwägbarkeit und Gefährlichkeit der Welt draußen erkennt. Deshalb ist Calcium ein Nesthocker, der spät gehen lernt

und lebenslang eine Vorliebe für die Heimat, sein Haus und Grundstück, seinen Garten und „das Vertraute" behalten wird.
Calcium ist ein wichtiges Mittel bei Flugangst und Klaustrophobie.
Die Flugangst hat damit zu tun, daß sie eine Kombination von verschiedenen Situationen ist, die für Calcium sehr unangenehm sind. Einmal zeigt die Signatur des Mittels, daß die Auster ruhig am Grunde des Meeres liegt und keinerlei Ambitionen hat, „in die Luft zu gehen". Bekannt ist die Höhenangst des Mittels und die Furcht vor Unfällen, dem Tod und die Sensibilität gegenüber schrecklichen Nachrichten und Geschichten, die zum Beispiel auch von Flugzeugabstürzen bekannt sind. Man kann nicht entfliehen aus dem Flugzeug und muß sich auch noch auf andere ganz verlassen, beides schwierig für Calcium.
Die Heimatliebe und Bodenständigkeit hat es mit Bambus gemeinsam.
Gemeinsam ist auch die Beziehung zu Frauen, die einige Kinder geboren haben und nun fertig und müde sind, da sie durch Schwangerschaft und Stillen viel Calcium abgegeben haben. Schwäche nach dem Stillen ist ein Symptom, das an Calcium und Bambus denken läßt.
Calcium behält aber immer seine Milde und Liebenswürdigkeit, während Bambus ruppig, ungehalten, diktatorisch, streitsüchtig und egoistisch wird. Der Drang, sich aus der Situation zu befreien, ist bei Bambus stärker, zielgerichteter. Calcium ergibt sich, paßt sich an, Bambus rebelliert.
Auch auf der körperlichen Ebene zeigen sich viele Entsprechungen, beide Mittel beeinflussen den Hormonhaushalt, haben Brustspannen vor den Menses und andere prämenstruelle Beschwerden, haben Beschwerden mit Rücken, Knochen, Gliederschmerzen und leiden unter Kälte.
Die Ideen beider Mittel unterscheiden sich deutlich. Bei Calcium geht es um die Ich-Grenze, die zu schwach, zu durchlässig ist. Alles macht einen Eindruck, dringt nach innen. Es ist wie bei der Auster, die ohne ihre Schale völlig ausgeliefert und hilflos ist. Calcium hat eine mangelhafte Durchhaltefähigkeit, was auch positiv sein kann, weil Calcium schnell seine Grenzen erkennt und sich ausruht. Bambus erkennt seine Grenzen nicht rechtzeitig und macht weiter bis zum Umfallen, es wächst über sich hinaus und läßt dann den Kopf hängen, genau wie das Bambusrohr. Es verliert durch die Überlastung seine Fähigkeit zur Flexibilität. Es erstarrt und steht eingequetscht in seine Pflichten mit dem Rücken an der Wand. Erst dann wird es rebellisch.

3. Nux-vomica

Die Idee von Nux-vomica ist die Überempfindlichkeit. Diese besteht gegen Nahrungsmittel, Alkohol, Kaffee, Medikamente, Umwelteinflüsse wie Kälte und Zugluft, Gerüche und Geräusche, Ehrabschneidung, Beleidigung und Mißerfolg.
Nux ist ein sehr wettbewerbsorientiertes Mittel, nicht nur im Beruf und im Materiellen, auch im gesellschaftlichen Ansehen und bei Kleinigkeiten, wie Ampelstart mit dem Auto und Wettlaufen bei Kindern.
Nux hat hohe Erwartungen an sich selbst, legt die Meßlatte hoch.
Bambus ist ebenfalls sehr bemüht, hohen Erwartungen gerecht zu werden, es bemüht sich sehr, alles gut und richtig zu machen, es will perfekte Kinder, einen tollen Haushalt und obendrein noch persönliche Freiheit und Harmonie mit dem Partner. Dieser Anspruch ist fast regelmäßig zu hoch, und daran scheitert Bambus. Die Bambusperson kann eine Zeitlang „über sich hinauswachsen", wie die Bambuspflanze, dann aber wird die Last zu schwer und der Kopf sinkt nach unten, es folgt der Zusammenbruch, die Depression.
Nux ist ordentlich bis hin zur Perfektion und hat dies mit Bambus gemeinsam. Bei Nux-vomica ist diese Pedanterie aber mehr in das Gesamtbild der „analen Persönlichkeit" eingebettet, es ist mehr Rechthaberei, mehr Ehrgeiz, mehr der Versuch, über Leistung Liebe und Anerkennung zu erlangen.
Nux-vomica ist eines der wenigen Mittel in der Rubrik: Gemüt; HEIRAT, der Gedanke an H. scheint unerträglich: *lach., nux-v., pic-ac., puls.*
Das Motiv ist bei Lachesis die Unverträglichkeit von dauerhafter Nähe und die Beschränkung der Freiheit. Bei Nux ist es eher die Angst, den hohen Anforderungen nicht zu genügen, die Furcht vor der Entdeckung, daß man doch nicht so toll ist (wie bei Lycopodium) und auch jede Menge Schwächen hat. Dazu kommt, daß Nux sich nichts sagen lassen will (wie Lycopodium), weil es allein meint zu wissen, was richtig ist. Da sind Streit und Zorn vorprogrammiert. Natürlich kommt bei Nux wie bei Lachesis noch eine Portion sexueller Promiskuität hinzu, die die langfristige Bindung an einen Partner als einen untragbaren Verzicht auf die anderen möglichen Geschlechtspartner erscheinen läßt.
Bambus ist hier anders, es sehnt sich nach Heimat, Haus und Geborgenheit, nach Zusammensein und Harmonie.

Bambus und Nux sind wichtige Mittel bei Rückenschmerzen, beide haben Verschlimmerung durch Kälte und Besserung durch Wärme, beide haben Verspannungen und Verhärtungen der Rückenmuskeln, beide reagieren auf Streß mit Rückenschmerzen. Bambus hat einen stärkeren Bezug zu Verspannungen im Cervicalgebiet mit Austrahlen in die Schultern und den Kopf, und es hat im Gegensatz zu Nux, welches eher Schmerzen „wie zerbrochen" hat, den stechenden, plötzlichen, scharfen Schmerz.
Anhand der Rückenbeschwerden ist eine Differenzierung sehr schwer, aber wir verschreiben auch nicht für kranke Rücken, sondern für kranke Menschen, und da ergeben sich noch genügend andere Symptome zum Differenzieren.
Nux ist ein Macher, der immer neue Eisen im Feuer hat, immer auf der Suche nach neuen Herausforderungen und Bestätigungen ist. Bambus ist in der Situation, quasi in die passive Rolle gedrängt zu sein, nicht mehr zum Agieren zu kommen, sondern nur noch zum Reagieren, es läuft den Tatsachen hinterher, kommt nie auf gleiche Höhe mit dem Geschehen, ist immer vom schlechten Gewissen geplagt, unvollkommen und unzureichend zu sein. Nux fühlt sich dahingegen, ist es einmal in seinem Element, stark, toll, kompetent, top.

4. Sepia

Sepia ist wie Bambus vor allem ein Mittel für Frauen. Sepia-Frauen sind fleißige, zähe Arbeiterinnen, die alles in Haus und Hof im Griff haben. Sie sitzen nie still und geben sich keiner Muße hin, sie sind immer in Bewegung, beim Putzen, Wischen, Räumen und Ordnen, Laufen, Joggen, Tanzen, Turnen, Radfahren und Schwimmen. Im Haus glänzt alles, vor allem das Bad. Kommt Besuch, so müssen sie den Impuls unterdrücken, gleich wieder Ordnung zu machen. Sie können mehr aushalten als Bambus, sind größeren Belastungen gewachsen.
Aber eines Tages, nach zwei oder drei Schwangerschaften und zehn oder 15 Jahren Hausarbeit, kommt plötzlich eine Änderung, es tritt ein Stillstand ein, eine Leere, Teilnahmslosigkeit, Unfähigkeit zu Gefühlen, eine Abneigung gegen Dinge, die immer wichtig und richtig waren.
Dieser Stillstand (Stasis) zeigt sich auf allen Ebenen, im ruhenden Kreislauf, der ruhenden Sexualität und Emotionalität, dem schweren, langsamen Gedankengang, dem Gefühl, das Herz sei stehengeblieben, dem

Klumpen- und Ballgefühl, der Schwere der Augenlider. Da ist nichts mehr von der einstigen Dynamik. Die Gefühle für Mann und Kinder werden durch Gleichgültigkeit und Ambivalenz ersetzt. Die Hausarbeit, früher mit Freude und Singen getan, bleibt unerledigt. Es ist eine Sehnsucht da, sich allein zurückzuziehen und niemand zu sehen. Der Ehemann wird bei sexuller Annäherung zurückgewiesen, sein Körpergeruch beginnt sie zu ekeln. Hier ist ein Unterschied zu Bambus. Bambus registriert viel früher die Überlastung, das Fehlen persönlicher Freiheit und Zufriedenheit.

Es existiert keine emotionale Gleichgültigkeit gegenüber den Kindern oder dem Mann, ganz im Gegenteil besteht ein schlechtes Gewissen, diesen nicht ausreichend gerecht zu werden. Es kommt zu Reizbarkeit gegen Kinder und Mann, aber es ist nicht diese endgültige, kalte, abweisende Art der Sepia, es ist das Verlangen nach mehr Zeit zusammen, nach mehr Harmonie und Einheit, die bei Sepia ganz wegfällt. Sepia hat sich innerlich abgewendet, sieht keinen Sinn und keine Hoffnung mehr in der Beziehung und dem bisherigen Leben, will weg, hat „die Nase endgültig voll".

Bambus will nicht fliehen, es will standhalten, will durchhalten, glaubt an bessere Zeiten, sucht Hilfe und Unterstützung zum Weitermachen.

Beide Mittel haben eine auffallende Geruchsempfindlichkeit, viel stärker jedoch bei Sepia ausgeprägt. Sepia ist vor allem gegen Körpergerüche wie Schweiß empfindlich. Die Nase ist ein ganz wichtiges Organ für die Sepiafrau. Sie entscheidet über Antipathie oder Zuneigung. Essig-, Benzin- und Fettgeruch (wie an Imbißständen) ist gänzlich unerträglich, was sich in der Schwangerschaft noch erheblich steigern kann.

Bambus hat vor allem eine Empfindlichkeit gegen kalten Zigarettenrauch und bestimmte Speisen. Sepia hat zusätzlich viel stärkeren Bezug zu Herpes, Ekzemen, braunen Flecken der Haut (in der Schwangerschaft), Abwärtszerren des Uterus mit der Neigung zum Überkreuzen der Beine und Trockenheit der Genitalschleimhäute.

Beide Mittel sind gegen Kälte empfindlich und haben in bestimmten Situationen und Lebensabschnitten (Klimax) Hitzewallungen.

Sepia liebt das Meer, denn dort ist der Tintenfisch zu Hause. Bambus liebt Grund und Boden, seinen Standort, denn es ist ein Baum.

5. Natrium-muriaticum

Die Idee von Natrium-muriaticum ist der Blick zurück, der konservierte Schreck, das Festhalten an unangenehmen Erlebnissen, emotionalen Enttäuschungen und Schockerlebnissen. Das Leben wird als eine ernste, schwere Aufgabe gesehen, es fehlt die Leichtigkeit des Seins, die Fähigkeit zu genießen und die unbeschwerte Fröhlichkeit. Es gibt kein Mittel der Materia Medica, das Beziehungen zu anderen Menschen so genau nimmt wie dieses. Eine Liebesbeziehung wird nur mit großer Vorsicht aufgenommen, zu groß ist die Furcht, durch die Tiefe der Gefühle eine lebenslange Wunde davonzutragen. Es muß alles stimmen: Vertrauen, Offenheit, totale Zuverlässigkeit, Seelenverwandtschaft und Harmonie. Beziehungsprobleme werden sehr ernst genommen und führen zu Grübeln, Schlaflosigkeit und dem Infragestellen des ganzen Lebenssinns. Fremde und Eindringlinge in die Intimsphäre werden deutlich auf Distanz gehalten, es gibt keine Kumpanei, keinen unverfänglichen Kuß, alles ist von Bedeutung und muß ernst genommen werden. Die Furcht, zurückgewiesen zu werden oder auf Partner zu treffen, die zu leichtsinnig und leichtlebig sind, ist groß und blockiert die Handlungsfähigkeit.

Beziehung zum Wasser: Weinen, Harnverhaltung in Gesellschaft, Trockenheit der Schleimhäute (Nat-m. ist kein Schleimer!), zu Herpes und anderen wässrig-blasigen Hautausschlägen, Hypertonie, Ödeme, Sehnsucht nach dem Meer und Besserung dort.
Migräne, Herzklopfen und Verlangen nach Salz können dazukommen.

Auf den ersten Blick sieht man nur wenig Verbindung oder Ähnlichkeit zu Bambus, schaut man aber die Repertorisationen durch, so ist man überrascht, wie oft Natrium-muriaticum unter den ersten Mitteln zu finden ist, die Bambus folgen.

Auch Bambus hat viele Sorgen und nimmt Beziehungen zu anderen Menschen ernst. Diese Sorgen drehen sich meist um das Gefühl des persönlichen Scheiterns an den gestellten Aufgaben, sie sind nicht so grundsätzlich, nicht so langewährend wie bei Natrium-muriaticum.
Bambus ist fähig, seine Lage zu analysieren und um Hilfe und Beistand zu bitten, Natrium kann das meist nicht. Das Salz hat gelernt, daß es nichts

bringt, sich Rat oder Trost zu holen, es hat gelernt, so lange über einem Problem, einer Enttäuschung oder Beleidigung zu brüten, bis eine Lösung in Sicht ist oder aber solch eine Verbitterung, eine so grundsätzliche Dessillusion eingetreten ist, daß ein tiefer Kontakt zu Menschen nicht mehr gesucht wird. Natrium ist meist von den Menschen an sich, von der schlechten Welt generell, enttäuscht. Bambus ist nur von sich selbst und von nahestehenden Menschen enttäuscht. Natrium sieht sich oft als unschuldiges Opfer grober und uneinfühlsamer Menschen. Bambus ist eher das Opfer der Umstände, Opfer der eigenen Ansprüche, es ist wenig verbittert, glaubt an eine Lösung, an ein gutes Ende.

6. Silicea

Die Ideen von Bambus und Silicea sind sehr ähnlich.
Silicea ist verantwortlich für den aufrechten Stand der Halme, für die Widerstandskraft und Qualität des Binde- und Stützgewebes.
Im übertragenen Sinne sind es Widerstandskraft und Rückgrat, die im pathologischen Sinne fehlen. Widerstandskraft gegen Erkältungen und gestellte Forderungen fehlen, es herrscht Milde und Zurückhaltung vor. Der Weichheit auf der emotionalen Ebene kann eine Verhärtung auf der körperlichen Ebene folgen; Narben verhärten, und die Nägel verlieren die Elastizität. Silicea fehlt es an Entschlossenheit, Selbstbewußtsein und Durchsetzungskraft.

Bambus steht für die Idee der Stütze, der Unterstützung, die verlorengegangen ist oder die dringend gesucht wird, sonst droht der Zusammenbruch unter der zu großen Belastung.

Wie Bambus ist Silicea sehr empfindlich gegen die Beurteilung anderer Menschen, will immer die Liebe und Anerkennung aller gewinnen. Beide Mittel haben Furcht zu versagen, sind ordentlich und genau. Beide Mittel haben Kälteempfindlichkeit und Rückenschmerzen, beide haben Schmerzen im Genick, die in den Kopf ausstrahlen, beide haben Brustentzündung und Blutung während des Stillens. Dennoch bietet Bambus eine reichhaltige Auswahl an Gemütssymtomen und Lebenssituationen, anhand derer eine Differenzierung nicht schwer sein dürfte. Ganz fehlt bei Silicea die Idee, in einer Situation zu sein, die einer Gefangenschaft gleicht, mit dem dringenden Bedürfnis nach Befreiung und Befriedigung persönlicher Wünsche und Vorstellungen. Bambus ist nicht so zurückhaltend wie Silicea und stellt im Notfall auch wütend und nachdrücklich seine Forderungen, während Silicea, wie Calcium, meist nett und freundlich-zurückhaltend bleibt, nie sein Gesicht verliert.

2.6 Nachträge zum Kent Repertorium

Diese Rubriken sollten in einem deutschsprachigen Repertorium wie folgt eingetragen sein.
Suchlauf aus dem Repertorium KentPlus Oktober 1999.
<u>Unterstreichung bedeuten, daß diese Rubriken bestätigt sind.</u>

Gemüt
<u>ABGESCHLAGEN, lustlos*</u>
<u>ABNEIGUNG gegen; alles*</u>
<u>ABNEIGUNG gegen; alles; ist zuviel*</u>
<u>ABNEIGUNG gegen; Arbeit, gegen seine*</u>
<u>ABNEIGUNG gegen; Aufstehen aus dem Bett*</u>
<u>ABNEIGUNG gegen; Ehemann*</u>
<u>ABNEIGUNG gegen; Kinder*</u>
ABNEIGUNG gegen; Kleidung, will nackt sein*
<u>ABNEIGUNG gegen; Stillen, gegen das**</u>
ALBERNES BENEHMEN*
ANGESEHEN werden, will nicht*
<u>ANGESPANNT**</u>
<u>ANGESPANNT; Schlaf, verhindert den*</u>
<u>ANGESPANNT; Überlastung, durch*</u>
<u>ANGESPROCHEN werden, will nicht*</u>
<u>ANGST; Gewissensangst, als ob man ein Verbrechen begangen hätte*</u>
<u>ANGST; Zukunft, um die*</u>
ANGST; Zukunft, um die; 16.00 Uhr*
<u>ANGST; Zukunft, um die; Bewältigung zukünftiger Dinge, vor der*</u>
AUFFAHREN, zusammenfahren; Berührung, bei*
AUFFAHREN, zusammenfahren; aus dem Schlaf*
AUFFAHREN, zusammenfahren; Schreck, durch*
BEISSEN, Neigung zum; Nägel*
<u>BELEIDIGT, leicht*</u>
<u>BENEBELT, Gefühl wie*</u>
BENOMMENHEIT; morgens*
BENOMMENHEIT; Denken, kann nicht klar*
BENOMMENHEIT; Gedankenschwere, mit*
BENOMMENHEIT; Schnupfen, bei*
BESCHÄFTIGUNG; bessert*
<u>BETT; möchte im Bett bleiben*</u>
<u>BODENSTÄNDIG, heimatverbunden**</u>
<u>DENKEN; Abneigung gegen*</u>
DENKEN; langsam, geht zu*
<u>DIKTATORISCH*</u>
EGAL, Gefühl, alles ist*
EHRGEFÜHL, Folge von verletztem*
EIFERSUCHT*
EINVERSTANDEN, mit allem*
EMPFINDLICH, überempfindlich*
<u>EMPFINDLICH, überempfindlich; angreifbar, und*</u>

Gemüt

EMPFINDLICH, überempfindlich; Geräusch, gegen*
EMPFINDLICH, überempfindlich; Geräusch, gegen; Schritte, gegen*
EMPFINDLICH, überempfindlich; Geräusch, gegen; Vogelgeschrei, gegen*
EMPFINDLICH, überempfindlich; Tadel*
ENTFLIEHEN, versucht zu*
ERNST; lachen, kann kaum*
ERREGUNG, erregbar; Gefühlserregung verursacht Beschwerden*
ERSCHÖPFUNG; abends*
ERSCHÖPFUNG; Ausgehen, kann nicht*
ERWARTUNG, Vorfreude, Beschwerden durch*
FAULHEIT, Indolenz, Abneigung gegen Arbeit**
FAULHEIT, Indolenz, Abneigung gegen Arbeit; morgens; Erwachen, beim**
FAULHEIT, Indolenz, Abneigung gegen Arbeit; abends*
FAULHEIT, Indolenz, Abneigung gegen Arbeit; Bett, kann nur faul im B. liegen*
FAULHEIT, Indolenz, Abneigung gegen Arbeit; Hausarbeit, Abneigung gegen die gewöhnliche*
FAULHEIT, Indolenz, Abneigung gegen Arbeit; schiebt alles vor sich her*
FAULHEIT, Indolenz, Abneigung gegen Arbeit; unfähig etwas zu arbeiten*
FAULHEIT, Indolenz, Abneigung gegen Arbeit; vertrödelt den ganzen Tag*
FEHLER; Schreiben, beim*
FEHLER; Schreiben, beim; läßt aus; Buchstaben*
FEHLER; Zeit, in der*
FEHLER; Zeit, in der; Wochentag, irrt sich im*   (neu:FLEXIBILITÄT, Mangel an*)
FLUCHEN, Neigung zum*
FRÖHLICH, ausgelassen,**
FROHSINN, guten Mutes, glücklich**
FROHSINN, guten Mutes, glücklich; Erwachen, beim; Traum, b. Erwachen aus einem verliebten*
FURCHT; Anfall, vor einem*
FURCHT; Armut, vor*
FURCHT; bemerken, daß man ihren Zustand b. könnte*
FURCHT; Carcinom, vor*
FURCHT; engen Raum, im -oder eingeengt zu werden-**
FURCHT; Federn des Bodens, vor dem*
FURCHT; Kopf, es wächst ihr alles über den*
FURCHT; stimmt, es s. etwas im Kopf nicht*
FURCHT; Krankheit, vor drohender*
FURCHT; Krankheit, vor drohender; Hirntumor, vor einem*
FURCHT; Krankheit, vor drohender; Knoten in der Mamma, vor*
FURCHT; Schwangerschaft, während**
FURCHT; Schwindel, vor*
FURCHT; sprechen, zu; Öffentlichkeit, in der*
FURCHT; sprechen, zu; vergessen, zu v., was man vorher gesagt hat*
FURCHT; versagen, zu*
GEDÄCHTNISSCHWÄCHE***
GEDÄCHTNISSCHWÄCHE; auszudrücken, sich*
GEDÄCHTNISSCHWÄCHE; geistiger Arbeit, bei*
GEDÄCHTNISSCHWÄCHE; naheliegendensten Dinge, für die*
GEDÄCHTNISSCHWÄCHE; Namen, für*
GEDÄCHTNISSCHWÄCHE; Personen, für*

GEDÄCHTNISSCHWÄCHE; tun wollte, was er gerade* **Gemüt**
GEDÄCHTNISSCHWÄCHE; tun wollte, was er gerade; Ausgangspunkt, muß zum A. ihres Verhaltens zurückkehren, bis sie es wieder erinnert*
GEDÄCHTNISSCHWÄCHE; Worte, für*
GEDÄCHTNISSCHWÄCHE; Worte, für; Bedeutung, und deren*
GEDÄCHTNISSCHWÄCHE; Zeit, für die*
GEDANKEN; drängen sich auf und schwirren durcheinander; sexuelle*
GEDANKEN; drängen sich auf und schwirren durcheinander; sexuelle; reduziert*
GEDANKEN; gedankenvoll*
GEDANKEN; hartnäckige; Schwindel, an seinen*
GEDANKEN; tief*
GEDANKEN; träge*
GEDANKEN; wandernd*
GEDANKEN; wandernd; Lernen, beim*
GEDANKEN versunken, in*
GEDANKEN versunken, in; denkt, weiß nicht, an was er*
GEFANGEN, Lebenssituation, in einer*
GELASSENHEIT*
GESCHWÄTZIGKEIT*
GESELLSCHAFT; Abneigung gegen*
GESELLSCHAFT; Abneigung gegen; Ruhe, will seine*
GESELLSCHAFT; Abneigung gegen; Streitsucht, mit*
GESELLSCHAFT; Abneigung gegen; wünscht, allein zu sein; will mit niemand etwas zu tun haben*
GESELLSCHAFT; Abneigung gegen; wünscht, allein zu sein; will mit niemand etwas zu tun haben; Kopfschmerzen, bei*
GETRAGEN werden, möchte**
GRÜBELN*
HARTNÄCKIGKEIT*   (neu: HEIMWEH*)
HILFLOSIGKEIT, Gefühl der*
HILFLOSIGKEIT, Gefühl der; Übelkeit, bei*
HILFLOSIGKEIT, Gefühl der; Unterstützung, sucht**
IDEEN; Mangel an*   (neu: ICH, endlich, Zeit für MICH*)
KICHERN*
KINDER; Abneigung gegen*
KONZENTRATION; fällt schwer**
KONZENTRATION; fällt schwer; aufmerksam sein, kann nicht*
KONZENTRATION; fällt schwer; Autofahren, beim*
KONZENTRATION; fällt schwer; Gedanken wandern*
KONZENTRATION; fällt schwer; Kochen, beim, versalzt das Essen*
KONZENTRATION; fällt schwer; Lernen, Lesen usw., beim*
LACHEN; albernes*
LACHEN; ernsthafte Angelegenheiten, über*
LANGSAMKEIT*
LAUNENHAFTIGKEIT*
LICHT; Verlangen nach*
MÜRRISCH*
MUSIK; Verlangen, M. zu hören*
MUTIG*

NACHDENKLICH, tief*   **Gemüt**
NACKT sein, möchte*
NACKT sein, möchte; schlafen*
NACKT sein, möchte; Wärmegefühl, wegen*
NEURASTHENIE, Schwäche, Übermüdung, Erschöpfung*
NEURASTHENIE, Schwäche, Übermüdung, Erschöpfung; Schmerzen, durch*
NUTZEN, wünscht von N. zu sein**
PANIKGEFÜHL*
PANIKGEFÜHL; nachts*
PEINLICH in Kleinigkeiten*
PEINLICH in Kleinigkeiten; perfekt, möchte alles p. machen*
RECHT, nichts ist recht, alles scheint falsch*
REDEN; Abneigung gegen R., wünscht still zu sein, wortkarg*
REIZBARKEIT**
REIZBARKEIT; nachmittags; 18.00 Uhr besser*
REIZBARKEIT; angesprochen wird, wenn er*
REIZBARKEIT; Ehemann, gegenüber dem*
REIZBARKEIT; Essen, nach dem*
REIZBARKEIT; genervt*
REIZBARKEIT; Kindern, gegenüber den*
REIZBARKEIT; Kindern, gegenüber den; Ruhe, will nur ihre haben*
REIZBARKEIT; Laune, mit schlechter**
REIZBARKEIT; Mattigkeit und Schwäche, mit*
REIZBARKEIT; Menses; vor*
REIZBARKEIT; Menses; Gefühl, als ob die M. kämen*
REIZBARKEIT; Tadel, bei*
REIZBARKEIT; überfordert, fühlt sich*
REIZBARKEIT; ungerecht, Neigung u. zu sein*
REIZBARKEIT; Weinen, mit Neigung zum*
RUHE; will seine R. haben**
RUHE; will seine R. haben; Kopfschmerzen, bei*
RUHE; will seine R. haben; Telefon, geht nicht an das*
RUHELOSIGKEIT, Nervosität**
RUHELOSIGKEIT, Nervosität; morgens; Erwachen, beim*
RUHELOSIGKEIT, Nervosität; nachts**
RUHELOSIGKEIT, Nervosität; nachts; Bauchtanz im Liegen*
RUHELOSIGKEIT, Nervosität; Arbeit, bei der; Arbeitspausen, in*
RUHELOSIGKEIT, Nervosität; Bett; wirft sich im Bett umher**
RUHELOSIGKEIT, Nervosität; innerlich*
RUHELOSIGKEIT, Nervosität; innerlich; morgens, beim Erwachen*
RUHELOSIGKEIT, Nervosität; innerlich; abends, im Bett*
RUHELOSIGKEIT, Nervosität; innerlich; Unentschlossenheit mit, etwas zu tun*
RUHELOSIGKEIT, Nervosität; Reizbarkeit, mit*
SCHLAPP, träge, lustlos*
SCHREIEN; Schmerzen, bei*
SCHWERMUT, Depression, Traurigkeit**
SCHWERMUT, Depression, Traurigkeit; morgens; Erwachen; beim*
SCHWERMUT, Depression, Traurigkeit; m.; E. beim; antriebsarm, möchte im Bett bleiben*

SCHWERMUT, Depression, Traurigkeit; nachmittags*   **Gemüt**
SCHWERMUT, Depression, Traurigkeit; nachmittags; 16.00 Uhr*
SCHWERMUT, Depression, Traurigkeit; abends*
SCHWERMUT, Depression, Traurigkeit; abwechselnd mit; Lustlosigkeit, mit*
SCHWERMUT, Depression, Traurigkeit; Arbeit, wenn keine A. da ist*
SCHWERMUT, Depression, Traurigkeit; Entbindung, nach*
SCHWERMUT, Depression, Traurigkeit; Faulheit, mit**
SCHWERMUT, Depression, Traurigkeit; Gesellschaft, mit Abneigung gegen*
SCHWERMUT, Depression, Traurigkeit; gesund, Gefühl, als ob man nicht mehr g. würde*
SCHWERMUT, Depression, Traurigkeit; grundlos*
SCHWERMUT, Depression, Traurigkeit; Menses; vor*
SCHWERMUT, Depression, Traurigkeit; Ruhe und Wärme, verlangt*
SCHWERMUT, Depression, Traurigkeit; Seele, es lastet etwas auf der*
SCHWERMUT, Depression, Traurigkeit; Vergänglichkeit des Lebens, wegen der*
SCHWERMUT, Depression, Traurigkeit; "Weltuntergangsstimmung"*
SCHWERMUT, Depression, Traurigkeit; Weinen; mit intensivem W.*
SELBSTBETRACHTUNG*
SELBSTBETRACHTUNG; Schwindel, ob der S. wiederkommt*
SELBSTMITLEID*
SELBSTMITLEID; Schmerzen, wegen*
SELBSTVERTRAUEN, Mangel an*
SELBSTVERTRAUEN, Mangel an; minderwertig, Gefühl als ob*
SITZT; tief nachdenklich*
SITZT; tief nachdenklich; Löcher in die Luft, sieht*
SONNE, Verlangen nach*
SORGEN; Geld, um*
SORGEN; weglaufen, möchte*
SPALTUNG*
STILLE, Ruhe; will still sein; wünscht Ruhe und Stille**
STILLEN, Abneigung gegen**
STIMMUNG; wechselnd*
STÖHNEN, Ächzen, Wehklagen, Wimmern*
STÖHNEN, Ächzen, Wehklagen, Wimmern; Schnupfen, bei*
STREITSUCHT*
STREITSUCHT; Kleinigkeiten, um*
TÄTIGKEIT, Geschäfte; Abneigung gegen**
TEILNAHMSLOSIGKEIT, Apathie***
TEILNAHMSLOSIGKEIT, Apathie; morgens beim Erwachen*
TEILNAHMSLOSIGKEIT, Apathie; m. beim E.; Bett, möchte den ganzen Tag im B. bleiben*
TEILNAHMSLOSIGKEIT, Apathie; äußere Dinge, gegen; Kopfschmerzen, bei*
TEILNAHMSLOSIGKEIT, Apathie; alles, gegen*
TEILNAHMSLOSIGKEIT, Apathie; aufraffen, kann sich zu nichts*
TEILNAHMSLOSIGKEIT, Apathie; Gefühlsbezug zu den Dingen fehlt, weil der*
TEILNAHMSLOSIGKEIT, Apathie; geistiger oder körperlicher Arbeit, bei*
TEILNAHMSLOSIGKEIT, Apathie; geschäftliche Angelegenheiten, gegen*
TEILNAHMSLOSIGKEIT, Apathie; Idee, keine I. etwas zu tun*
TEILNAHMSLOSIGKEIT, Apathie; Reden, mag nicht*
TEILNAHMSLOSIGKEIT, Apathie; Vergnügen, gegen*

TEILNAHMSLOSIGKEIT, Apathie; Widerstand, muß alles gegen innen W. tun* **Gemüt**
TEILNAHMSLOSIGKEIT, Apathie; "Wurstigkeitsgefühl"- "Leck-mich"-Gefühl*
TRÄGHEIT, Schwerfälligkeit**
TRÄGHEIT, Schwerfälligkeit; morgens; Erwachen, beim*
TRÄGHEIT, Schwerfälligkeit; Faulheit und**
TRÄGHEIT, Schwerfälligkeit; Gesichtsschmerzen, bei*
TRÄUME; Alptraum *
TRÄUME; angenehm *
TRÄUME; Arche Noah *
TRÄUME; Beerdigungen, von *
TRÄUME; Drogen, von *
TRÄUME; eifersüchtig *
TRÄUME; Erbrechen, vom *
TRÄUME; erinnern, kann sich an die Träume nicht mehr *
TRÄUME; erotisch *
TRÄUME; erotisch; Coitus und Orgasmus *
TRÄUME; erotisch; Menses; während *
TRÄUME; Freunden, von alten *
TRÄUME; Geld, von *
TRÄUME; Gemüt, bedrückt das *
TRÄUME; Gericht, steht vor *
TRÄUME; Göttern, von *
TRÄUME; groß und übermächtig, alles erscheint *
TRÄUME; Hautausschlägen, von *
TRÄUME; Hochzeit, von *
TRÄUME; Kämpfen, von (vgl. Zank) *
TRÄUME; Kindern, von *
TRÄUME; Kindern, von; verunglücken *
TRÄUME; Kleider versteckt, jemand hat die *
TRÄUME; Kopf, rennt mit dem K. gegen die Wand *
TRÄUME; Krankheit, von; AIDS *
TRÄUME; lebhaft *
TRÄUME; Metallstücken, von fünf *
TRÄUME; Mißgeschick, von *
TRÄUME; Monumenten, von *
TRÄUME; Mord, von *
TRÄUME; Ohnmacht, von *
TRÄUME; Panzern, von *
TRÄUME; Pferden, von *
TRÄUME; Pferden, von; reitet auf Pferden *
TRÄUME; phantastisch *
TRÄUME; Polizei. von der *
TRÄUME; Räubern, von *
TRÄUME; Räubern, von; Geiselnehmern, von *
TRÄUME; realistisch, bunt, lebhaft *
TRÄUME; Reise, von einer *
TRÄUME; Reise, von einer; China, nach *
TRÄUME; Reise, von einer; Kreuzfahrt, von einer *

TRÄUME; Riesen, von *   Gemüt; TRÄUME
TRÄUME; Schiffen, von *
TRÄUME; schöne, auffallend *
TRÄUME; Stadt, von einer fremden *
TRÄUME; Tieren, von *
TRÄUME; Tieren, von; Zoo, vom *
TRÄUME; Tode, vom; Freundes, eines *
TRÄUME; traurig *
TRÄUME; Unfällen, von *
TRÄUME; Urinieren, vom *
TRÄUME; verliebt *
TRÄUME; Versöhnung, von *
TRÄUME; Wasser, von *
TRÄUME; Wasser, von; Boot versink *
TRÄUME; Wasser, von; Überschwemmung *
TRÄUME; Wasser, von; Wellen *
TRÄUME; wirr *
TRÄUME; wiederholen sich *
TRÄUME; Worten, von fünf *
TRÄUME; Zähne; fallen aus *
TRÄUME; Zeitgefühl verloren, hat das *
TRAUM, wie im*
TRAUM, wie im; Erinnerungen aus Träumen treten ins Bewußtsein, Gefühl als ob*
TRAUM, wie im; Trennung zwischen Realwelt und Traumwelt fehlt, Gefühl als ob*
ÜBERFORDERT, Gefühl als ob**
ÜBERFORDERT, Gefühl als ob; Ballast, will B. abwerfen*
ÜBERFORDERT, Gefühl als ob; Unterstützung, sucht***
ÜBERFORDERT, Gefühl als ob; verantwortlich, will nicht für alles sein*
ÜBERFORDERT, Gefühl als ob; zwingen, muß sich zum Geringsten*
ÜBELLAUNIG beim Aufwachen*
UNGEDULD*
UNGEDULD; morgens*
UNGEDULD; Kindern, mit den*
UNGLÜCKLICH, bedauernswert, fühlt sich*
UNPÜNKTLICH, lustlos, antriebslos*
UNZUFRIEDEN, mißvergnügt, unbefriedigt usw.**
UNZUFRIEDEN, mißvergnügt, unbefriedigt usw.; allem, mit*
UNZUFRIEDEN, mißvergnügt, unbefriedigt usw.; eingeschränkt, fühlt sich*
UNZUFRIEDEN, mißvergnügt, unbefriedigt usw.; Leben, abgeschnitten vom, Gefühl als ob*
UNZUFRIEDEN, mißvergnügt, unbefriedigt usw.; "Nichtstun", Verlangen nach*
UNZUFRIEDEN, mißvergnügt, unbefriedigt usw.; Pflichten und Arbeit, hat nur*
UNZUFRIEDEN, mißvergnügt, unbefriedigt usw.; sich selbst, mit*
VERÄNDERUNG, Bedürfnis nach**
VERÄNDERUNG, Bedürfnis nach; Bart und Körperhaare, rasiert ab*
VERÄNDERUNG, Bedürfnis nach; Figur, ist unzufrieden mit ihrer*
VERÄNDERUNG, Bedürfnis nach; Leben, will das ganze L. ändern*
VERÄNDERUNG, Bedürfnis nach; ordnen und organisieren, will alles neu*
VERÄNDERUNG, Bedürfnis nach; überprüft kritisch alle Dinge des Alltages*

                                                                                Gemüt

VERGESSLICH***
VERGESSLICH; Einkäufe stehen, geht fort und läßt seine*
VERGESSLICH; Tasche, läßt seine T. liegen*
VERLASSENES Gefühl*
VERLASSENES Gefühl; Weinen, mit*
VERWIRRUNG, benommener Kopf**
VERWIRRUNG, benommener morgens*
VERWIRRUNG, benommener morgens; Erwachen, beim; Traum, aus einem schönen*
VERWIRRUNG, benommener Gedankenzudrang, durch*
VERWIRRUNG, benommener Gesundheitszustand, über seinen*
VERWIRRUNG, benommener geträumt oder erlebt hat, weiß nicht, ob er Dinge*
VERWIRRUNG, benommener schreibt mit der linken Hand*
VERWIRRUNG, benommener Traum, wie im*
VERWIRRUNG, benommener tun, was zu t. ist*
VERWIRRUNG, benommener versalzt jedes Essen*
VERWIRRUNG, benommener Zeit, keinen Überblick über die vergangene*
VERZWEIFLUNG*
VERZWEIFLUNG; Tod, weil der T. ihn von seinen Kindern trennt*
VERZWEIFLUNG; Schicksal, weil alles S. ist, nicht vom Willen zu steuern ist*
WAHNIDEEN**
WAHNIDEEN; allein, sie sei; betrogen und*
WAHNIDEEN; arm, glaubt er sei*
WAHNIDEEN; außen, die Symptome kommen von a., es sind nicht seine eigenen*
WAHNIDEEN; bedeutungslos zu sein*
WAHNIDEEN; Bluttransfusion, braucht eine B., wegen starker Mensesblutung*
WAHNIDEEN; Druckwelle, breitet sich im Bauch aus*
WAHNIDEEN; Erzählung ist nicht treffend*
WAHNIDEEN; Erzählung ist nicht treffend; Gefühle nicht mit dem Erzählten übereinstimmen, weil die*
WAHNIDEEN; fremd; Symptome, die eigenen S. erscheinen fremd*
WAHNIDEEN; gelockert, als ob der Rücken g. wäre*
WAHNIDEEN; gesund, nicht mehr g. zu werden*
WAHNIDEEN; Haut ist ganz dünn, die*
WAHNIDEEN; Herz; Bewußtsein, ein erhöhtes B. vom Herzen, hat*
WAHNIDEEN; Körper; Seite, die rechte und linke S. ist verschieden*
WAHNIDEEN; Kopf; Fesselballon, ist ein*
WAHNIDEEN; Kopf; Fesselballon, ist ein; steigt nach oben, droht den Hals abzureißen*
WAHNIDEEN; Kopfschmerzen zu haben, ohne Schmerz*
WAHNIDEEN; locker, der Rücken ist*
WAHNIDEEN; Nebelschwaden, der Rücken ist verpackt in feste*
WAHNIDEEN; Organe, spürt die inneren*
WAHNIDEEN; Organe, spürt die inneren; Blase und Harnleiter*
WAHNIDEEN; schaffen, kann es nicht*
WAHNIDEEN; schaffen, kann es nicht; handlungsunfähig, macht sie*
WAHNIDEEN; Schicksal, alles ist*
WAHNIDEEN; schief, alles geht*
WAHNIDEEN; schuld an der schlechten Laune des Partners, sie ist*
WAHNIDEEN; Seele; S., es lastet etwas auf der*

WAHNIDEEN; Seite; die rechte und linke Körperseite ist total verschieden* **Gemüt**
WAHNIDEEN; sinnlos, alles ist*
WAHNIDEEN; Stangen, die Arme sind steif wie*
WAHNIDEEN; unsicher, alles erscheint*
WAHNIDEEN; verlassen, im Stich gelassen, er sei*
WAHNIDEEN; Wellen wogen durch den Kopf*
WAHNIDEEN; Zeit; Strom der Zeit hingeben, kann sich nur dem*
WAHNIDEEN; zucken, zu*
WEINEN, zu Tränen geneigt**
WEINEN, zu Tränen geneigt; nachts*
WEINEN, zu Tränen geneigt; nachts; verlassen, mit den Gefühl v. zu sein*
WEINEN, zu Tränen geneigt; bedeutungslos und unwissend, weil*
WEINEN, zu Tränen geneigt; Erschöpfung, aus*
WEINEN, zu Tränen geneigt; Erzählen der Beschwerden, beim**
WEINEN, zu Tränen geneigt; Hitze und Röte des Gesichtes, wegen*
WEINEN, zu Tränen geneigt; Kleinigkeiten, um*
WEINEN, zu Tränen geneigt; Schmerzen*
WIDERWILLEN*
ZAGHAFTIGKEIT; Öffentlichkeit aufzutreten, in der*
ZEIT; vergeht zu schnell*
ZEIT; vertrödelt die*
ZORN, Ärger*
ZORN, Ärger; heftig*
ZORN, Ärger; heftig; schlägt mit den Fäusten auf den Tisch*
ZORN, Ärger; Lärm, wegen*
ZORN, Ärger; unterdrückten Zorn, Beschwerden durch*
ZWEIFELT; Pläne, ob sie ihre P. verwirklichen kann*

Schwindel
SCHWINDEL**
VORMITTAGS; 11.00 Uhr*
NACHTS*
ABWÄRTSFAHREN im Auto*
AUFSTEHEN, beim*
BENOMMENHEIT, mit*
BENOMMENHEIT, mit; Hinterkopf, im*
BETRUNKEN, wie*
BETRUNKEN, wie; abends besser*
BETRUNKEN, wie; Beugen nach vorne, beim*
BETRUNKEN, wie; Autofahrt, nach einer*
BÜCKEN, beim*
DREHEN; Kopfbewegung, oder bei*
DREHEN; wie im Kreis; Hinterkopf, aus dem H. kommend*
DREHEN; wie im Kreis; Karussellfahrt, wie*
FALLEN, Neigung zum*
FREIEN, im*
FREIEN, im; Luft, in der frischen*
GEGENSTÄNDE scheinen; bewegen, sich zu*

GEHEN; beim* Schwindel
HINTERKOPF, im*
HINTERKOPF, im; Halswirbelsäule, Gefühl als ob der S. aus der HWS kommt*
HITZE; Hitzestadium im Fieber, während*
KOPFBEUGEN; 17.00 Uhr*
KOPFBEUGEN; vorwärts*
KOPFSCHMERZ, bei*
LOCH, Gefühl, als ob man in ein L. tritt*
LOCH, Gefühl, als ob man in ein L. tritt; Schritt, bei jedem*
SCHLAFTRUNKEN, wie*
SEHEN, beim; abwärts*
STEHEN, im*
TAUMEL, Wanken, mit*
TAUMELIGER Schwindel*
ÜBELKEIT, mit*
ÜBELKEIT, mit; Lesen, beim, im fahrenden Auto*
VÖLLEGEFÜHL im Hinterkopf, mit*
VÖLLEGEFÜHL im Hinterkopf, mit; 16.00 Uhr*
VÖLLEGEFÜHL im Hinterkopf, mit; flauem Gefühl in Bauch, und mit*
WELLEN, als ob der Boden in W. schwanken würde*
WELLEN, als ob der Boden in W. schwanken würde; 17.00 Uhr*
WELLEN, als ob der Boden in W. schwanken würde; Angst, mit*
WELLEN, als ob der Boden in W. schwanken würde; erstreckt sich; Fersen zum Hinterkopf, von den*
WELLENFÖRMIG; Stirn, quer durch die*
WELLENFÖRMIG; Stirn, quer durch die; links nach rechts, von*
WELLENFÖRMIG; Wellen wogen durch den Kopf*
WIPPEN, wie das W. eines Fahrstuhl beim Anhalten*
WIPPEN, wie das W. eines Fahrstuhl beim Anhalten; Angst, mit*
WIPPEN, wie das W. eines Fahrstuhl beim Anhalten; Beugen, nach vorne, beim*

Kopf
AMEISENLAUFEN; Hinterkopf*
ANLEHNEN, möchte den Kopf an etwas**
BEULE, Gefühl von einer B. auf dem Kopf*
BEWEGUNGEN, Gefühl von B. im Kopf*
BEWEGUNGEN, Gefühl von B. im morgens; Aufstehen, beim*
BEWEGUNGEN, Gefühl von B. im morgens; Aufstehen, beim; Stirn, in der*
BEWEGUNGEN, Gefühl von B. im Auge, in Richtung auf das linke*
"BRUMMSCHÄDEL"*
"BRUMMSCHÄDEL"; Verlangen nach frischer Luft, mit*
DUMPFES GEFÜHL*
DUMPFES GEFÜHL; Luft, an der frischen L. besser*
EMPFINDLICHKEIT der Kopfhaut*
EMPFINDLICHKEIT der Kopfhaut linke Seite*
EMPFINDLICHKEIT der Kopfhaut Menses, während der*
EMPFINDLICHKEIT der Kopfhaut Kämmen, beim*
EMPFINDLICHKEIT der Kopfhaut Strom, wie unter*

EMPFINDLICHKEIT der Kopfhaut Hinterkopf, im* **Kopf**
HAAR; fällt aus**
HITZE; Allgemein*
JUCKEN der Kopfhaut*
KLARHEIT; fehlende K., verbunden mit Kopfschwere*
KLARHEIT; fehlende K., verbunden mit Kopfschwere; morgens*
KLUMPEN, Gefühl eines K. im Kopf*
KLUMPEN, Gefühl eines K. im Stirn*
KLUMPEN, Gefühl eines K. im Stirn; Augen, drückt auf die*
LEERES, hohles Gefühl*
LEERES, hohles Gefühl; abends*
PRICKELN, Gefühl von*
PULSIEREN,*
SCHLEIM, Gefühl von zähem S. im Hinterkopf*
SCHWEISS; Kopfschweiß*
SCHWEISS; morgens*
SCHWEISS; nachmittags*
SCHWEISS; Erregung, bei*
SCHWEISS; Kopfschmerz, bei*
SCHWEISS; Hinterkopf*
SCHWELLUNG, Auftreibung, Gefühl von*
SCHWELLUNG, Auftreibung, Gefühl von; Fesselballon, wie ein*
SCHWELLUNG, Auftreibung, Gefühl von; Fesselballon, wie ein; Kinn ist der Korb, Oberkopf der Ballon*
SCHWELLUNG, Auftreibung, Gefühl von; Stirn*
SCHWELLUNG, Auftreibung, Gefühl von; Stirn; Nasenwurzel, drückt auf die*
SCHWERE*
SCHWERE; anlehnen, möchte sich**
STÜTZT DEN KOPF**
ZUSAMMENSCHNÜREN, Spannung*
ZUSAMMENSCHNÜREN, Spannung; abends*

Kopfschmerz
ALLGEMEIN***
ALLGEMEIN; nachts**
ALLGEMEIN; Mitternacht; nach*
ALLGEMEIN; Mitternacht; 4 Uhr*
ALLGEMEIN; Augen zumachen, muß die*
ALLGEMEIN; Diarrhoe, mit*
ALLGEMEIN; Erbrechen, mit*
ALLGEMEIN; Erbrechen, mit; bessert*
ALLGEMEIN; Essen; nach*
ALLGEMEIN; Freien, im; besser*
ALLGEMEIN; heftiger Schmerz*
ALLGEMEIN; Husten, beim*
ALLGEMEIN; kalte Umschläge bessern*
ALLGEMEIN; Liegen, beim; im dunklen Zimmer; bessert*
ALLGEMEIN; Menses; vor**

Kopfschmerz

ALLGEMEIN; Menses; während**
ALLGEMEIN; Muskulatur des Halses, mit Schmerzen in; des Nackens**
ALLGEMEIN; Reiben, beim; bessert*
ALLGEMEIN; Schlaf; Mittagsschlaf, nach*
ALLGEMEIN; Schnupfen; bei*
ALLGEMEIN; Schweiß, mit; während*
ALLGEMEIN; Stuhlgang; Pressen zum Stuhl, beim*
ALLGEMEIN; wildmachend*
ORTE; Hinterkopf*
ORTE; Hinterkopf; vormittags; 11 Uhr*
ORTE; Hinterkopf; nachts; 3-4 Uhr*
ORTE; Hinterkopf; Menses; während*
ORTE; Hinterkopf; Schwangerschaft, nach der*
ORTE; Hinterkopf; erstreckt sich; Schläfen*
ORTE; Hinterkopf; Hinterhauptshöckern, in den*
ORTE; Hinterkopf; Hinterhauptshöckern, in den; nachmittags*
ORTE; Hinterkopf; Hinterhauptshöckern, in den; nachmittags; um 17.00 Uhr*
ORTE; Scheitel*
ORTE; Scheitel; morgens; Erwachen, beim*
ORTE; Scheitel; vormittags*
ORTE; Scheitel; anfallsweise*
ORTE; Scheitel; Liegen, im; bessert*
ORTE; Schläfen; rechts*
ORTE; Schläfen; links*
ORTE; Schläfen; nachmittags; 17 Uhr*
ORTE; Schläfen; nachts*
ORTE; Schläfen; anfallsweise*
ORTE; Schläfen; anfallsweise; steigern sich schnell und hört plötzlich auf*
ORTE; Schläfen; erstreckt sich; Ohr*
ORTE; Seiten; links*
ORTE; Stirn, in der**
ORTE; Stirn, in der; vormittags*
ORTE; Stirn, in der; abends*
ORTE; Stirn, in der; Menses; während*
ORTE; Stirn, in der; Sauna, nach der*
ORTE; Stirn, in der; erstreckt sich zu den; Nasenwurzel*
ORTE; Stirn, in der; über den Augen; rechten, über dem*
ORTE; Stirn, in der; hinter den Augen*
BERSTEND, als ob der Kopf bersten wollte*
BERSTEND, als ob der Kopf bersten wollte; mittags*
BERSTEND, als ob der Kopf bersten wollte; drücken, muß mit den Händen*
BERSTEND, als ob der Kopf bersten wollte; Sprechen verschlimmert*
BERSTEND, als ob der Kopf bersten wollte; Stirn*
BERSTEND, als ob der Kopf bersten wollte; Stirn; eng, wie zu*
DRÖHNEND*
DRÖHNEND; Fieber, bei*
DRÜCKEND***
DRÜCKEND; mittags*

DRÜCKEND; abends*   **Kopfschmerz**
DRÜCKEND; Anstrengung verschlechtert*
DRÜCKEND; Augenschmerzen, mit*
DRÜCKEND; Druck bessert; Augen, auf die A. bessert*
DRÜCKEND; Kopfbeugen; vorwärts, beim; besser*
DRÜCKEND; Menses; vor*
DRÜCKEND; Menses; während*
DRÜCKEND; Nacken- und Gliederschmerzen, mit*
DRÜCKEND; Reifen, Gefühl wie von einem*
DRÜCKEND; von außen nach innen drückend*
DRÜCKEND; Wetter; Tiefdruck, bei*
DRÜCKEND; Wind, kaltem bei*
DRÜCKEND; Hinterkopf**
DRÜCKEND; Hinterkopf Wärme bessert*
DRÜCKEND; Scheitel*
DRÜCKEND; Scheitel; nachmittags*
DRÜCKEND; Schläfen*
DRÜCKEND; Schläfen; links*
DRÜCKEND; Stirn**
DRÜCKEND; Stirn; nachmittags*
DRÜCKEND; Stirn; Band, Druck wie von einem*
DRÜCKEND; Stirn; Band, Druck wie von einem; Menses, bei der*
DRÜCKEND; Stirn; Bewegung, bei*
DRÜCKEND; Stirn; Kopfbeugen, beim; nach unten*
DRÜCKEND; Stirn; Lesen, beim*
DRÜCKEND; Stirn; Liegen bessert*
DRÜCKEND; Stirn; Menses; während*
DRÜCKEND; Stirn; Menses; während; ersten Tag, am*
DRÜCKEND; Stirn; erstreckt sich zu den; Nacken, zum*
DRÜCKEND; Stirn; Augen, über den; rechts*
DRÜCKEND; Stirn; Augen, über den; links*
DRÜCKEND; Stirn; Augen, über den; links; als ob etwas von außen in den Kopf drückt*
DRÜCKEND; Stirn; Nase, über der*
DRÜCKEND; Stirn; Nase, über der; Schnupfen, bei*
DUMPF; frische Luft, bessert*
DUMPF; Hinterkopf*
DUMPF; Hinterkopf; Schwindel, mit*
DUMPF; Schläfen*
DUMPF; Stirn*
HÄMMERND*
PULSIEREND*
PULSIEREND; Stirn*
PULSIEREND; Stirn; nachts*
PULSIEREND; Stirn; Herzklopfen, mit*
PULSIEREND; Hinterkopf und Nacken*
PULSIEREND; Hinterkopf und Nacken; erstreckt sich; Stirn, zur*
STECHEND*
STECHEND; Stirn; morgens*

STECHEND; Stirn; über den Augen; rechts* Kopfschmerz
STECHEND; Stirn; über den Augen; abends; besser*
STOCK, wie ein im Hinterkopf*
STOCK, wie ein im Hinterkopf nachts, 4.00 Uhr*
WELLENARTIG*
ZIEHEND*
ZIEHEND; nachmittags*

Auge
ABSONDERUNG von Schleim oder Eiter; morgens*
ABSONDERUNG von Schleim oder Eiter; Canthi, innere; morgens*
BLINZELN*
ENTZÜNDUNG; Bindehaut*
GEZOGEN, Gefühl als ob, aus dem Kopf*
JUCKEN*
JUCKEN; abends*
JUCKEN; Lider*
MÜDIGKEIT*
REIBEN, Verlangen zu*
ROTE FARBE; Kopfschmerz, vor; während*
ROTE FARBE; Lider*
ROTE FARBE; Lider; mittags*
SCHLIESSEN; muß die Augen*
SCHMERZ; allgemein**
SCHMERZ; allgemein; Berührung verschlechtert*
SCHMERZ; allgemein; Kopfschmerz, bei*
SCHMERZ; Brennend, beißend*
SCHMERZ; Brennend, beißend; abends*
SCHMERZ; Brennend, beißend; Augenschließen, beim; besser*
SCHMERZ; Brennend, beißend; Müdigkeit, mit*
SCHMERZ; Drückend*
SCHMERZ; Drückend; links*
SCHMERZ; Drückend; links; Gefühl, als ob das linke Augen nach außen gedrückt würde*
SCHMERZ; Drückend; Kopfschmerz, während*
SCHMERZ; Drückend; nach innen drückend*
SCHMERZ; Drückend; nach innen drückend; Kopfschmerzen, bei*
SCHMERZ; Drückend; nach innen drückend; unten, und nach*
SCHMERZ; Stechend*
SCHMERZ; Stechend; links*
SCHMERZ; Stechend; plötzlich kommend und gehend*
SCHMERZ; Wund, wie zerschlagen*
SCHMERZ; Wund, wie zerschlagen; links*
SCHMERZ; Wund, wie zerschlagen; Bewegung, während*
SCHMERZ; Wund, wie zerschlagen; Kopfschmerzen, bei*
SCHWELLUNG, geschwollen; morgens*
SCHWELLUNG, geschwollen; Lider*
SCHWELLUNG, geschwollen; Lider; ödematös*
SCHWELLUNG, geschwollen; Lider; Schnupfen, bei*

SCHWELLUNG, geschwollen; Lider; Oberlider*   Auge
SCHWELLUNG, geschwollen; Lider; Oberlider; morgens*
SCHWELLUNG, geschwollen; Lider; Unterlider*
SCHWELLUNG, geschwollen; Lider; Unterlider; morgens*
SCHWERE; Lider*
SCHWERE; Lider; Zimmer, im warmen*
TRÄNENFLUSS*
TRÄNENFLUSS; warmen Zimmer, im*
TRÄNENFLUSS; Zimmer, im*
TROCKENHEIT*
VERKLEBT Lider und Augenbrauen; morgens*

Sehen
BEWEGT; Schwindel, bei*
DOPPELSEHEN*
DOPPELTSEHEN; nachts*
NEBELSEHEN*
NEBELSEHEN; Schleier, wie ein*
TRÜBSEHEN*
ÜBERSCHARFES Sehen*
ÜBERSCHARFES Sehen morgens*
VERSCHWOMMENES, verwischtes Sehen*
VERSCHWOMMENES, verwischtes Sehen nachmittags*
VERSCHWOMMENES, verwischtes Sehen Tränenfluß, mit*

Ohr
ENTZÜNDUNG*
ENTZÜNDUNG; links*
ENTZÜNDUNG; Ohrmuschel*
ENTZÜNDUNG; Tragus*
JUCKEN im Ohr*
JUCKEN im Kratzen; verschlimmert*
JUCKEN im Gehörgang, äußeres Ohr*
OHRGERÄUSCHE; Zischen; synchron mit dem Puls*
OHRGERÄUSCHE; Zischen; Kopfschmerzen, bei berstenden*
PULSIEREN, Klopfen; Kopfschmerzen, bei*
SCHMERZ; allgem.**
SCHMERZ; allgem.; rechts*
SCHMERZ; allgem.; links*
SCHMERZ; allgem.; nachmittags; 17 Uhr*
SCHMERZ; allgem.; abends; 19 Uhr*
SCHMERZ; allgem.; nachts*
SCHMERZ; allgem.; Berührung, bei*
SCHMERZ; allgem.; Ohrläppchen*
SCHMERZ; Lanzinierend*
SCHMERZ; Lanzinierend; erstreckt sich in alle Richtungen*
SCHMERZ; Wellenartig*
SCHMERZ; Wellenartig; rechts*

Ohr

SCHMERZ; Ziehend*
SCHMERZ; Ziehend; rechts*
SCHMERZ; Ziehend; links*
SCHMERZ; Ziehend; morgens*
SCHMERZ; Ziehend; anfallsweise*
SPANNUNG, Gefühl der*
SPANNUNG, Gefühl der; schmerzhaft*
SPANNUNG, Gefühl der; innen im Ohr*
VERSTOPFT, Gefühl, als wäre das Ohr*
VERSTOPFT, Gefühl, als wäre das abends; 20 Uhr*
VERSTOPFT, Gefühl, als wäre das Naseschneuzen, beim*

Hören (0)

Nase
ABSONDERUNGEN; blutig*
ABSONDERUNGEN; bräunlich*
ABSONDERUNGEN; dick*
ABSONDERUNGEN; gelb*
ABSONDERUNGEN; grünlich*
ABSONDERUNGEN; heiß*
ABSONDERUNGEN; klar*
ABSONDERUNGEN; Krusten (Borken), innen*
ABSONDERUNGEN; Krusten (Borken), innen; hart*
ABSONDERUNGEN; Krusten (Borken), innen; schmerzhaft*
ABSONDERUNGEN; reichlich*
ABSONDERUNGEN; wäßrig*
ABSONDERUNGEN; wäßrig; morgens*
ABSONDERUNGEN; weiß*
ABSONDERUNGEN; wundmachend*
ABSONDERUNGEN; zäh, dick*
ABSONDERUNGEN; Choanen, aus den*
FARBE; rot*
GERÜCHE, eingebildete und wirkliche; Chemie, nach*
GERÜCHE, eingebildete und wirkliche; Lavendel, nach*
GERUCHSSINN; scharf*
GERUCHSSINN; scharf; empfindlich gegen den Geruch von; Speisen*
GERUCHSSINN; scharf; empfindlich gegen den Geruch von; Zigarettenrauch*
HITZE; in der Nase*
JUCKEN*
JUCKEN; vormittags*
JUCKEN; Feder, als ob von einer F. berührt*
JUCKEN; innen*
NASENBLUTEN*
NASENBLUTEN; Naseschneuzen, durch*
NASENBLUTEN; Naseschneuzen, durch; rechts*
NIESEN**
NIESEN; morgens; Bett, im*

NIESEN; morgens; um 7 Uhr*   Nase
NIESEN; nachts*
NIESEN; Gehen im Freien, beim*
NIESEN; Luft; Freien, im*
NIESEN; Luft; kalter L., in*
PRICKELN*
PRICKELN; Feder, als ob von einer Feder berührt*
PRICKELN; innen*
 SCHMERZ; Sinus maxillaris*
SCHMERZ; Sinus maxillaris; links*
SCHMERZ; Sinus maxillaris; Nasenschneuzen, beim*
SCHMERZ; brennend*
SCHMERZ; brennend; abends*
SCHMERZ; brennend; Naseschneuzen; beim*
SCHMERZ; brennend; Nasenlöcher*
SCHMERZ; stechend*
SCHMERZ; stechend; rechts*
 SCHNUPFEN**
 SCHNUPFEN; Absonderung, mit*
 SCHNUPFEN; Absonderung, ohne**
SCHNUPFEN; Absonderung, ohne; nachts*
SCHNUPFEN; Halsschmerzen, mit*
 SCHNUPFEN; Heuschnupfen**
 SCHNUPFEN; Heuschnupfen; Birkenpollen, durch*
 SCHNUPFEN; Heuschnupfen; Frühling, im*
SCHWELLUNG; Gefühl von*
TAUBHEITSGEFÜHL; innen*
TROCKENHEIT; innen*
TROCKENHEIT; innen; schmerzhaft*
 VERSTOPFUNG der Nase**
VERSTOPFUNG der links*
VERSTOPFUNG der morgens*
VERSTOPFUNG der nachts*
VERSTOPFUNG der nachts; weckt ihn*
VERSTOPFUNG der abwechselnde Seiten*
VERSTOPFUNG der Kopfschmerzen, bei*
VERSTOPFUNG der Liegen, im*
VERSTOPFUNG der Liegen, im; rechts*
VERSTOPFUNG der Liegen, im; Bauchlage verschlimmert*
VERSTOPFUNG der Nasenschneuzen bessert nicht*
VERSTOPFUNG der Schlaf, im*
VERSTOPFUNG der Sitzen bessert*

Gesicht
AUSDEHNUNG, Gefühl von, der Kieferhöhle*
AUSDRUCK; kränklich*
 AUSDRUCK; kränklich; verbergen, will es*
FARBE; bläulich; Augen, Ringe um die*

Gesicht

FARBE; bläulich; Augen, Ringe um die; morgens*
FARBE; blaß*
FARBE; blaß; gerötet, stellenweise*
FARBE; dunkel; Ränder unter den Augen*
FARBE; rot*
FARBE; rot; mittags*
FARBE; rot; abends*
FARBE; rot; alkoholischen Getränken, nach*
FARBE; rot; Flecke*
FARBE; rot; glühend rot*
FARBE; rot; glühend rot; Hitzegefühl, ohne*
FARBE; rot; Hitzegefühl mit*
FARBE; rot; Nasolabialfalte*
GESCHWÜRE*
GESCHWÜRE; Lippen*
GESCHWÜRE; Lippen; Unterlippe*
HAUT, Gefühl als ob die H. ganz dünn wäre*
HAUTAUSSCHLÄGE*
HAUTAUSSCHLÄGE; abblätternd*
HAUTAUSSCHLÄGE; brennend*
HAUTAUSSCHLÄGE; Pickel, "Blütchen"*
HAUTAUSSCHLÄGE; Pickel, "Blütchen"; Kinn*
HAUTAUSSCHLÄGE; Pickel, "Blütchen"; Kinn; schmerzhaft, bei Berührung*
HAUTAUSSCHLÄGE; Pickel, "Blütchen"; Nase*
HAUTAUSSCHLÄGE; Pickel, "Blütchen"; Nase; Nasenflügel*
HAUTAUSSCHLÄGE; Pickel, "Blütchen"; Nase; Nasenflügel; rezidivierend*
HAUTAUSSCHLÄGE; Pickel, "Blütchen"; Nase; Nasenflügel; schmerzhaft*
HAUTAUSSCHLÄGE; Pickel, "Blütchen"; Stirn*
HAUTAUSSCHLÄGE; Pickel, "Blütchen"; Stirn; dick und eitrig*
HAUTAUSSCHLÄGE; Pickel, "Blütchen"; Stirn; schmerzhaft*
HAUTAUSSCHLÄGE; Pickel, "Blütchen"; Stirn; Haarrand, am*
HAUTAUSSCHLÄGE; rot*
HITZE*
HITZE; Hitzewellen*
HITZE; Hitzewellen; mittags*
HITZE; Hitzewellen; abends*
HITZE; Hitzewellen; plötzlich*
HITZE; Röte und*
HITZE; Jochbein, im*
KÄLTE; Ischiasschmerzen, bei*
KIEFER, zusammengebissen*
NARKOSE, Gefühl wie nach einer*
NARKOSE, Gefühl wie nach einer; Gefühl zieht vom Mund bis in die Brust*
PRICKELN*
PRICKELN; links; rechts, dann*
PRICKELN; Seiten, Gefühl der Trennung von rechts und links*
SINUSITIS; maxillaris*
SINUSITIS; maxillaris; links*

SINUSITIS; maxillaris; schmerzhaft*　　　　　　　　　　　　　　　Gesicht
SCHMERZ; allgem.*
SCHMERZ; allgem.; rechts; Menses, während der*
SCHMERZ; allgem.; links**
SCHMERZ; allgem.; Menses; während*
SCHMERZ; allgem.; Kiefer; Oberkiefer*
SCHMERZ; allgem.; Kiefer; Oberkiefer; links*
SCHMERZ; allgem.; Knochen*
SCHMERZ; allgem.; Knochen; Jochbein*
SCHMERZ; allgem.; Knochen; Jochbein; links*
SCHMERZ; allgem.; Knochen; Jochbein; aufgefressen, als würde der Knochen*
SCHMERZ; allgem.; Wangen*
SCHMERZ; Drückend*
SCHMERZ; Drückend; links*
SCHMERZ; Nagend*
SCHMERZ; Nagend; links*
SCHMERZ; Pulsierend*
SCHMERZ; Stechend*
SCHMERZ; Stechend, heftig; rechts*
SCHMERZ; Stechend, heftig; links*
SCHMERZ; Stechend, heftig; abends*
SCHMERZ; Stechend, heftig; nachts*
SCHMERZ; Stechend, heftig; rhythmisch*
SCHMERZ; Stechend, heftig; Jochbein*
SCHMERZ; Stechend, heftig; Kiefer; nachts, 4.00 Uhr*
SCHMERZ; Stechend, heftig; Kiefer; Kiefergelenk*
SCHMERZ; Stechend, heftig; Kiefer; Kieferhöhle*
SCHMERZ; Stechend, heftig; Kinn*
SCHMERZ; Wund, wie entzündet*
SCHMERZ; Wund, wie entzündet; Berührung verschlimmert*
SCHMERZ; Wund, wie entzündet; Menses, bei der*
SCHMERZ; Ziehend*
SCHMERZ; Ziehend; links*
SCHWEISS*
SCHWEISS; morgens*
SCHWEISS; Erwachen, beim*
SCHWEISS; nachmittags*
SCHWEISS; nachmittags; um 16.00 Uhr*
SCHWEISS; Anstrengung, nach leichter*
SCHWELLUNG; Gefühl, von*
SPANNUNG; Haut, der*
SPANNUNG; Kaumuskeln*
TROCKENHEIT*
TROCKENHEIT; Lippen, der*
VIBRIEREN, Gefühl von*
WASCHEN, will das Gesicht mit kaltem Wasser*
WUNDHEIT; Mundwinkel*

Mund
 ENTZÜNDUNG; Zahnfleisches, des*
 GERUCH, Atem; übelriechend*
 GESCHMACK; eitrig*
 GESCHMACK; faulig*
 GESCHMACK; metallisch*
 GESCHMACK; sauer*
 GESCHMACK; sauer; morgens*
 GESCHMACK; schlecht*
 GESCHMACK; schlecht; Nasenschneuzen, nach*
 KLEBRIG, der ganze Mund ist*
 KRIBBELN im Zunge, der*
 KRIBBELN im Zunge, der; Unterseite*
 PRICKELN; Zunge*
 SCHLEIMHAUT wund, exkoriiert*
 SCHLEIMHAUT wund, exkoriiert; Essen, nach jedem*
 SCHLEIMHAUT wund, exkoriiert; Saurem, nach*
 SCHLEIMHAUT Zunge wund, exkoriiert*
 SCHMERZ; Zahnfleisch*
 SCHMERZ; Zahnfleisch; Kauen, beim*
 SCHMERZ; brennender Schmerz, Roheitsgefühl*
 SCHMERZ; brennender Schmerz, Roheitsgefühl; Zunge; Zungenspitze*
 SCHMERZ; brennender Schmerz, Roheitsgefühl; Zunge; Zungenspitze; tagsüber, nur*
 SPEICHELFLUSS*
 SPEICHELFLUSS; Reden, beim*
 SPEICHELFLUSS; Reden, beim; Gefühl, als ob Speichel aus dem Mund läuft*
 SPEICHELFLUSS; Wasser, Gefühl, als ob der Mund voller W. wäre*
 SPRACHE; kloßig, wie mit vollem Mund*
 TROCKENHEIT*
 TROCKENHEIT; Gefühl von Trockenheit*
 VERBRENNUNG, Verbrühung von Zunge und Lippen; Gefühl von Verbrühung der Zunge*
 VERBRENNUNG, Verbrühung von Zunge und Lippen; Gefühl von Verbrühung der Zunge; Essen
    verschlimmert*

Zähne
 JUCKEN; Gefühl, als ob die Z. jucken*
 SCHMERZ; Allgemein*
 SCHMERZ; Allgemein; Backenzähne*
 SCHMERZ; Allgemein; Backen rechts*
 SCHMERZ; Allgemein; Oberkiefers, Zähne des*
 SCHMERZ; Allgemein; rechts*
 SCHMERZ; Allgemein; nachts*
 SCHMERZ; Allgemein; Kauen, durch*
 SCHMERZ; Allgemein; Süssigkeiten, nach*
 SCHMERZ; ziehend*
 SCHMERZ; ziehend; abends*
 SCHMERZ; ziehend; Backenzähne*
 SCHMERZ; ziehend; Backenzähne rechts*

SCHMERZ; ziehend; Backenzähne obere*
VERÄNDERT, Gefühl die Stellung der Zähne ist*

Hals
EITERUNG der Tonsillen*
ENTZÜNDUNG, einfache**
ENTZÜNDUNG, einfache; rechts*
ENTZÜNDUNG, einfache; Tonsillen*
ERKÄLTUNGSGEFÜHL*
ERKÄLTUNGSGEFÜHL; rechts*
ERKÄLTUNGSGEFÜHL; Sitzen im Freien, nach*
FARBE; Röte*
FARBE; Röte; Rachen*
KLOSSGEFÜHL, Klumpen, Pflock, usw., Globus hystericus*
KLOSSGEFÜHL, Klumpen, Pflock, usw., Globus hystericus; morgens*
KLOSSGEFÜHL, Klumpen, Pflock, usw., Globus hystericus; schleimig*
KLOSSGEFÜHL, Klumpen, Pflock, usw., Globus hystericus; Schlucken; kommt wieder nach*
KLOSSGEFÜHL, Klumpen, Pflock, usw., Globus hystericus; Oesophagus*
KRATZENDES Gefühl; nachts*
RÄUSPERN, Neigung zum*
RÄUSPERN, Neigung zum; Reden, beim*
RAUHEIT**
RAUHEIT; Erkältung, wie bei*
RAUHEIT; Reden, durch*
SCHLEIMIGE Absonderung im Hals**
SCHLEIMIGE Absonderung im löst sich; leicht*
SCHLEIMIGE Absonderung im löst sich; schwer*
SCHLEIMIGE Absonderung im Schlucken; kann Schleim nicht schlucken, obwohl leicht löslich*
SCHLEIMIGE Absonderung im zäh*
SCHLEIMIGE Absonderung im Choanen gezogen, wird aus den*
SCHLUCKEN; behindert*
SCHLUCKEN; Neigung zum dauernden Schlucken*
SCHMERZ; Halsschmerz, allgemein**
SCHMERZ; Halsschmerz, allgemein; links*
SCHMERZ; Halsschmerz, allgemein; nachts*
SCHMERZ; Halsschmerz, allgemein; Husten, während*
SCHMERZ; Halsschmerz, allgemein; Schlucken; beim*
SCHMERZ; Halsschmerz, allgemein; Schlucken; beim; nachts*
SCHMERZ; Halsschmerz, allgemein; Wärme; Einhüllen warm, bessert*
SCHMERZ; Halsschmerz, allgemein; Wärme; Getränke, warme; bessern*
SCHMERZ; Halsschmerz, allgemein; erstreckt sich zu; Ohr*
SCHMERZ; brennend*
SCHMERZ; brennend; nachts*
SCHMERZ; brennend; Mitternacht; nach*
SCHMERZ; brennend; kalten Getränken; besser nach*
SCHMERZ; drückend*
SCHMERZ; drückend; morgens*
SCHMERZ; drückend; erstreckt sich zum; Ohr*

SCHMERZ; kratzend*   Hals
SCHMERZ; stechend*
SCHMERZ; wund*
SCHMERZ; wund; morgens*
SCHMERZ; wund; morgens; 7 Uhr*
SCHMERZ; wund; nachts*
SCHMERZ; wund; Husten, beim*
SCHMERZ; wund; Husten, beim; Wunde, wie von einer offenen Wunde*
SCHMERZ; ziehend*
SCHWELLUNG; Gefühl von*
TROCKENHEIT*

Äußerer Hals
HAUTAUSSCHLÄGE*
HAUTAUSSCHLÄGE; juckend*
HAUTAUSSCHLÄGE; juckend; Brennesseln, wie*
KLEIDUNG verschlechtert*
SCHMERZ; brennend; Seiten*
SCHMERZ; drückend; Seiten; rechts*
SCHWELLUNG; Cervikal-Lymphknoten*
SCHWELLUNG; Schilddrüse*
SCHWELLUNG; Schilddrüse; rechts*
TORTIKOLLIS***

Magen
ABNEIGUNG gegen; Bier*
ABNEIGUNG gegen; Fleisch*
ABNEIGUNG gegen; Fleisch; fettes*
ABNEIGUNG gegen; Kaffee*
ABNEIGUNG gegen; Pilze*
ABNEIGUNG gegen; Speisen; warme*
APPETIT; dauernd*
APPETIT; fehlt; Hunger, bei*
APPETIT; Heißhunger*
APPETIT; Heißhunger; nachts*
APPETIT; unstillbar*
AUFSTOSSEN; allgemein; Essen; nach*
AUFSTOSSEN; allgemein; Fleisch, nach*
AUFSTOSSEN; allgemein; Fleisch, nach; Putenfleisch*
DURST; nachts*
DURST; großen Mengen, nach*
EKEL vor Nahrung*
EKEL vor Nahrung; Kopfschmerzen, bei*
EKEL vor Nahrung; Gedanke, schon der G. verursacht Übelkeit*
ERBRECHEN; allgem.*
ERBRECHEN; allgem.; abends*
ERBRECHEN; allgem.; Menses; vor*
ERBRECHEN; allgem.; Nüssen, nach*

Magen

KLUMPEN, Gefühl von einem*
LEEREGEFÜHL, Schwäche, Hinsein, Hungergefühl*
LEEREGEFÜHL, Schwäche, Hinsein, Hungergefühl; Essen; vor*
SCHMERZ; allgemein*
SCHMERZ; allgemein; Bier, nach*
SCHMERZ; allgemein; kalten Getränken, nach*
SCHMERZ; allgemein; Menses; vor*
SCHMERZ; brennend*
SCHMERZ; brennend; nachmittags*
SCHMERZ; drückend*
SCHMERZ; drückend; vormittags*
SCHMERZ; drückend; Menses; vor*
SCHMERZ; drückend; zusammenkrümmen bessert*
SCHMERZ; drückend; erstreckt sich zu; rechts und links, nach*
SCHMERZ; krampfend, greifend, zusammenschnürend*
SCHMERZ; krampfend, greifend, zusammenschnürend; morgens*
SODBRENNEN*
SODBRENNEN; nachts*
SODBRENNEN; Bier, nach*
SODBRENNEN; Erregung, nach*
SODBRENNEN; Kuchen, nach*
SODBRENNEN; Milch, nach; kalte M. bessert*
SODBRENNEN; Süßigkeiten, nach*
SODBRENNEN; Süßigkeiten, nach; Denken an Süßes, beim*
SODBRENNEN; Trinken, nach; besser*
STERBEN, wie zum, sterbenselend; Kopfschmerzen, bei*
ÜBELKEIT*
ÜBELKEIT; morgens*
ÜBELKEIT; Brechreiz, mit*
ÜBELKEIT; Gerüche, durch*
ÜBELKEIT; Herzklopfen, Palpitation; mit*
ÜBELKEIT; Kopfschmerz, bei*
ÜBELKEIT; Menses; vor*
ÜBELKEIT; plötzlich*
ÜBELKEIT; Schwäche, gefolgt von*
ÜBELKEIT; mit Schwindel*
ÜBELKEIT; Welle von Übelkeit*
UNBEHAGLICHKEIT, Unwohlsein*
VERLANGEN nach; alkoholischen Getränken; Wein*
VERLANGEN nach; gewürzten, stark g. Speisen*
VERLANGEN nach; Käse*
VERLANGEN nach; Käse; Butterkäse*
VERLANGEN nach; Kaffee*
VERLANGEN nach; kalten Getränken*
VERLANGEN nach; kalten Getränken; Heiserkeit, bei*
VERLANGEN nach; Kuchen*
VERLANGEN nach; saftigen Dingen*
VERLANGEN nach; Saurem, Säuren, etc.*

VERLANGEN nach; Schokolade** Magen
VERLANGEN nach; Süßigkeiten*
VERLANGEN nach; Tabak; Rauchen*
VERLANGEN nach; warmen Getränken*
VERLANGEN nach; warmen Getränken; Menses, vor der*
VÖLLEGEFÜHL*
VÖLLEGEFÜHL; Essen, nach dem*
VÖLLEGEFÜHL; Pizza, nach*

Abdomen
BRODELN, Gluckern*
DIARRHOE einsetzen wollte, Empfindung als ob*
DIARRHOE einsetzen wollte, Empfindung als ob; Menses, während der*
DRUCKWELLE, breitet sich im Bauch aus*
DRUCKWELLE, breitet sich im Bauch aus; Hals, erstreckt sich zum*
ENERGIELADUNG, Gefühl wie eine E. im Bauch*
FLATULENZ, Blähungen**
FLATULENZ, Blähungen; morgens*
FLATULENZ, Blähungen; Apfelkuchen, nach*
FLATULENZ, Blähungen; eingeklemmte*
FLATULENZ, Blähungen; eingeklemmte; Wärme bessert*
FLATULENZ, Blähungen; Essen, nach dem*
GERÄUSCHE, Kollern, Rumpeln**
GERÄUSCHE, Kollern, Rumpeln; nachmittags*
GERÄUSCHE, Kollern, Rumpeln; abends*
KLEIDUNG, Gürtel, empfindlich gegen*
KLUMPEN im Abdomen, Gefühl eines*
SCHMERZ; Bauchs. allgem.***
SCHMERZ; Bauchs. allgem.; abends*
SCHMERZ; Bauchs. allgem.; Essen; nach*
SCHMERZ; Bauchs. allgem.; Menses; vor*
SCHMERZ; Bauchs. allgem.; Menses; während*
SCHMERZ; Bauchs. allgem.; Hypogastrium*
SCHMERZ; Bauchs. allgem.; Hypogastrium; erstreckt sich zu; Rücken*
SCHMERZ; Bauchs. allgem.; Leber*
SCHMERZ; Bauchs. allgem.; Leber; Bewegung, bei*
SCHMERZ; Bauchs. allgem.; Leber; Gallenkolik*
SCHMERZ; Bauchs. allgem.; Leber; erstreckt sich zur; Rücken*
SCHMERZ; Bauchs. allgem.; Leber; erstreckt sich zur; Schulterblatt, zum rechten*
SCHMERZ; abwärtszerrend*
SCHMERZ; abwärtszerrend; Menses; Einsetzen, beim*
SCHMERZ; brennend; Hypochondrien; rechts*
SCHMERZ; brennend; Hypochondrien; rechts; erstreckt sich zum rechten Schulterblatt*
SCHMERZ; drückend*
SCHMERZ; drückend; vormittags*
SCHMERZ; drückend; Galle*
SCHMERZ; krampfend, kneifend*
SCHMERZ; krampfend, kneifend; mittags*

Abdomen

SCHMERZ; krampfend, kneifend; Diarrhoe, bei*
SCHMERZ; krampfend, kneifend; plötzlich*
SCHMERZ; krampfend, kneifend; Stuhlgang; vor*
SCHMERZ; krampfend, kneifend; Stuhlgang; während*
SCHMERZ; reißend*
SCHMERZ; reißend; Flatulenz, bei*
SCHMERZ; stechend*
SCHMERZ; stechend, scharf, schießend, usw.; Stuhlgang; nach*
SCHMERZ; stechend, scharf, schießend, usw.; Hypochondrien; rechts*
SCHMERZ; stechend, scharf, schießend, usw.; Hypochondrien; vormittags*
SCHMERZ; stechend, scharf, schießend, usw.; Hypochondrien; Druck; verschlechtert*
SCHMERZ; stechend, scharf, schießend, usw.; Hypochondrien; Gehen, beim*
SCHMERZ; stechend, scharf, schießend, usw.; Hypochondrien; kalten Getränken, nach*
SCHMERZ; stechend, scharf, schießend, usw.; H.; Kleidung, bei Berührung der Haut durch die*
SCHMERZ; stechend, scharf, schießend, usw.; Hypochondrien; erstreckt sich zum; Rücken*
SCHMERZ; stechend, scharf, schießend, usw.; Leber*
SCHMERZ; stechend, scharf, schießend, usw.; Leber; Bewegung, bei*
SCHMERZ; stechend, scharf, schießend, usw.; Leber; Galle*
SCHMERZ; stechend, scharf, schießend, usw.; Nabel; Nabelgegend*
SCHMERZ; stechend, scharf, schießend, usw.; Nabel; Nabelgegend; Drehen des Körpers nach links verschlimmert*
SCHMERZ; stechend, scharf, schießend, usw.; Nabel; Nabelgegend; Essen, nach dem*
SCHMERZ; stechend, scharf, schießend, usw.; Nabel; Seiten; rechts*
SCHMERZ; wund, wie zerschlagen*
SCHMERZ; wund, wie zerschlagen; Hypochondrien; links*
SCHMERZ; wund, wie zerschlagen; Hypochondrien; links; Gefühl wie ein "blauer Fleck"*
SCHMERZ; ziehend*
UNRUHE, Unbehaglichkeit; nachts*
UNRUHE, Unbehaglichkeit; nachts; Bauchtanz zu Musik im Liegen*
UNRUHE, Unbehaglichkeit; "Tiger im Käfig", Gefühl wie Energieladung*
VERHÄRTUNG; Gefühl einer schmerzhaften Platte im rechten Unterbauch*
VERHÄRTUNG; Gefühl von*
VÖLLEGEFÜHL*
VÖLLEGEFÜHL; Blase, Gefühl einer großen B., die sich zum Nabel bewegt*
VÖLLEGEFÜHL; Essen; nach; lange anhaltend*

Rectum

BLUTUNG aus dem After; Stuhlgang; nach*
DIARRHOE***
DIARRHOE; morgens*
DIARRHOE; nachts*
DIARRHOE; nachts; 4 Uhr*
DIARRHOE; Erregung, durch*
DIARRHOE; Essen; nach*
DIARRHOE; Menses; während*
DIARRHOE; Pizza, nach*
DIARRHOE; plötzlich kommend und gehend*
DIARRHOE; Rückenschmerzen, gefolgt von*

DIARRHOE; Schweinefleisch, nach*   **Rectum**
FLATUS**
FLATUS; Stuhlgang; während*
FLATUS; Süßigkeiten, nach*
FLATUS; übelriechend*
FLATUS; übelriechend; faule Eier, wie*
FLATUS; übelriechend; Fleisch faules, wie*
JUCKEN*
JUCKEN; wollüstig*
JUCKEN; Anus, um den*
OBSTIPATION*
OBSTIPATION; schwergehender Stuhl; weicher Stuhl*
SCHMERZ*
SCHMERZ; Stuhlgang; Stuhlpressen, nach*
SCHMERZ; brennend*
SCHMERZ; brennend; Diarrhoe; während*
SCHMERZ; stechend, scharf*
SCHMERZ; stechend, scharf; nachmittags*
SCHMERZ; stechend, scharf; abends*
SCHMERZ; stechend, scharf; intervallartig*
SCHMERZ; stechend, scharf; plötzlich*
SCHMERZ; stechend, scharf; wellenartig*
SCHMERZ; Tenesmus*
SCHMERZ; Tenesmus; Gehen, beim*
SCHMERZ; Tenesmus; Stuhlgang; nach*
SCHMERZ; wund*
SCHMERZ; wund; Bewegung, nach*
STUHLDRANG**
STUHLDRANG; häufig*
STUHLDRANG; imperativer*
STUHLDRANG; Knäulgefühl im Kreuzbein, durch*
STUHLDRANG; plötzlich*
STUHLDRANG; plötzlich; Essen, nach*
STUHLDRANG; Stuhlgang; ohne*
UNWILLKÜRLICHER Stuhlgang; Urinieren, beim*

Stuhl
BREIIG*
DÜNNFLÜSSIG*
DÜNNFLÜSSIG; dunkel*
FETTIG*
GELB; orangefarben*
GERUCH; faulig*
GERUCH; Johannisbeeren schwarze, wie*
GERUCH; sauer*
GERUCH; übelriechend*
HART*
HELLGEFÄRBT*

KLEBRIG*   **Stuhl**
SCHAUMIG*
SCHAUMIG; Kopfschmerzen, bei*
SCHIESST heraus**
SCHIESST heraus; in einem Strom od. Strahl*
SCHMAL*
UNVERDAUTEN Speisen, mit*
WÄSSRIG**
WEICH*

Blase
ENTZÜNDUNG der Schleimhaut Erkältung, durch*
ENTZÜNDUNG der Schleimhaut Gefühl von Entzündung*
HARNDRANG; morgens; Erwachen, beim*
HARNDRANG; anhaltend, dauernd; tagsüber*
HARNDRANG; Trinken, nach*
HARNDRANG; Trinken, nach; Schluck, nach jedem*
SCHMERZ, allgem.; nachmittags*
SCHMERZ, allgem.; erstreckt sich zur; Penis, zum*
SCHMERZ, allgem.; spasmodisch*
SCHMERZ, allgem.; spasmodisch; erstreckt sich; After, zum*
SCHMERZ, allgem.; spasmodisch; erstreckt sich; Steiß, zum*
SCHMERZ, allgem.; spasmodisch; erstreckt sich; Vulva, zur*
SCHMERZ, allgem.; Wehtun, intensives*
SCHMERZ, allgem.; wellenartig*
SPÜRT Blase und Harnleiter*
STEINGEFÜHL in der Blase*
URINIEREN; unwillkürlich*
URINIEREN; unwillkürlich; Niesen, beim*
ZERREN, Gefühl von*

Nieren
SCHMERZ; drückend*
SCHMERZ; drückend; Atmen, beim tief*
SCHMERZ; drückend; Nierengegend*

Prostata (0)

Harnröhre
SCHMERZ; brennend*
SCHMERZ; brennend; Urinieren; während*
SCHMERZ; brennend; Urinieren; nach*
SCHMERZ; stechend, scharf*
SCHMERZ; stechend, scharf; Urinieren; nach; am Schluß*

Urin
BRENNEND, heiß*
FARBE; dunkel*

GERUCH; Eier, wie faule*   Urin
GERUCH; Fleisch, wie*
GERUCH; Fleisch, wie; Schweinefleisch, wie frisches*
GERUCH; Fleisch, wie; Schweinefleischsud*
GERUCH; Schwefel, nach**
GERUCH; stark*
REICHLICH, Menge vermehrt*
REICHLICH, Menge vermehrt; Durst, bei wenig*
SCHAUMIG*
SPÄRLICH*

Männliche Genitalien
EREKTIONEN; morgens; Erwachen, beim*
EREKTIONEN; nachts*
EREKTIONEN; anhaltend; nachts*
EREKTIONEN; stark*
GESCHRUMPFT*

Weibliche Genitalien
EMPFINDLICHKEIT*
EMPFINDLICHKEIT; Berührung, gegen*
EMPFINDLICHKEIT; Berührung, gegen; Erregung sex., erzeugt*
 ENTZÜNDUNG; Uterus*
 FLUOR*
FLUOR; morgens*
 FLUOR; braun*
 FLUOR; braun; Menses, nach der*
FLUOR; eiweißartig*
 FLUOR; Menses; vor*
 FLUOR; Menses; nach*
FLUOR; übelriechend*
FLUOR; übelriechend; Holz, altem, vermodertem, nach*
FLUOR; weiß*
JUCKEN; Menses; vor*
KLIMAKTERISCHE Beschwerden, Menopause**
KONGESTION, Blutandrang*
KONGESTION, Blutandrang; Ovarien*
KONGESTION, Blutandrang; Ovarien; Menses; vor*
 LOCHIEN; lang dauernd, zu**
MASTURBATION, Onanie, Neigung zur*
MENSES; dünn*
MENSES; fadenziehend*
 MENSES; häufig, zu früh, kurzes Intervall*
 MENSES; hellrot**
MENSES; klumpig, geronnen*
MENSES; klumpig, geronnen; große Klumpen*
 MENSES; kurz dauernd, zu*
 MENSES; Laktationsperiode, in der; Stillen, beim*

Weibliche Genitalien

MENSES; reichlich*
MENSES; reichlich; tagsüber*
MENSES; reichlich; nachts*
MENSES; schmerzhaft, Dysmenorrhoe***
MENSES; schwallartig*
MENSES; spärlich*
MENSES; spät, zu langes Intervall**
METRORRHAGIE**
METRORRHAGIE; anhaltend**
METRORRHAGIE; Klimakterium, im*
METRORRHAGIE; Stillen, beim**
PRÄMENSTRUELLES SYNDROM**
SCHMERZ; Uterus; Menses; während*
SCHMERZ; stechend, scharf; Ovarien*
SCHMERZ; stechend, scharf; Ovarien; rechts*
SCHMERZ; ziehend; Ovarien*
SCHMERZ; ziehend; Ovarien; Stehen, im*
SEXUELLES Verlangen; heftig; Masturbation, treibt sie zur*
SEXUELLES Verlangen; vermehrt*
SEXUELLES Verlangen; vermehrt; morgens im Bett*
SEXUELLES Verlangen; vermindert*
STERILITÄT***

Kehlkopf
KITZELN in den Luftwegen*
KITZELN in den Luftwegen; Einatmen, beim*
SCHLEIM in den Luftwegen; Kehlkopf*
SCHMERZ; Kehlkopf*
SCHMERZ; Sprechen, Rede halten, beim*
SCHMERZ; brennend*
SCHMERZ; brennend; Husten, bei*
SCHMERZ; wund; Kehlkopf*
SCHMERZ; wund; Intubation, wie nach*
STIMME; heiser*
STIMME; heiser; kalten Getränken, mit Verlangen nach*

Atmung
ATEMNOT; Husten, bei*

Husten
TAGSÜBER*
NACHTS*
ANFALLSWEISE; bestehend aus Hustenstößen; zwei*
BELLEND*
EINATMEN, beim*
ERWACHEN, beim*
HUSTENREIZ in den Luftwegen*
HUSTENREIZ in den Luftwegen; Brustbein, hinter dem*

HUSTENREIZ in den Luftwegen; Husten, ohne*　　　　　　　　　　　　　　　　Husten
HUSTENREIZ in den Luftwegen; Kehlkopf*
HUSTENREIZ in den Luftwegen; Kehlkopf; Husten, ohne*
KITZELN, Kitzel Kehlkopf, im*
KITZELN, Kitzel Kehlkopf, im; Liegen, im; Rückenlage verschlimmert*
KITZELN, Kitzel Kehlkopf, im; warme Getränke bessern*
LIEGEN; Rückenlage, bei*
LOCKER*
REIZHUSTEN*
SCHLEIM, durch; Brust, in der*
SCHLEIM, durch; Kehlkopf, im*
TROCKEN*
TROCKEN; morgens*

Auswurf
MORGENS*
BLUTIG, Haemoptoe*
BRÄUNLICH*
GELB; morgens*
GLASIG*
GRÜNLICH*
KLUMPIG*
SCHAUMIG*
WEISS*
ZÄH*

Brust
ANGST wird in der Brust empfunden; Herzgegend*
ENTZÜNDUNG; Bronchien; Verschleppte, unterdrückte Bronchitis*
FRÖSTELN*
ENTZÜNDUNG; Mammae (insbesondere beim Stillen, neu)
GEFÜHL als ob; das Herz gespürt wird*
GEFÜHL als ob; ein Klumpen (links neben dem Sternum) alles verdrängt*
GEFÜHL als ob; unter dem Sternum etwas in der Speiseröhre steckt*
HERZKLOPFEN**
HERZKLOPFEN; abends; Bett, im*
HERZKLOPFEN; nachts*
HERZKLOPFEN; heftig, ungestüm*
HERZKLOPFEN; hörbar*
HERZKLOPFEN; Kopfschmerz; bei*
HERZKLOPFEN; Kopfschmerz; bei; Ohren, erstreckt sich zu den*
HERZKLOPFEN; Liegen, im*
HERZKLOPFEN; Liegen, im; Seite, auf der; rechts; verschlechtert*
HERZKLOPFEN; Liegen, im; Seite, auf der; links*
HERZKLOPFEN; warm; Bad, warmes verschlechtert*
HITZE*
HITZE; morgens, beim Erwachen*
HITZE; Haut, unter der*

Brust

HITZE; Wallungen*
HITZE; Wallungen; erstrecken sich zu; Gesicht*
KÄLTE*
KLUMPENGEFÜHL, Kloßgefühl; links neben dem Brustbein*
KLUMPENGEFÜHL, Kloßgefühl; links neben dem Brustbein; unter der Mamma links*
MILCH; nicht stillenden Frauen, bei*
SCHMERZ; allgem.***
SCHMERZ; allgem.; Brustbein*
SCHMERZ; allgem.; Brustbein; Brustbeinspitze*
SCHMERZ; allgem.; Mammae; Menses; vor***
SCHMERZ; brennend*
SCHMERZ; brennend; morgens*
SCHMERZ; brennend; nachts*
SCHMERZ; brennend; erstreckt sich; Ohr, rechts*
SCHMERZ; brennend; Brustbein*
SCHMERZ; brennend; Herz*
SCHMERZ; brennend; Pleura*
SCHMERZ; drückend; Brustbein; hinter dem Brustbein*
SCHMERZ; drückend; Brustbein; hinter dem B.; Gefühl, als ob etwas in der Speiseröhre steckt*
SCHMERZ; drückend; Herz*
SCHMERZ; drückend; Lunge, links*
SCHMERZ; drückend; Seiten; links*
SCHMERZ; spannend*
SCHMERZ; spannend; Mammae*
SCHMERZ; stechend, intensiv*
SCHMERZ; stechend, intensiv; nachts*
SCHMERZ; stechend, intensiv; Einatmen, beim*
SCHMERZ; stechend, intensiv; Brustbein*
SCHMERZ; stechend, intensiv; Brustbein; links, neben dem Brustbein*
SCHMERZ; stechend, intensiv; Brustbein; Atmen, beim tiefen*
SCHMERZ; stechend, intensiv; Herz*
SCHMERZ; stechend, intensiv; Herz; vormittags*
SCHMERZ; stechend, intensiv; Herz; nachmittags*
SCHMERZ; stechend, intensiv; Herz; abends*
SCHMERZ; stechend, intensiv; untere Rippen*
SCHMERZ; stechend, intensiv; untere Rippen; rechts*
SCHMERZ; stechend, intensiv; untere Rippen; rechts; kommend und gehend*
SCHMERZ; stechend, intensiv; Seiten; links*
SCHMERZ; stechend, intensiv; Seiten; links; Aufstehen, beim*
SCHMERZ; stechend, intensiv; Seiten; links; Einatmen, beim*
SCHMERZ; stechend, intensiv; Seiten; links; Einatmen, beim; Beugen nach vorne bessert*
SCHMERZ; stechend, intensiv; Seiten; links; plötzlich*
SCHMERZ; stechend, intensiv; Seiten; vormittags*
SCHMERZ; wund, w. zerschlagen*
SCHMERZ; wund, w. zerschlagen; morgens*
SCHMERZ; wund, w. zerschlagen; Husten, durch*
SCHMERZ; ziehend*
SCHMERZ; ziehend; Schlucken verschlimmert*

Brust

SCHMERZ; ziehend; Herz, im*
SCHMERZ; ziehend; Herz, im; Schlucken verschlimmert*
SCHMERZ; ziehend; Herz, im; Schreck, nach*
SCHMERZ; ziehend; Herz, im; erstreckt sich; Halsseiten, in die*
SCHMERZ; ziehend; Lunge, links*
SCHWEISS*
SCHWEISS; morgens*
SCHWEISS; nachts*
SCHWELLUNG; Mammae*
SCHWELLUNG; Mammae; Menses; vor***
SPANNUNGSGEFÜHL; Mammae, in den**
SPANNUNGSGEFÜHL; Mammae, in den; Brustwarzen, in den*
SPANNUNGSGEFÜHL; Mammae, in den; vor der Menses***
UNBEWEGLICH*
UNRUHE in der Brust*
VÖLLEGEFÜHL; Herz*
WUNDHEIT, Excoriation; Achselhöhle, in der; Gefühl von Wundheit*
ZUCKEN*

Rücken

GELOCKERT, Gefühl wie*
HITZE; Hitzewellen; Haut, unter der*
HITZE; wellenartig*
HITZE; wellenartig; alle fünf Minuten*
HITZE; Dorsalregion*
HITZE; Dorsalregion; erstreckt sich; Cervicalregion, zur*
HITZE; Wirbelsäule, in der*
HYPERMOBILE WIRBELSÄULE*
JUCKEN; Cervicalregion*
JUCKEN; Cervicalregion; morgens*
KÄLTE*
KÄLTE; erstreckt sich zum; Rücken hinauf*
KÄLTE; Dorsalregion; Schulterblätter*
KÄLTE; Dorsalregion; Schulterblätter; morgens*
KÄLTE; Dorsalregion; Schulterblätter; zwischen den Schulterblättern*
KÄLTE; Dorsalregion; Schulterblätter; zwischen den Schulterblättern; Wärme bessert*
KLUMPEN, Knollen, Knäuel, im Rücken, Gefühl wie*
KLUMPEN, Knollen, Knäuel, im Rücken, Gefühl wie; Sacralbereich, im*
KLUMPEN, Knollen, Knäuel, im Rücken, Gefühl wie; Stuhldrang, verursacht*
KNACKEN; Cervicalregion*
PRICKELN im Cervicalregion*
PRICKELN im Cervicalregion; morgens*
SCHMERZ; allgemein***
SCHMERZ; nachts*
SCHMERZ; Mitternacht; nach*
SCHMERZ; Baden warm, bessert**
SCHMERZ; Luft; kalte Luft**
SCHMERZ; Stuhlgang; nach*

Rücken

SCHMERZ; Völlegefühl, mit*
SCHMERZ; Wärme, äußere W. bessert***
SCHMERZ; wechselt die Seiten*
SCHMERZ; Cervicalregion***
SCHMERZ; Cervicalregion; rechte Seite, beim Kopfdrehen*
SCHMERZ; Cervicalregion; morgens*
SCHMERZ; Cervicalregion; morgens; Tagesverlauf im, besser*
SCHMERZ; Cervicalregion; nachmittags*
SCHMERZ; Cervicalregion; nachmittags; 16 Uhr*
SCHMERZ; Cervicalregion; nachts*
SCHMERZ; Cervicalregion; Bewegen des Kopfes, beim**
SCHMERZ; Cervicalregion; Drehen des Kopfes, beim**
SCHMERZ; Cervicalregion; Drehen des Kopfes, beim; nach links*
SCHMERZ; Cervicalregion; Drehen des Kopfes, beim; nach rechts*
SCHMERZ; Cervicalregion; Kopfdrehen, beim*
SCHMERZ; Cervicalregion; Wärme, äußere W. bessert*
SCHMERZ; Cervicalregion; erstreckt sich zum; Auge*
SCHMERZ; Cervicalregion; erstreckt sich zum; Auge, rechts*
SCHMERZ; Cervicalregion; erstreckt sich zum; Auge, links*
SCHMERZ; Cervicalregion; erstreckt sich zum; Kopf*
SCHMERZ; Cervicalregion; erstreckt sich zum; oben, nach*
SCHMERZ; Cervicalregion; erstreckt sich zum; Rücken hinunter, den*
SCHMERZ; Cervicalregion; erstreckt sich zum; Schultern*
SCHMERZ; Cervicalregion; erstreckt sich zum; Schulterblatt, rechts*
SCHMERZ; Dorsalregion**
SCHMERZ; Dorsalregion; rheumatisch*
SCHMERZ; Dorsalregion; erstreckt sich zu; Arm rechts*
SCHMERZ; Dorsalregion; erstreckt sich zu; Hand, rechts*
SCHMERZ; Dorsalregion; erstreckt sich zu; Daumengelenken, zu den*
SCHMERZ; Dorsalregion; erstreckt sich zu; Schultern, zu den*
SCHMERZ; Dorsalregion; Schulterblätter*
SCHMERZ; Dorsalregion; Schulterblätter; rechts*
SCHMERZ; Dorsalregion; Schulterblätter; rechts; neuralgisch*
SCHMERZ; Dorsalregion; Schulterblätter; rechts; erstreckt sich; zum rechten Arm*
SCHMERZ; Dorsalregion; Schulterblätter; rechts; erstreckt sich; zum Zeigefinger rechts*
SCHMERZ; Dorsalregion; Schulterblätter; rechts; unter dem rechten Schulterblatt*
SCHMERZ; Dorsalregion; Schulterblätter; rechts; u. d. rechten Schulterblatt; um 16.00 Uhr*
SCHMERZ; Dorsalregion; Schulterblätter; morgens*
SCHMERZ; Dorsalregion; Schulterblätter; morgens; Aufstehen bessert*
SCHMERZ; Dorsalregion; unter den Schulterblättern*
SCHMERZ; Dorsalregion; unter den Schulterblättern; Wirbelsäule, links und rechts neben der*
SCHMERZ; Lumbalregion**
SCHMERZ; Lumbalregion; nachmittags*
SCHMERZ; Lumbalregion; abends*
SCHMERZ; Lumbalregion; nachts*
SCHMERZ; Lumbalregion; nachts; Bett, im*
SCHMERZ; Lumbalregion; nachts; Linkslage, in*
SCHMERZ; Lumbalregion; Liegen; Rückenlage, bei*

SCHMERZ; Lumbalregion; Liegen; Seitenlage; links verschlechtert* Rücken
SCHMERZ; Lumbalregion; Menses; vor*
 SCHMERZ; Lumbalregion; Menses; im Beginn der*
SCHMERZ; Lumbalregion; Menses; im Beginn der; Rückenlage verschlimmert*
 SCHMERZ; Lumbalregion; Wärme bessert**
 SCHMERZ; Sacralregion*
SCHMERZ; Sacralregion; Sitzen; nach einer Weile*
 SCHMERZ; Sacralregion; erstreckt sich zu; die Beine hinunter*
 SCHMERZ; Sacroiliacalgelenk*
SCHMERZ; Sacroiliacalgelenk; Sitzen, kann nicht*
 SCHMERZ; Sacroiliacalgelenk; Wärme bessert*
SCHMERZ; Sacroiliacalgelenk; erstreckt sich; Kniekehle, zur*
SCHMERZ; Sacroiliacalgelenk; erstreckt sich; Fuß, zum*
 SCHMERZ; Coccyx; Fall; nach einem**
SCHMERZ; brennend*
SCHMERZ; brennend; Dorsalregion; zwischen den Schulterblättern*
SCHMERZ; brennend; Lumbalregion*
SCHMERZ; brennend; Lumbalregion; anfallartig*
SCHMERZ; brennend; Sacralregion*
 SCHMERZ; dumpf*
SCHMERZ; dumpf; nach langem Sitzen*
SCHMERZ; drückend; Cervicalregion*
SCHMERZ; krampfartig*
SCHMERZ; krampfartig; Diarrhoe, nach*
SCHMERZ; krampfartig; Gehen, kann nicht gerade*
SCHMERZ; krampfartig; Dorsalregion, Schulterblätter; zwischen den Schulterblättern*
SCHMERZ; krampfartig; Dorsalregion, Schulterblätter; z. den Schulterblättern; abends*
 SCHMERZ; quälend*
 SCHMERZ; quälend; Lumbalregion*
SCHMERZ; quälend; Bauchlage verschlimmert*
SCHMERZ; quälend; Rückenlage bessert*
 SCHMERZ; stechend, schießend**
SCHMERZ; stechend, schießend; Aufstehen von einem Sitz, beim*
 SCHMERZ; stechend, schießend; Lumbalregion*
 SCHMERZ; stechend, schießend; Lumbalregion; anfallsartig, kurzdauernd*
SCHMERZ; stechend, schießend; Lumbalregion; Bewegung, bei*
 SCHMERZ; stechend, schießend; Lumbalregion; Kälte verschlimmert*
SCHMERZ; stechend, schießend; Lumbalregion; Liegen; Bauchlage verschlimmert*
SCHMERZ; stechend, schießend; Lumbalregion; Liegen; bessert*
 SCHMERZ; stechend, schießend; Lumbalregion; Wärme bessert*
SCHMERZ; stechend, schießend; Lumbalregion; erstreckt sich zum; Knie*
SCHMERZ; stechend, schießend; Lumbalregion; erstreckt sich zum; Knie; links*
SCHMERZ; Wund, wie zerschlagen; Lumbalregion*
SCHMERZ; ziehend**
SCHMERZ; ziehend; vormittags*
SCHMERZ; ziehend; nachmittags besser*
SCHMERZ; ziehend; Übelkeit, erzeugt*
 SCHMERZ; ziehend; Cervicalregion*

Rücken

SCHMERZ; ziehend; Cervicalregion; vormittags*
SCHMERZ; ziehend; Cervicalregion; Kopfdrehen, beim*
SCHMERZ; ziehend; Cervicalregion; Übelkeit erzeugend*
SCHMERZ; ziehend; Dorsalregion**
SCHMERZ; ziehend; Dorsalregion; Rippen, in den*
SCHMERZ; ziehend; Dorsalregion; Rippen, in den; Einatmen, beim*
SCHMERZ; ziehend; Dorsalregion; Schulterblätter; rechts*
SCHMERZ; ziehend; Dorsalregion; Schulterblätter; rechts; erstreckt sich; Wirbelsäule, zur*
 SCHMERZ; ziehend; Lumbalregion*
SCHMERZ; ziehend; Lumbalregion; Baden warmes, bessert*
SCHMERZ; ziehend; Lumbalregion; Menses; Einsetzen, beim*
SCHMERZ; ziehend; Lumbalregion; Wärme bessert*
SCHMERZ; ziehend; Sacralregion*
SCHMERZ; zusammenziehend*
SCHMERZ; zusammenziehend; Dorsalregion*
SCHMERZ; zusammenziehend; Dorsalregion; Schulterblättern, in den*
SCHMERZ; zusammenziehend; Dorsalregion; Schulterblättern, in den; mittags*
SCHMERZ; zusammenziehend; Dorsalregion; Schulterblättern, in den; Liegen bessert*
 SCHWÄCHE, Ermüdungsgefühl in der Wirbelsäule**
SCHWÄCHE, Ermüdungsgefühl in der Wirbelsäule; Lumbalregion*
SCHWÄCHE, Ermüdungsgefühl in der Wirbelsäule; Lumbalregion; Bücken, beim*
 SCHWEREGEFÜHL*
 SCHWEREGEFÜHL; Cervicalregion*
 SCHWEREGEFÜHL; Cervicalregion; Muskelkater, wie*
 SCHWEREGEFÜHL; Wirbelsäule*
 SPANNUNG**
 SPANNUNG; schmerzhaft**
 SPANNUNG; Cervicalregion***
STANGE im Rücken, wie eine*
 STEIFHEIT***
 STEIFHEIT; Aufrichten, vom Bücken*
 STEIFHEIT; Bewegung, bei; besser*
STEIFHEIT; Bücken, beim*
STEIFHEIT; Bücken, beim; kann sich nicht B.*
 STEIFHEIT; Kälte verschlimmert*
STEIFHEIT; krampfartig*
 STEIFHEIT; schmerzhaft**
 STEIFHEIT; Stock, wie ein*
 STEIFHEIT; Cervicalregion***
 STEIFHEIT; Cervicalregion; morgens*
 STEIFHEIT; Cervicalregion; morgens; Erwachen, beim*
 STEIFHEIT; Cervicalregion; morgens; Erwachen, beim; Kopfdrehen erschwert*
 STEIFHEIT; Cervicalregion; morgens; E., b.; Kopfdrehen erschwert; n. li. drehen verschlimmert*
STEIFHEIT; Cervicalregion; abends; um 19:00 Uhr*
STEIFHEIT; Cervicalregion; Bügeln verschlimmert*
STEIFHEIT; Cervicalregion; Gehen im Freien, beim*
STEIFHEIT; Cervicalregion; Gehen im Freien, beim; Niesen, Frost, dumpfem Kopf, mit*
 STEIFHEIT; Cervicalregion; Heben, durch; Armes, des*

STEIFHEIT; Cervicalregion; Kälte, durch* Rücken
STEIFHEIT; Cervicalregion; Kopfdrehen, beim**
STEIFHEIT; Cervicalregion; Kopfschmerz, bei*
STEIFHEIT; Cervicalregion; Kopfschmerz, bei; Stirn, in der*
STEIFHEIT; Cervicalregion; Menses, während*
STEIFHEIT; Cervicalregion; Wärme bessert*
STEIFHEIT; Cervicalregion; Wetterwechsel, bei*
STEIFHEIT; Cervicalregion; Wetterwechsel, bei; Sturm und Regen, bei*
STEIFHEIT; Cervicalregion; erstreckt sich; Kopf, zum*
STEIFHEIT; Cervicalregion; erstreckt sich; Kopf, zum, rechts,*
STEIFHEIT; Lumbalregion*
STEIFHEIT; Lumbalregion; morgens, beim Erwachen*
STEIFHEIT; Dorsalregion*
STEIFHEIT; Dorsalregion; schmerzhaft*
VERLETZUNGEN des Rückgrats; Erschütterung der Wirbelsäule durch Schlag, Stoß*
VERLETZUNGEN des Rückgrats; Coccyx**

Extremitäten
AMEISENLAUFEN, Taubheit**
AMEISENLAUFEN, Taubheit; Schlaf, stört den*
AMEISENLAUFEN, Taubheit; Arme*
AMEISENLAUFEN, Taubheit; Hand; morgens*
AMEISENLAUFEN, Taubheit; Finger; kleiner Finger*
DEFORMIERTE Nägel*
ELEKTRISCHER STROM, Empfindung wie ein*
ELEKTRISCHER STROM, Empfindung wie ein; Stromstöße, wie*
ELEKTRISCHER STROM, Empfindung wie ein; Gesäß, im*
FREMDKÖRPERGEFÜHL, im Schuh*
HAUTAUSSCHLÄGE; Zehen; zwischen den Zehen*
HAUTAUSSCHLÄGE; Zehen; zwischen den Zehen; abschilfernd*
HITZE; Hand; morgens; Kälte, abends*
HITZE; Fuß*
HITZE; Fuß; vormittags um 11.00 Uhr*
HITZE; Fuß; nachts*
HITZE; Fuß; brennend*
HITZE; Fuß; brennend; kleinen Stellen, an*
HITZE; Fuß; Gefühl, als ob die Füße nach Unterkühlung warm würden*
HITZE; Fuß; kalt, obwohl äußerlich*
HITZE; Fuß; Sohle; brennend*
HITZE; Fuß; Sohle; brennend; morgens im Bett*
HITZE; Fuß; Sohle; brennend; um 18.00 Uhr*
HITZE; Zehen*
HITZE; Zehen; kleiner Zeh*
JUCKEN; Schulter*
JUCKEN; Schulter; links*
JUCKEN; Schulter; mittags*
JUCKEN; Oberschenkel; Leistenbeuge, in der*
JUCKEN; Oberschenkel; Leistenbeuge, in der; abends*

JUCKEN; Zehen* Extremitäten
JUCKEN; Zehen; nachts*
JUCKEN; Zehen; kratzen bessert nicht*
JUCKEN; Zehen; zwischen den Zehen*
JUCKEN; Zehen; kleiner Zeh*
KÄLTE***
KÄLTE; Schulter*
KÄLTE; Schulter; vormittags*
KÄLTE; Schulter; Essen, nach dem; besser*
KÄLTE; Schulter; Wärme bessert nicht*
KÄLTE; Hände*
KÄLTE; Hände; eisig*
KÄLTE; Beine*
KÄLTE; Fuß; links*
KÄLTE; Fuß; nachts; Bett, im*
KÄLTE; Fuß; eiskalt*
KÄLTE; Fuß; warmen Zimmer, im*
KNACKEN der Gelenke; Schulter; Hochheben des Armes, beim*
KRÄMPFE, schmerzh. Muskelkr.; Hand*
KRÄMPFE, schmerzh. Muskelkr.; Hand; Schreiben, beim*
KRÄMPFE, schmerzh. Muskelkr.; Gesäß*
KRÄMPFE, schmerzh. Muskelkr.; Gesäß; Stehen, im*
KRÄMPFE, schmerzh. Muskelkr.; Oberschenkel*
MUSKELKATER, Gefühl wie*
PELZIGSEIN, Taubheit**
PELZIGSEIN, Taubheit; Arme; rechts*
PELZIGSEIN, Taubheit; Arme; Liegen; auf dem Arm, beim*
PELZIGSEIN, Taubheit; Finger; Fingerspitzen*
PELZIGSEIN, Taubheit; Finger; Mittelfinger*
PELZIGSEIN, Taubheit; Finger; Mittelfinger; morgens*
PELZIGSEIN, Taubheit; Finger; Ringfinger*
PELZIGSEIN, Taubheit; Finger; Ringfinger; morgens; Erwachen, beim*
PELZIGSEIN, Taubheit; Unterschenkel; links*
PELZIGSEIN, Taubheit; Unterschenkel; links; Sitzen, im*
PELZIGSEIN, Taubheit; Unterschenkel; nachmittags*
PRICKELN, wie eingeschlafen; Seiten, fühlt die S. getrennt*
PRICKELN, wie eingeschlafen; Beine*
PRICKELN, wie eingeschlafen; Fuß*
PULSIEREN, Klopfen; Knie*
PULSIEREN, Klopfen; Knie; Sitzen, im*
PULSIEREN, Klopfen; Knöchel*
SCHWÄCHE*
SCHWÄCHE; Hand; Schreiben; beim*
SCHWÄCHE; Beine*
SCHWÄCHE; Beine; nachmittags*
SCHWÄCHE; Beine; abends*
SCHWÄCHE; Knie*
SCHWÄCHE; Knie; Aufstehen, nach; von einem Sitz*

Extremitäten

SCHWEISS; Hand*
SCHWEISS; Hand; Erregung, bei*
SCHWEISS; Hand; reichlich*
SCHWELLUNG**
SCHWELLUNG; Hand; morgens*
SCHWELLUNG; Hand; Gefühl geschwollen, als ob*
SCHWELLUNG; Hand; Gefühl geschwollen; als ob, rechts mehr als links*
SCHWELLUNG; Finger; morgens*
SCHWELLUNG; Knöchel*
SCHWELLUNG; Knöchel; ödematös*
SCHWELLUNG; Fuß; Sohle*
SCHWELLUNG; Fuß; Sohle; Fremdkörpergefühl, erzeugt*
SCHWELLUNG; Zehen*
SCHWELLUNG; Zehen; kleiner Zeh*
SCHWEREGEFÜHL, Müdigkeit**
SCHWEREGEFÜHL, Müdigkeit; morgens; Erwachen, beim*
SCHWEREGEFÜHL, Müdigkeit; Blei, wie*
SCHWEREGEFÜHL, Müdigkeit; Schulter; Gewicht, wie von einem*
SCHWEREGEFÜHL, Müdigkeit; Schulter; Mantel ist zu schwer, Gefühl der*
SCHWEREGEFÜHL, Müdigkeit; Beine*
SCHWEREGEFÜHL, Müdigkeit; Beine; nachmittags*
SCHWEREGEFÜHL, Müdigkeit; Beine; abends*
SCHWEREGEFÜHL, Müdigkeit; Beine; Gehen; beim*
SCHWEREGEFÜHL, Müdigkeit; Beine; Hitze, mit*
SCHWEREGEFÜHL, Müdigkeit; Beine; Treppensteigen, beim*
STEIFHEIT*
STEIFHEIT; Schulter*
STEIFHEIT; Schulter; links*
STEIFHEIT; Hand*
STEIFHEIT; Hand; morgens, beim Erwachen*
STEIFHEIT; Finger*
UNGESCHICKLICHKEIT; Hände; fallen, läßt Gegenstände*
UNGESCHICKLICHKEIT; Beine; stößt an Gegenstände*
UNGESCHICKLICHKEIT; Beine; stößt an Gegenstände; Türecken, gegen die*
UNRUHE*
UNRUHE; Hüfte; H, im Liegen nachts*
UNSICHERHEIT; Beine; Gefühl, als ob das Bein wegknickt*
UNSICHERHEIT; Beine; Stehen, beim*
UNSICHERHEIT; Knie*
UNSICHERHEIT; links*
WUNDHEIT, Excoriation; Zehen, zwischen den*
ZITTERN; Beine*
ZITTERN; Beine; Schwäche, aus*
ZUCKEN, fibrilläre Zuckungen, Krampfen*
ZUCKEN, fibrilläre Zuckungen, Krampfen; elektrischen Schlägen, wie von*
ZUCKEN, fibrilläre Zuckungen, Krampfen; Arme*
ZUCKEN, fibrilläre Zuckungen, Krampfen; Arme; morgens*
ZUCKEN, fibrilläre Zuckungen, Krampfen; Arme; nachmittags*

ZUCKEN, fibrilläre Zuckungen, Krampfen; Oberarm*
ZUCKEN, fibrilläre Zuckungen, Krampfen; Oberarm; Mittagsschlaf, im*
ZUCKEN, fibrilläre Zuckungen, Krampfen; Beine*
ZUCKEN, fibrilläre Zuckungen, Krampfen; Beine; Liegen, im; besser*

Gliederschmerzen
ALLGEMEIN***
ALLGEMEIN; Bier, nach*
ALLGEMEIN; Coitus, nach; besser*
ALLGEMEIN; pulsierend*
ALLGEMEIN; Seite die, wechselt oft*
ALLGEMEIN; wandernd von einer Stelle zur anderen*
GELENKE** (neu)
GELENKE; Coitus bessert*
GELENKE; Primär chron. Polyarthritis (PcP)*
KNOCHEN*
KNOCHEN; Knochenverletzungen, in alten*
SCHULTER*
SCHULTER; rechts*
SCHULTER; rechts; Liegen beim, auf der Schulter*
SCHULTER; rechts; erstreckt sich zur Hand*
SCHULTER; links*
SCHULTER; links; erstreckt sich; Hypochondrium links, ins*
SCHULTER; mittags*
SCHULTER; Liegen; Rückenlage bessert*
OBERARM*
OBERARM; links*
OBERARM; abends*
OBERARM; anfallsweise*
HANDGELENK*
HANDGELENK; links*
HANDGELENK; Tragen, beim*
HAND*
HAND; Handrücken*
FINGER; Mittelfinger*
FINGER; Mittelfinger; Faustmachen, beim*
BEINE***
BEINE; nachts*
BEINE; nachts; Stromstöße, wie*
BEINE; Ischias**
BEINE; Ischias; links*
BEINE; Ischias; rechts*
BEINE; Ischias; morgens*
BEINE; Ischias; mittags*
BEINE; Ischias; nachts*
BEINE; Ischias; Auftreten verschlechtert*
BEINE; Ischias; Frieren, mit*
BEINE; Ischias; Gehen; verschlechtert*

BEINE; Ischias; gekrümmt, geht*   **Gliederschmerzen**
BEINE; Ischias; Heben des Beines, beim*
BEINE; Ischias; Liegen, im; auf der schmerzhaften Seite, beim*
BEINE; Ischias; Liegen, im; Bett erscheint zu weich*
BEINE; Ischias; nachziehen, muß das Bein*
BEINE; Ischias; Reiten, nach*
BEINE; Ischias; Steigen, beim*
BEINE; Ischias; Steigen, beim; Treppen*
BEINE; Ischias; Stromstöße, wie*
BEINE; Ischias; Stromstöße, wie; Kniekehle, bis zur*
BEINE; Ischias; Übelkeit, mit*
BEINE; Ischias; Zittern, mit*
BEINE; neuralgisch*
BEINE; Ischialgie, erstreckt sich; nach unten*
GESÄSS**
GESÄSS; links*
GESÄSS; Aufrichten vom Bücken, beim*
GESÄSS; Ischiasnerv, im*
GESÄSS; punktförmig*
GESÄSS; erstreckt sich; Knie*
GESÄSS; erstreckt sich; Fuß, zum*
HÜFTE**
HÜFTE; rechts*
HÜFTE; Bewegung, bei; Beginn der*
HÜFTE; erstreckt sich zur; Kniekehle, zur*
OBERSCHENKEL*
OBERSCHENKEL; links*
OBERSCHENKEL; Leiste, nahe der*
KNIE**
KNIE; links**
KNIE; anfallsweise*
KNIE; Liegen, im*
UNTERSCHENKEL*
UNTERSCHENKEL; Tibia*
KNÖCHEL*
KNÖCHEL; links von, nach rechts gehend*
KNÖCHEL; anfallsweise*
FUSS*
FUSS; abends*
FUSS; Gehen, beim*
FUSS; erstreckt sich zu; Tibia*
FUSS; Sohle**
FUSS; Sohle; Gehen, beim*
FUSS; Ferse*
BOHREND*
BOHREND; Oberarm*
BOHREND; Oberarm; rechts*
BOHREND; Knie*

Gliederschmerzen

BOHREND; Knie; links*
BOHREND; Knie; Liegen, im*
BRENNEND*
BRENNEND; Finger*
BRENNEND; Finger; Mittelfinger*
BRENNEND; Unterschenkel; Tibia*
BRENNEND; Unterschenkel; Tibia; rechts*
BRENNEND; Unterschenkel; Tibia; plötzlich kommend und gehend*
BRENNEND; Fuß; Fußrücken*
BRENNEND; Fuß; Fußrücken mittags*
DRÜCKEND; Schulter*
DRÜCKEND; Schulter; rechts*
DRÜCKEND; Schulter; links*
DRÜCKEND; Schulter; links; rechts, dann*
DRÜCKEND; Daumen*
DRÜCKEND; Daumen; nachts*
DRÜCKEND; Daumen; rechts, dann links*
DRÜCKEND; Fuß; Ferse*
PULSIERENDER*
SCHARF, plötzlich; Leiste*
SCHARF, plötzlich; Fußsohle, in der Mitte der*
SCHNEIDEND; Fuß*
SCHNEIDEND; Fuß; Sohle; Fußwölbung*
SCHNEIDEND; Fuß; Sohle; links*
 STECHEND***
STECHEND; Unterarm*
STECHEND; Unterarm; rechts*
STECHEND; Handgelenk*
STECHEND; Handgelenk; links*
STECHEND; Handgelenk; Anfassen eines Gegenstandes, beim*
 STECHEND; Hand*
STECHEND; Hand; Handteller*
STECHEND; Hand; Handteller; Mitte, in der*
 STECHEND; Finger*
STECHEND; Finger; Fingerspitzen; nachts*
 STECHEND; Finger; Zeigefinger*
STECHEND; Finger; Zeigefinger; Spitze*
STECHEND; Finger; Zeigefinger; Spitze; plötzlich kommend und gehend*
STECHEND; Finger; Mittelfinger*
STECHEND; Finger; Mittelfinger; abends*
 STECHEND; Beine*
 STECHEND; Gesäß*
STECHEND; Gesäß; rechts*
 STECHEND; Knie**
STECHEND; Knie; links*
STECHEND; Knie; morgens*
STECHEND; Knie; vormittags*
 STECHEND; Knie; anfallsweise*

                                                                    Gliederschmerzen

STECHEND; Knie; plötzlich*
STECHEND; Knie; und verschwindet plötzlich*
STECHEND; Knie; erstreckt sich zur; Fußsohle, zur*
STECHEND; Knie; erstreckt sich zur; Zehen, zu den*
STECHEND; Knie; Innenseite*
STECHEND; Knie; Kniescheibe*
STECHEND; Knie; Kniescheibe; rechts*
STECHEND; Knie; Kniescheibe; nachts*
STECHEND; Unterschenkel; Tibia*
STECHEND; Unterschenkel; Tibia; rechts*
STECHEND; Unterschenkel; Tibia; nachmittags*
STECHEND; Unterschenkel; Tibia; plötzlich kommend und gehend*
STECHEND; Fuß**
STECHEND; Fuß; Fußrücken*
STECHEND; Fuß; Sohle*
STECHEND; Fuß; Sohle; rechts, dann links*
STECHEND; Fuß; Sohle; mittags*
STECHEND; Fuß; Sohle; Nadel, wie von einer*
STECHEND; Fuß; Sohle; Zucken einzelner Muskeln, mit*
STECHEND; Fuß; Sohle; Mitte, in der*
STECHEND; Fuß; Ferse*
STECHEND; Fuß; Ferse; rechts*
STECHEND; Fuß; Ferse; morgens*
STECHEND; Zehen*
STECHEND; Zehen; Zehenspitzen*
STECHEND; Zehen; Zehenspitzen; morgens*
STECHEND; Zehen; Zehenspitzen; Nagelfalz am, des 2. Zehs*
STECHEND; Zehen; Großzehe*
STECHEND; Zehen; Großzehe; rechts*
VERDREHT, verzerrt, verstaucht, wie; Hüfte*
VERRENKT, Schmerz wie; Handgelenk, bei Bewegung*
VERRENKT, Schmerz wie; Handgelenk, bei Bewegung; links*
WELLENARTIG**
WELLENARTIG; Schulter*
WELLENARTIG; Schulter; Abwinkeln des Arms, beim*
WELLENARTIG; Bein*
WELLENARTIG; Bein; Zucken des rechten Beines, mit*
WELLENARTIG; Knie*
WUND, wie zerschlagen*
WUND, wie zerschlagen; Bewegung; bei*
WUND, wie zerschlagen; Kopfweh, bei*
WUND, wie zerschlagen; Unterarm*
WUND, wie zerschlagen; Unterarm; Muskelkater, wie*
WUND, wie zerschlagen; Hand; Drehen verschlimmert*
WUND, wie zerschlagen; Hand; Schreiben, beim*
WUND, wie zerschlagen; Hand; Handrücken*
WUND, wie zerschlagen; Hüfte*
ZIEHEND**

ZIEHEND; Arme; rechts* Gliederschmerzen
ZIEHEND; Finger; Mittelfinger*
ZIEHEND; Finger; Mittelfinger; Gicht, wie von*
ZIEHEND; Beine*
ZIEHEND; Beine; links*
ZIEHEND; Gesäß*
ZIEHEND; Gesäß; links*
ZIEHEND; Gesäß; Bewegung verschlimmert*
ZIEHEND; Gesäß; Druck bessert*
ZIEHEND; Gesäß; Gehen, beim*
ZIEHEND; Gesäß; erstreckt sich; Oberschenkel, zum*
ZIEHEND; Hüfte*
ZIEHEND; Hüfte; rechts*
ZIEHEND; Hüfte; erstreckt sich zu; nach unten*
ZIEHEND; Hüfte; Gesäßmuskeln*
ZIEHEND; Unterschenkel; Wade*
ZIEHEND; Unterschenkel; Wade; abends*
ZIEHEND; Fuß; Fußrücken*
ZIEHEND; Fuß; Fuß plötzlich kommend und gehend*

Schlaf
AUSGERUHT, FRISCH, morgens*
AUSGERUHT, FRISCH, morgens; Schlaf, trotz wenig*
EINSCHLAFEN; abends; Sitzen, im*
ERWACHEN; 2 Uhr*
ERWACHEN; 2-3 Uhr*
ERWACHEN; 3-4 Uhr*
ERWACHEN; 4 Uhr*
ERWACHEN; 5 Uhr*
ERWACHEN; Geräusch; durch leises*
ERWACHEN; häufig**
ERWACHEN; häufig; Mitternacht; nach**
ERWACHEN; häufig; Mitternacht; nach; alle zwei Stunden*
ERWACHEN; Hitze, durch*
ERWACHEN; Hunger, durch*
ERWACHEN; Panikgefühl, mit*
ERWACHEN; Schweiß, durch*
GÄHNEN*
GÄHNEN; nachmittags*
SCHLÄFRIGKEIT*
SCHLÄFRIGKEIT; morgens**
SCHLÄFRIGKEIT; morgens; Aufstehen; mag nicht*
SCHLÄFRIGKEIT; morgens; Erwachen, beim*
SCHLÄFRIGKEIT; morgens; schlafen, essen und trinken, könnte nur*
SCHLÄFRIGKEIT; mittags*
SCHLÄFRIGKEIT; mittags; bis mittags*
SCHLÄFRIGKEIT; abends; 18 Uhr*
SCHLAFLOSIGKEIT***

SCHLAFLOSIGKEIT; abends; Zubettgehen, nach dem*   **Schlaf**
SCHLAFLOSIGKEIT; abends; Zubettgehen, nach dem; Müdigkeit, trotz großer*
SCHLAFLOSIGKEIT; abends; Zubettgehen, nach dem; Traum und Wachsein, zwischen*
SCHLAFLOSIGKEIT; abends; Zubettgehen, nach dem; Unruhe, wegen körperlicher*
SCHLAFLOSIGKEIT; Mitternacht, vor*
SCHLAFLOSIGKEIT; Mitternacht, vor; bis 1 Uhr*
SCHLAFLOSIGKEIT; Mitternacht, nach**
SCHLAFLOSIGKEIT; Mitternacht, nach; nach 2 Uhr*
SCHLAFLOSIGKEIT; Mitternacht, nach; nach 3 Uhr*
SCHLAFLOSIGKEIT; Angst, durch*
SCHLAFLOSIGKEIT; Bewegungsdrang, durch*
SCHLAFLOSIGKEIT; Erwachen, nach**
SCHLAFLOSIGKEIT; Gedanken, überwach durch**
SCHLAFLOSIGKEIT; Harndrang, durch*
SCHLAFLOSIGKEIT; Kinder*
SCHLAFLOSIGKEIT; Kribbeln der Extremitäten, wegen*
SCHLAFLOSIGKEIT; Kummer, durch*
SCHLAFLOSIGKEIT; Lebhaftigkeit, durch*
SCHLAFLOSIGKEIT; müde, einfach nicht*
SCHLAFLOSIGKEIT; Säuglinge*
SCHLAFLOSIGKEIT; Vollmond*
SCHLECHT***
TRÄUME siehe Gemüt
TRAUMLOS*
UNRUHIG**
UNTERBROCHEN**
VERLÄNGERT, lang ausgedehnt*

Frost
MORGENS**
MORGENS; Erwachen, beim**
VORMITTAGS*
ABENDS; Bett, im*
NACHTS*
BADEN, durch; warm, bessert*
BETT, im*
EINZELNEN Körperteilen, in*
FREIEN; im*
FREIEN; Gehen im F., beim*
FRÖSTELN**
FRÖSTELN; nachts*
INNERLICH*
INNERLICH; Wärmflasche bessert*
SCHMERZEN, bei*
SCHÜTTELFROST*
SCHÜTTELFROST abends; Bett, im*
SCHÜTTELFROST Kopfschmerzen, bei*
WÄRME; Verlangen nach W., die jedoch nicht erleichtert*

WÄRME; Wärmflasche bessert*
WARMEN; Zimmer; nicht besser im w. Z., nicht einmal am Ofen*

Frost

Fieber
MORGENS*
MORGENS; Erwachen, beim*
MORGENS; Gefühl von Fieber*
NACHTS*
ABWECHSELND mit; Frösten*
ABWECHSELND mit; Frösten; nachmittags*
FROST, mit*
TRINKEN; kaltes Wasser; bessert*

Schweiß
MORGENS*
MORGENS; Bett, im**
MORGENS; 5-6 Uhr*
VORMITTAGS*
NACHMITTAGS; 15-17 Uhr*
ABENDS*
NACHTS*
MITTERNACHT; nach*
MITTERNACHT; nach; 4 Uhr*
ANGST; bei*
ANGST; Sprechen in der Öffentlichkeit, bei*
ANSTRENGUNG; bei leichter*
ERREGUNG, nach*
ESSEN; beim*
GEBADET in*
GEBADET in; Erwachen nachts, beim*
GEBADET in; Frost, gefolgt von*
GERUCH; Kaffee, wie frisch gemachter*
GERUCH; süßlich*
GERUCH; übelriechend*
KLEBRIG und zäh*
REICHLICH; nachts**
REICHLICH; Menses; Einsetzen, beim*
SCHLAF; während**
SCHLAF; Erwachen, nach*

Haut
EMPFINDLICHKEIT; Wasser heißes, gegen*
FARBE; braun, Leberflecke; jucken*
HAUTAUSSCHLÄGE; juckend*
INSEKTENSTICHE*
JUCKEN*
JUCKEN; Schlaf; im*
NARBEN; schmerzhaft, werden*

WUND; Empfindung, wie wund*   Haut

Allgemeines
NACHMITTAGS**
NACHMITTAGS; 17 Uhr**
ABENDS*
MITTERNACHT; nach*
AMEISENLAUFEN; äußerlich**
BADEN; heiß baden verschlechtert*
BADEN; warm; bessert**
BEWEGUNG; bessert**
BEWEGUNG; fortgesetzte bessert**
COITUS; nach; besser*
GEBEUGTE Haltung*
GRIPPE-GEFÜHL*
HARTES Bett, Gefühl wie*
HITZE; Hitzegefühl; tagsüber*
HITZE; Hitzegefühl; nachts*
HITZE; Hitzegefühl; Erwachen, beim*
HITZE; Hitzegefühl; Menses, vor dem Einsetzen der*
HITZEWALLUNGEN*
HITZEWALLUNGEN; von oben nach unten*
KÄLTE; allgemein, verschlechtert***
KÄLTE; Kaltwerden, Abkühlung, durch**
KÄLTE; Kaltwerden, Abkühlung, durch; nach Kaltwerden schlechter***
KÄLTE; Luft, kalte verschlechtert**
KNOTENGEFÜHL innerlich*
KOLLAPS; Schmerzen, bei*
KUGELGEFÜHL innerlich*
LEBENSWÄRME, Mangel an**
LIEGEN; Hinlegen; Neigung, zum*
LUFT; frische Luft; Verlangen nach**
LUFT; frische Luft; Verlangen nach; kühler*
LUFT; frische Luft; bessert*
LUFT; Zugluft verschlechtert**
MATTIGKEIT**
MENSES; vor**
MENSES; im Beginn der**
MENSES; während**
MÜDIGKEIT***
MÜDIGKEIT; morgens*
MÜDIGKEIT; morgens; träumen, möchte weiter*
MÜDIGKEIT; vormittags*
MÜDIGKEIT; nachmittags; 14-16 Uhr*
MÜDIGKEIT; abends*
MÜDIGKEIT; Augen fallen zu*
MÜDIGKEIT; ausgelaugt, wie*
MÜDIGKEIT; Bett, muß ins*

MÜDIGKEIT; bleierne*   **Allgemeines**
MÜDIGKEIT; Essen; nach*
MÜDIGKEIT; Faulheit mit**
MÜDIGKEIT; Wetterwechsel zu Regen und Sturm, bei*
NAHRUNGSMITTEL; Salat verschlechtert*
PULS; schnell, frequent, jagend, unzählbar; Kopfschmerzen, bei*
PULSIEREN; innerlich*
REGEN verschlechtert*
SCHMERZ; beginnt plötzlich**
SCHMERZ; beginnt plötzlich; und verschwindet plötzlich**
SCHMERZ; kleinen Stellen, an*
SCHMERZ; ausstrahlend*
SCHMERZ; brennend; innerlich*
SCHMERZ; drückend; innerlich*
SCHMERZ; stechend; innerlich**
SCHMERZ; wellenartig*
SCHMERZ; ziehend*
SCHWÄCHE, Entkräftung; nachmittags; 17 Uhr*
SCHWÄCHE, Entkräftung; Diarrhoe, durch*
SCHWÄCHE, Entkräftung; Entbindung, nach**
SCHWÄCHE, Entkräftung; Geburt, nach einer**
SCHWANGERSCHAFT, Beschwerden in der; nach der Schwangerschaft**
SCHWELLUNGSGEFÜHL**
STURM, Gewitter; während schlechter*
UNRUHE, körperliche*
WÄRME; Zimmerwärme verschlechtert*
WECHSEL; Temperaturwechsel verschlechtert*
WECHSEL; Wetterwechsel verschlechtert*

„Diese Lehre beruft sich nämlich nicht nur hauptsächlich, sondern einzig auf den Ausspruch der Erfahrung - „macht's nach!" ruft sie laut, „aber macht's genau und sorgfältig nach, und ihr werdet sie auf jedem Schritte bestätigt finden - (...) und sie dringt darauf „nach dem Erfolge beurteilt sein zu wollen." S. Hahnemann, Reine Arzneimittellehre, 1825, 3. Band, 4. Nachdruck Haug Verlag.

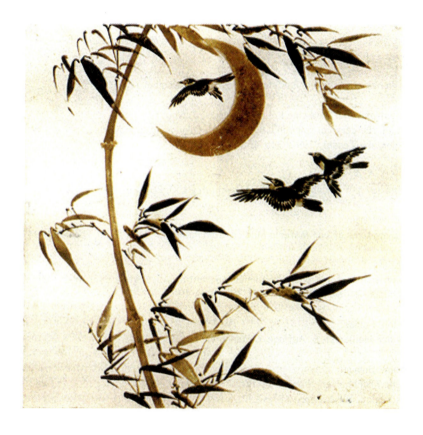

Das Bild von Seite 174 - aus drucktechnischen Gründen - hier in Farbe.

3.0 Literatur

Baumeister, Klettenbrunn:
Das große illustrierte Pflanzenbuch, Bertelsmann 1970.

Chopra:
A Review of Works on Indian Medical Plants, New Dehli 1955.

Dragendorff:
Heilpflanzen der verschiedenen Völker und Zeiten, Enke Stuttgart 1898.

Dastur:
Medical Plants of India and Pakistan, Taraporevala, Bombay.

Department of Legal Medicine Kobe University, Japan.
Fracture of the cervical spine in a patient with ankylosing spondylitis.
Nippon-Hoigaku-Zasshi. 1992 Oct; 46 (5) 321-6.

Eysenk, H.J.:
Psychotherapy and placebo, British J.o.Psychiatry 150, 266-267.

Hering, Constantin:
Guiding Symptoms of our Materia Medica, Jain Publisher, New Dehli, reprint 1994.

Gidoh et al.:
Studies on search for a promising immunopotentiative substance for treatment of leprosy. Nippon-Rai-Gakkai-Zasshi 1880 Jan-Mar; 49 (1): 47-53.

Hahnemann, Samuel:
Organon der Heilkunst, 6. Auflage, Organon Verlag, Berg, 1981.

Hahnemann, Samuel:
Chronische Krankheiten. Reprint of the 1835 edition,
Organon Verlag, 1982, Berg.

J. T. Kent:
Repertorium der homöopathischen Arzneimittel, Haug Verlag, 1981.

J. T. Kent:
Zur Theorie der Homöopathie, Verlag Grundlagen und Praxis, 1991.

Kuboyama et al.:
Antitumor activity of bamboo leaf against various transplantable mouse tumor strains, such as sarcoma 180. Nippon-Yakurigaku-Zasshi. 1991 Jun; 77(6): 579-96.

Mahowald et al.:
Progressive ankylosis in mice.
An animal model of spondylarthropathy.
Arthritis-Rheum. 1988 Nov; 31 (11): 1390-9.

Manonayagi, Vanithakumari, Padma and Malini:
Effects of bamboo-buds: structural and functional changes in the epididymis of rats.
J.of Ethnopharmacology, 25 (1989) 173-180, Elsevier Scientific Publishers, Ireland.

Maroteaux et al.:
Lethal osteogenesis imperfecta.
Ann-Genet. 1984; 27 (1): 11-5.

Mezger, Julius:
Gesichtete Arzneimittellehre, Haug Verlag, Heidelberg und Materia Medica MacRepertory.

Mielants et al.:
A prospective study of patients with spondylarthropathy with special reference to HLA-B27 and gut histology. J-Rheumatol. 1993 Aug; 20(8): 1353-8.

Otani et al.:
Histo-chemical studies on the anti-ulcer effect of bamboo-grass in rats. Int-J-Tissue-React. 1990; 12 (6): 319-32.

Recht, Wetterwald, Simon:
Bambus, Verlag Eugen Ulmer, Stuttgart, 1994.

Schmidt-Matthiesen:
Gynäkologie und Geburtshilfe, Schattauer, 1985.

Simonis:
Die einkeimblättrigen Heilpflanzen, Haug-Verlag.

Schneider:
Pflanzliche Drogen, Govi-Verlag Frankfurt 1974.

Schuster, Bernd: COLA, Homöopathische Arzneimittelprüfung der Colanuß
Verlag für Homöopathie, Weilburg, 1997,
ISBN 3-9805958-0-3 (siehe Seite 392).

Schuster, Bernd: Repertorium Kent Plus, ein Repertorium für die Praxis mit meinen Nachträgen und Berichtigungen aus über 20 Jahren Praxis und den Arzneimittelprüfungen von Ozon, Bambus und Cola. Bezug über MacRepertory ab Programmversion 5.0.

Schuster, Bernd: Schuster Materia Medica für MacRepertory.
Circa 500 homöopathische Mittel, deren Leitsymptome, Ideen und wichtige Repertoriumsrubriken. Bezug über MacRepertory.

Schüssler: The 12 Tissue Remedies, ReferenceWorks CD
MacRepertory Deutschland und Österreich
Cornelia Maria Marent, Joachim - Friedrichstr. 3, 10711 Berlin.

Shapiro and Morris:
The placebo effect in medicine and psychological therapies. In Garfield and Bergin (1978) p. 369-410.

Shibata et al.:
Pharmacology studies on bamboo-grass.
Nippon-Yakurigaku-Zasshi, 1976 Jun; 75 (5): 531-41.

Sugayama et al.:
On the anticancer active polysaccharide prepared from bamboo grass. J. Antibiot.-Tokyo, 1966 May; 19 (3): 132-6.

Suzuki et al.:
Studies on the anti tumor activity of polysaccharides.
Chem-Pharm-Bull-Tokyo 1968 Oct; 16 (10): 2032-9.

Swezey et al.:
Ankylosing spondylitis in nonhuman primates.
Semin-Arthritis-Rheu. 1991 Dec; 21 (3): 170-4.

van Zandvoort, Roger: The Complete Repertory,
Delftsekade 23 NL- 2266 AJ Leidschendam.

Walach, Harald:
Wissenschaftliche homöopathische Arzneimittelprüfung. Haug, Heidelberg 1992.

MacRepertory <u>für Macintosh und Windows</u>

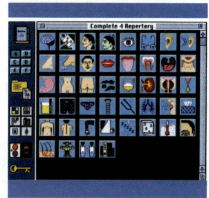

Vor zehn Jahren stellte MacRepertory das erste benutzerfreundliche und leistungsfähige Homöopathie-Computerprogramm vor. Heute unterstützt MacRepertory 5.0 die Arzneimittelwahl durch neue Verfahren für die Fallanalyse, zum Beispiel mit einer Analysestrategie von Dr. Massimo Mangialavori und David Kent-Warkentin. Auch Sie selbst können Ihre eigene Strategie entwerfen und sie ganz dem jeweiligen Fall anpassen.

Gewichten Sie kleine Mittel höher, Ihre Unterstreichungen oder prominente Mittel. MacRepertory läßt keine Wünsche offen. Arbeiten Sie mit den besten Repertorien der Welt, wie dem Complete Repertory von Roger van Zandvoort, den Repertorien von Murphy, Boger-Boennighausen, Knerr, Boericke und anderen.

MacRepertory setzt Maßstäbe. Wir glauben, daß Sie nie wieder mit weniger zufrieden sein werden, wenn Sie einmal damit gearbeitet haben. Diese Vorteile nutzen bekannte Homöopathen wie Roger Morrison, Bill Gray, André Saine, Jan Scholten, R. Sankaran, Jonathan Shore, Nancy Harrick, Jeremy Sherr und viele deutsche Homöopathinnen und Homöopathen.

Bitte fordern Sie Info-Material an bei:

MacRepertory Deutschland und Österreich
Cornelia Maria Marent
Joachim - Friedrichstr. 3, 10711 Berlin
Tel. 030/89094490 • Fax 030/89094491, c.marent@berlin.snafu.de

Im Verlag für Homöopathie erschienen:
Fax: 0049-6432-5444 • email: BSchuster@compuserve.com

C O L A   Homöopathische Arzneimittelprüfung der Colanuß von Bernd Schuster

Der Samen des Colabaumes, die Colanuß, zählt zu den psychoaktiven Drogen. Theobroma („Speise der Götter") Cola, der Colabaum, Cola nitida, gilt in Afrika als heilig. Die Colanüsse wurden früher 1:1 gegen Gold getauscht. Heute sind Extrakte von Colanüssen und Cocablättern Bestandteil von Coca-Cola.

Die erste homöopathische Arzneimittelprüfung der Colanuß, durchgeführt mit 23 PrüferInnen in Q 3, Q 6 und Q 12, liegt in diesem Buch vor. Das Mittel zeigt sehr viele interessante Symptome und wird in einem Materia Medica-Vergleich mit bereits bekannten Drogenmitteln und mit 34 „Baummitteln" verglichen. Der Vergleich zeigt neue Erkenntnisse und interessante Parallelen. Dieses Buch bringt neben der ausführlichen und methodisch exakten Mittelprüfung alles Wissenswerte aus Biologie, Kultur, Signatur und Medizin der Colanuß und neue Gedanken zur Theorie der Homöopathie.

Erschienen 1997, 309 Seiten, ISBN 3-9805958-0-3, DM 42,80

C O L A   Homoeopathic Proving
Materia Medica • Cases by Bernd Schuster

The new remedy Cola belongs to the group of drug remedies. Drugs are often used to heighten or expand perception, to enable the user to cross boundaries which Nature has set to the human powers of perception.
The drugs cannabis, coca ("sacred plant of the Incas"), cola ("food of the gods") and peyote ("flesh of God") are seen as "divine substances" which create a link with the gods and spirits.

This full hahnemannian proving with 23 participants revealed feelings of invincibility, the idea of being able to carry the whole world on one's shoulders, or being able to see through the material person into the innermost being or read a person's thoughts, i.e. mainly divine qualities and abilities which the provers ascribe to themselves, thus demonstrating a delusion of grandeur.
Insatiability is a central idea of the remedy ("I am like a bottomless pit"). The new remedy shows an effect in eating disorders (Insatiability and fear of being poisoned), mania and hyperactivity, disturbances of sugar metabolism, gastrointestinal illnesses with diarrhoea, problems with self-confidence, depression, sleepiness (fatigue), anxiety dreams and migraine. In Cola patients I have found a history of drug-taking with heroin, LSD and cocaine, a history of dipsomania or food abuse with others.

Translation: Susan Holmes, Brighton, UK.
First edition July 1999 ISBN 3-9805958-2-X, 300 pages, $ 29,90

BAMBOO
Homoeopathic Proving of Bambusa arundinacea
Repertory • Cases   by Bernd Schuster

Search for support is the essential mind keynote.
The feeling of being caught in a life situation, without having the possibility to cope with, due to lack of support is the most important emotion of the new remedy. Bamboo has strong influence on spinal complains and hormonal disorders. We expect bamboo to be one of the major "women's remedies". The bamboo shoot is itself a "plant embryo" and this is a powerful signature that suggests the use of bamboo in childbirth and the time after.

"I really want to thank you for having done this proving. I found it very interesting and I have some cases with very good results on serious and chronic pathologies. So all my gratitude and the one of my patients that cannot say this to you, but I am sure they feel it in their soul." *Massimo Mangialavori*

Translation by Susan Holmes
Second edition 1999, ISBN 3-9805958-1-1, 240 pages $ 25,00